王振强　主编

论治肿瘤
十八字真言

广州医翁
路志正　题

全国百佳图书出版单位
中国中医药出版社
·北京·

图书在版编目（CIP）数据

论治肿瘤十八字真言／王振强主编. -- 北京：中
国中医药出版社，2025.6
ISBN 978-7-5132-7591-0

Ⅰ.①论… Ⅱ.①王… Ⅲ.①肿瘤-中医治疗法
Ⅳ.①R273

中国版本图书馆 CIP 数据核字（2022）第 075009 号

中国中医药出版社出版

北京经济技术开发区科创十三街 31 号院二区 8 号楼
邮政编码 100176
传真 010 - 64405721
廊坊市佳艺印务有限公司印刷
各地新华书店经销

开本 710×1000 1/16 印张 20.25 字数 319 千字
2025 年 6 月第 1 版 2025 年 6 月第 1 次印刷
书号 ISBN 978 - 7 - 5132 - 7591 - 0

定价 85.00 元
网址 www.cptcm.com

服 务 热 线 010 - 64405510
购 书 热 线 010 - 89535836
维 权 打 假 010 - 64405753

微信服务号 zgzyycbs
微商城网址 https://kdt.im/LIdUGr
官方微博 http://e.weibo.com/cptcm
天猫旗舰店网址 https://zgzyycbs.tmall.com

论治肿瘤十八字真言

论治肿瘤十八字真言出版志庆

探索开新径
赛践出真知

孙光荣 二〇二〇年○月○日于北京

孙光荣题词

王振强 治疗肿瘤病
十八字体悟

和阴阳 培正气 护脾胃

怡情志 融中西 重防变

中科宁安中西医肿瘤
薛伯寿

薛伯寿题词

王 序

河北沧州，历代名人辈出，有清代《四库全书》总纂官纪昀、中兴名臣张之洞、状元书法家刘春霖等，皆史志留名。更有名垂医史的金元四大家之一刘完素，以火热立论，开创了寒凉学派，对明清温病学派的产生、发展具有深远影响。所谓物华则天宝，地灵则人杰。今有后杰，王振强，就职于河北省沧州中西医结合医院，曾入选第二批河北省优秀中医临床人才、第五批全国老中医药专家学术经验继承人和第四批全国优秀中医临床人才研修项目，先后拜国医大师路志正教授、薛伯寿教授、李士懋教授及全国名老中医朴炳奎教授、李英杰教授等多位名医大家，好学深思，执经问难，奋有众长；也曾侍诊问学于余，故知其笃学远志，博极医源，精勤不倦，余颇嘉许之。近日告余，其融贯诸位恩师学术思想，结合其20余年临床实践，总结出"和阴阳、培正气、怡情志、重防变、护脾胃、融中西"这18个字肿瘤的辨证论治思路，汇集成《论治肿瘤十八字真言》专书，拟将出版面世，请余赐序。

余通览其书，全书共分上下两篇。上篇为理论指导，阐述了对恶性肿瘤辨证论治十八字的具体内容。下篇详细介绍各部位恶性肿瘤的中医药治疗，每个病种中主要包括诊断、鉴别、中医治则、辨证分型、经方验方、中药精选、医案及评述，以及治疗难点、思路和策略等。论述中医药防治肿瘤的思路及辨证论治体会，时发前人所未发之高论，为久经临证实践深悟有得者。益发赞叹王君之学术渊源有自，临证经验宏富也。

习近平总书记对中医药工作的重要指示为"传承精华，守正创新"。余以为，这是我国中医药事业发展迎来天时地利人和的最好时代，吾等医者身荷中医复兴发展之重任，即历史赋予的光荣使命。而中医药事业的传承、创新和发展的关键在中医人才之造就！如何造就中医高层次人才？答案就在"读经典、跟名师、多临床"，振强作为全国中医优秀临床人才研修项目第四批优秀学员，逐渐学有所成，且将有中医专著出版面世，深感欣慰。正如孔夫子所言：后生可畏也，焉知来者之不如今也！是为之序。

国医大师

首届全国名中医　　王庆国

北京中医药大学终身教授

2024 年 3 月

朴　序

　　今有后学，狮城才俊王振强，立志于中医肿瘤治疗，习诵经典，深谙医理，跟师临证，勤勉敬业。余有幸纳入门下，不掩欣慰。

　　"正气内虚"是恶性肿瘤的发病基础，"扶正培本"在防治中应占据主导地位，或补中有泄，或攻中寓补，或攻补兼施，因人因时而异。只有将扶正与祛邪有机结合，才能做到有的放矢。这是余多年来治疗肿瘤的个人愚见。振强正值壮年，从医二十余载，探索前行，不辞劳苦，勇于发声，并将所学所用所悟结集成册，洋洋三十万言，总结"和阴阳、培正气、怡情志、重防变、护脾胃、融中西"十八字用于恶性肿瘤辨证论治，从传统中医药调理入手，融肿瘤康复与姑息治疗于一体，对恶性肿瘤进行全程管理与干预，其专科治疗特色尤为突出。守正创新，颇有见解，可作为患者治疗与自我管理的参考范本。

　　立身以立学为先，立学以读书为本。振强之学养，有口皆碑。先后师从国医大师路志正教授、薛伯寿教授、李士懋教授，以及全国名老中医李英杰教授等多位老师，可谓精勤不倦。这既是学习知识技艺的过程，也是继承优秀传统文化的过程。中医药人才培养，历来强调"厚基础、重传承"，非一时一日之功；跟师临证，培养中医思维，提升技能，更需日积月累、习练揣摩。

　　振强作为第四批全国优秀中医临床人才，清晰地了解自己的中医"进阶路"，余唯盼其在今后的从医路上，坚持研究中医学之源流，汲取中西医所长，注重医德修养，注重文化修养，注重言行修养，谨记师门训导，为广大肿瘤患者解厄除疾。是为盼。

中国中医科学院广安门医院
全国中医肿瘤医疗中心主任　朴炳奎
首届全国名中医
2024 年 3 月

贾　序

　　"传承精华，守正创新"是当下中医药的发展方向，创新的前提是守正，即所谓"继承不泥古，创新不离宗"，既不能唯古是从、故步自封，又不能以西律中、削足适履。故历代之大医无一不是学术上沉潜往复、勤求古训者，亦无一不是学术上的推陈出新、创造突破者。

　　中医药的魅力在其文化，核心理念是"以人为本、效法自然、和谐平衡、济世活人"，关键在于"致中和"，在当下中西医并重的政策下，中医天人合一、形神合一的"整体观"、燮理调平的"中和观"、因时因人因地制定治疗方案的"制宜观"、养生健身及未病先防的"未病观"等基本理念如何更好地加以应用，指导重大疾病的预防及治疗，是我们当下中医工作者亟需解决的问题。

　　中医药在防治肿瘤中有着简、便、验、廉的优势，已被肿瘤患者广泛接受。为了进一步总结中医辨治肿瘤的学术思想，国家中医药管理局第四批临床优秀人才、河北省沧州市中西医结合医院王振强主任医师，根据其多年临床经验体会，整理了《论治肿瘤十八字真言》，即"和阴阳、培正气、怡情志、重防变、护脾胃、融中西"，将其书稿见寄，喜先睹为快。学必求其心得，贵博而能约，所谓厚积薄发也。本书详细介绍各种恶性肿瘤的中医药治疗，包括诊断、鉴别、中医治则、辨证分型、经方验方、中药精选、医案评述，以及治疗难点、思路和策略等，可谓博矣；贯中医肿瘤临床理、法、方、药于十八字真言之中，更可谓约矣。

这本书反映了当代中青年名中医辨治肿瘤的学术思想和临床经验，反映了传统中医与现代医学的结合，相信此书的出版发行，将有助于培养中医药临床人才，也将进一步发挥中医药原创优势，创新中医药科学研究，促进中医药肿瘤防治研究的新发展。

书既成，作者邀余为序。有感医道一途，源流愈多，歧途愈甚，道之博久矣，道之约鲜矣，体悟王氏精诚仁心，念兹在兹，故乐而为之序。

天津中医药大学第一附属医院肿瘤科主任

中国抗癌协会传统医学专业委员会主任委员　　贾英杰

第二届全国名中医

2024 年 8 月

前　言

　　21世纪，恶性肿瘤已成为严重威胁人类生命健康的常见病、慢性病。中国随着人口的逐渐老龄化，以及吸烟、感染、环境污染、不良饮食习惯等问题的存在，肿瘤发病率呈明显上升趋势。

　　中医学历史悠久，源远流长。早在商代，甲骨文中就有"瘤"字出现。我国早期的医学专著《黄帝内经》中就有"积""瘕""瘤""肥气""伏梁"等类似于西医学恶性肿瘤的记载。"癌"则最早见于宋代东轩居士所著《卫济宝书》卷上。

　　笔者2008年入选第二批河北省优秀中医临床人才研修项目，2012年入选第五批全国老中医药专家学术经验继承人研修项目，2017年入选第四批全国优秀中医临床人才研修项目（简称"优才"）。先后师从国医大师路志正教授、薛伯寿教授、李士懋教授，全国名老中医朴炳奎教授、李英杰教授、张炳厚教授、刘景源教授、贾英杰教授等。诸位老师各有擅长，恩师路老倡导"中庸"，用药谨遵"王道"，擅长调理脾胃。恩师薛老以"和合思想"治疗内伤杂病，处方用药讲究配伍，轻灵纯正。恩师李士懋先生重视脉诊，强调平脉辨证，选方用药灵活，常说"法无定法，方无定方""心中有大法，笔下有定方"。恩师朴炳奎教授防治肿瘤注重"扶正培本""健脾益肾""和其不和"。恩师李英杰教授"万病崇脾论"。受全国优秀中医临床人才研修班班主任孙光荣国医大师提出"为医治病，尚中贵和"，临床辨证提倡"中和思想、中和辨证、中和组方"。"优才"学习期间，受全国名中医严世芸教授讲授"和"的追求及传统哲学视域下的中医学理启发，获益良多。

"读经典、拜名师、做临床"，余吸收诸位恩师的学术思想，结合个人20余年对肿瘤辨证论治的临床实践，总结出"和阴阳、培正气、怡情志、重防变、护脾胃、融中西"十八字个人体悟，结集成书，与诸同道一同探讨、学习。

本书共分八章。上篇第一、二章具体阐述了对肿瘤病因病机的认识及辨证论治十八字方针——和阴阳、培正气、怡情志、重防变、护脾胃、融中西。下篇第三到八章详细介绍各部位恶性肿瘤的中医治疗，每个病种均包括定义、中医对该疾病的认识、辨证分型、治疗原则、分证论治、中成药治疗、临床医案及评述等。医案部分对首诊及变化较大的病程进行详实记录，尽量体现治疗的全过程；按语部分重在对辨证论治进行分析。

国医大师孙光荣要求我们做新时代的明志、明德、明理、明术、明法、明业之明医。大医精诚，医者仁心，希望能积极发挥中医药在防治肿瘤中简、便、验、廉的优势和作用，为患者造福。

最后，衷心感谢党和政府对中医药人才的培养，感谢各位恩师的谆谆教导，感谢各位领导的大力支持，感谢患者对中医药的认可和治疗中的真诚合作，感谢栾英辉主任医师及我带教的研究生团队。

肿瘤学涉及多个学科，疾病的诊疗又非常复杂，由于时间仓促，专业水平有限，书中错漏之处难免，敬请读者与同道提出批评意见，以便以后修订。

河北省沧州中西结合医院　王振强
2024 年 3 月

目　录

上　篇

第一章　中医学对肿瘤病因病机的认识 ……………………………… 3
　一、病因 ………………………………………………………… 3
　二、病机 ………………………………………………………… 8

第二章　论治肿瘤十八字方针 ………………………………………… 10
　第一节　和阴阳 ……………………………………………………… 10
　　一、从阴阳学说认识肿瘤 ………………………………………… 10
　　二、和合思想与和法 ……………………………………………… 12
　　三、从和合思想认识肿瘤 ………………………………………… 18
　　四、和法应用于肿瘤的预防与治疗 ……………………………… 19
　　五、和阴阳的方法 ………………………………………………… 20
　第二节　培正气 ……………………………………………………… 21
　　一、对正气的认识 ………………………………………………… 21
　　二、培正气思想 …………………………………………………… 24
　　三、培正气在肿瘤治疗中的应用 ………………………………… 24
　第三节　重防变 ……………………………………………………… 31
　　一、中医对恶性肿瘤转移的认识 ………………………………… 31
　　二、器官转移的易感原因 ………………………………………… 33
　　三、治未病思想在肿瘤预防及复发转移中的作用 ……………… 35
　　四、中医防止肿瘤复发转移的方法 ……………………………… 37
　　五、饮食对癌症的诱发作用 ……………………………………… 39
　第四节　怡情志 ……………………………………………………… 42

一、七情致病的特点 ·· 42

二、七情致病与肿瘤 ·· 44

第五节 护脾胃 ·· 49

一、脾胃功能 ·· 50

二、护脾胃在防治肿瘤中的重要性 ·························· 52

三、调护脾胃八法 ·· 54

第六节 融中西 ·· 58

一、肿瘤的中西医结合治疗原则 ····························· 58

二、西医治疗手段 ·· 61

三、中医药治疗 ··· 63

四、放、化疗不良反应的中医药治疗 ····················· 68

下 篇

第三章 头颈部肿瘤 ··· 73

第一节 脑瘤 ·· 73

一、定义 ·· 73

二、中医对脑瘤的认识 ··· 73

三、治疗原则 ·· 74

四、中医治疗 ·· 74

五、临床验案 ·· 75

第二节 鼻咽癌 ·· 84

一、定义 ·· 84

二、中医对鼻咽癌的认识 ·· 84

三、治疗原则 ·· 85

四、中医治疗 ·· 85

五、临床验案 ·· 87

第三节 甲状腺癌 ··· 92

一、定义 ·· 92

二、中医对甲状腺癌的认识 ····································· 92

三、治疗原则 ·· 93

四、中医治疗 ………………………………………………… 93

五、临床验案 ………………………………………………… 94

第四章 胸部肿瘤 ……………………………………………… 100

第一节 肺癌 ……………………………………………………… 100

一、定义 …………………………………………………… 100

二、中医对肺癌的认识 …………………………………… 100

三、治疗原则 ……………………………………………… 100

四、中医治疗 ……………………………………………… 101

五、临床验案 ……………………………………………… 103

第二节 乳腺癌 …………………………………………………… 124

一、定义 …………………………………………………… 124

二、中医对乳腺癌的认识 ………………………………… 124

三、治疗原则 ……………………………………………… 125

四、中医治疗 ……………………………………………… 125

五、临床验案 ……………………………………………… 127

第五章 消化系统肿瘤 ………………………………………… 145

第一节 食管癌 …………………………………………………… 145

一、定义 …………………………………………………… 145

二、中医对食管癌的认识 ………………………………… 145

三、治疗原则 ……………………………………………… 145

四、中医治疗 ……………………………………………… 146

五、临床验案 ……………………………………………… 147

第二节 胃癌 ……………………………………………………… 153

一、定义 …………………………………………………… 153

二、中医对胃癌的认识 …………………………………… 154

三、治疗原则 ……………………………………………… 154

四、中医治疗 ……………………………………………… 154

五、临床验案 ……………………………………………… 156

第三节 大肠癌 …………………………………………………… 170

一、定义 …………………………………………………… 170

二、中医对大肠癌的认识 ………………………………… 171

三、治疗原则 ……………………………………………… 171

四、中医治疗 ……………………………………………… 171

五、临床验案 ……………………………………………… 173

第四节　胰腺癌 …………………………………………… 189

一、定义 …………………………………………………… 189

二、中医对胰腺癌的认识 ………………………………… 190

三、治疗原则 ……………………………………………… 190

四、中医治疗 ……………………………………………… 191

五、临床验案 ……………………………………………… 192

第五节　肝癌 ……………………………………………… 198

一、定义 …………………………………………………… 198

二、中医对肝癌的认识 …………………………………… 199

三、治疗原则 ……………………………………………… 199

四、中医治疗 ……………………………………………… 199

五、临床验案 ……………………………………………… 202

第六节　胆囊癌 …………………………………………… 207

一、定义 …………………………………………………… 207

二、中医对胆囊癌的认识 ………………………………… 207

三、治疗原则 ……………………………………………… 208

四、中医治疗 ……………………………………………… 208

五、临床验案 ……………………………………………… 210

第六章　泌尿系统肿瘤 …………………………………… 217

第一节　肾癌 ……………………………………………… 217

一、定义 …………………………………………………… 217

二、中医对肾癌的认识 …………………………………… 217

三、治疗原则 ……………………………………………… 218

四、中医治疗 ……………………………………………… 218

　五、临床验案 ……………………………………………………… 219

第二节　膀胱癌 ……………………………………………………… 229

　一、定义 …………………………………………………………… 229

　二、中医对膀胱癌的认识 ………………………………………… 230

　三、治疗原则 ……………………………………………………… 230

　四、中医治疗 ……………………………………………………… 230

　五、临床验案 ……………………………………………………… 232

第三节　前列腺癌 …………………………………………………… 238

　一、定义 …………………………………………………………… 238

　二、中医对前列腺癌的认识 ……………………………………… 239

　三、治疗原则 ……………………………………………………… 239

　四、中医治疗 ……………………………………………………… 239

　五、临床验案 ……………………………………………………… 241

第七章　妇科肿瘤 …………………………………………………… 247

第一节　宫颈癌 ……………………………………………………… 247

　一、定义 …………………………………………………………… 247

　二、中医对宫颈癌的认识 ………………………………………… 247

　三、治疗原则 ……………………………………………………… 248

　四、中医治疗 ……………………………………………………… 248

　五、临床验案 ……………………………………………………… 250

第二节　子宫内膜癌 ………………………………………………… 262

　一、定义 …………………………………………………………… 262

　二、中医对子宫内膜癌的认识 …………………………………… 262

　三、治疗原则 ……………………………………………………… 262

　四、中医治疗 ……………………………………………………… 263

　五、临床验案 ……………………………………………………… 265

第三节　卵巢癌 ……………………………………………………… 270

　一、定义 …………………………………………………………… 270

　二、中医对卵巢癌的认识 ………………………………………… 271

三、治疗原则 ……………………………………………… 271

四、中医治疗 ……………………………………………… 271

五、临床验案 ……………………………………………… 273

第八章 淋巴瘤 ……………………………………………… 280

一、定义 …………………………………………………… 280

二、中医对淋巴瘤的认识 ………………………………… 280

三、治疗原则 ……………………………………………… 281

四、中医治疗 ……………………………………………… 281

五、临床验案 ……………………………………………… 282

参考文献 ……………………………………………………… 295

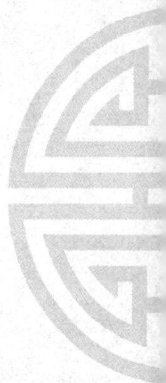

上　篇

第一章
中医学对肿瘤病因病机的认识

一、病因

中医学认为肿瘤不是局部性疾病，而是一种全身性疾病的局部表现，因此在致病因素中比较注重内因。因为肿瘤是一类病而不是一种病，所以致病因素比较复杂。某种因素可以引起不同的肿瘤，一种肿瘤又可能是多种因素作用的结果。但归纳起来，不外乎外因和内因两个方面。外因是邪气、邪毒；内因是七情刺激、五脏六腑的蓄毒、气血阴阳的失调和正气的虚弱。外邪致病主要是由于人体先有内虚，因为"邪之所凑，其气必虚"，即外因必须通过内因而起作用。由于上述内、外致病因素的作用，使机体内环境失调，脏腑经络气血功能障碍，引起气滞、血瘀、痰凝、湿聚、热毒内蕴等病理变化，如不及时调整处理，日积月累，互相交结，致造成肿瘤的发生。

1. 六淫外袭

肿瘤的发生与六淫邪气侵袭有关，六淫是风、寒、暑、湿、燥、火六种外感病邪的统称。认为人体凡被外邪所侵，都能影响脏腑功能，阻碍气血运行，导致气滞血瘀，痰湿凝聚，积久而成为肿瘤。外邪导致疾病的发生，与季节气候、居处环境均有关系，能够从口鼻或肌肤途径入侵机体，可单独或合并其他因素共同致病。如《灵枢·九针论》说："四时八风之客于经络之中，为瘤病者也。"指出外邪"八风"停留于经络之中，使瘀血、痰饮、浊气积于体表而成瘤病。在《灵枢·刺节真邪》记载："虚邪之入于身也深，寒与热相搏，久留而内著，寒胜其热，则骨痛肉枯；热胜其寒，则烂肉腐肌为脓，内伤骨，为骨蚀。有所疾前筋，筋屈不得伸，邪气居其间而不反，发于筋溜。有所结，气归之，卫气留之，不得反，津液久留，合而为肠溜。久者，数岁乃成，以手按之柔，已有所结，气归之，津液留之，邪气中之，凝结日以易甚，连以聚居，为昔瘤，以手按之坚。有所结，深中骨，气因于骨，骨与气并，日以益大，则为骨疽。有所结，中于肉，宗气归之，邪留而不去，有热则化而为脓，无热则为肉疽。"说明虚邪、寒热等可以导致瘤的发生。隋代巢元方在《诸病源候论》中指出："恶核者，是风热毒气，与血气相搏结成核，生颈边。又遇风寒所折，遂不消不溃。"以上诸条说明，六淫邪气侵及人体，客于经络，扰及气血，使阴阳失调，气血逆乱，日久成积，变生肿块，或为息肉，或为恶核，或为疽、瘤等坚硬如石，积久不消则成肿瘤。如《诸病源候论》云："积聚者，由阴阳不和，腑脏虚弱，受于风邪，搏于腑脏之气所为也。"《医宗必读》也说："积之成也，正气不足，后邪气踞之。"明确指出外因（邪气）是通过内因（正虚）而致癌的。《景岳全书》中也认为外感六淫为四时不正之气，侵袭人体，积久则成病，书中谓："风寒外感之邪，亦能成积。"《杂病广要》云："不知饮食之滞，非寒未必成积，而风寒之邪，非食未必成形，故必以食遇寒，以寒遇食，或表邪未清，过于饮食，邪食相搏，而积斯成矣。"说明外感寒邪与内伤饮食相互搏结而成积病。其他如积聚、翻花疮、咽喉菌、息贲等疾病的发生均与外感因素有密切关系。如翻花疮即类似体表肿瘤，风邪或风热等外界致病因素入侵机体，由肌肤渐而入肌肉经络血脉，或致气滞血瘀，或蕴结成痰，郁而化热，痰热与风毒相搏而发翻花疮。故《诸病源候论》云："反花疮者，有风毒相搏所为。"现代医学所谓化学、物理及病毒等致癌因素，不外乎古人用六淫邪气或疫疠之所概括的外来致癌物质。

2. 热毒内蕴

火热为阳邪，易耗气伤阴动血，又易致肿疡。火热可入于血分而滞于局部，腐蚀血肉，发为痈肿疮疡。外受毒邪入侵，日久均化热化火，变为热毒；内伤七情，亦能过极而化火，蕴结于脏腑经络，则为邪热火毒。毒蕴日久，必发为癌瘤、痈疽等。故《灵枢·痈疽》云："大热不止，甚则肉腐……故名曰痈。"又云：热气淳盛，下限肌肤，筋髓枯，内连五脏，血气竭，当其痈下，筋骨良肉皆无余，故命曰疽。"癌症患者，每见邪毒郁热之证，病情日益加重，肿块可迅速增大或扩散，同时易受感染或形成溃疡，有人称之为"瘀毒内阻"。另外，中医理论认为，酒乃大辛大热之饮品，若过量饮用，则可直接灼伤胃肠，化热化火，热毒内蕴，又会伤津耗液。随着放射疗法的广泛开展，也有人认为射线是一种"火热毒邪"，可以灼伤脏腑，伤津耗液，导致疾病进一步加重。可见郁火挟痰血凝结于局部，气血痰浊壅阻经络脏腑，可结成肿瘤。临床上多见癌瘤患者呈热郁火毒之证，如邪热炽盛，呈实热证候，表示肿瘤正在进展，属于病进之象。也有因病久体虚，瘀毒内陷，病情由阳转阴，成为阴毒之邪，则形成阴疽恶疮，翻花溃烂，胬肉高突，渗流血水。

3. 情志内伤

我国古代医家们很早就认识到精神因素与癌症发生发展的关系，并很重视精神刺激所引起的心理冲突与疾病发生的关系。七情内伤是指喜、怒、思、悲、恐、惊七种情志变化异常，致使人体气机升降失常，脏腑功能紊乱，与肿瘤的发生、发展及转归、预后等存在着密切的因果关系。七情过度可以影响五脏的功能，使之亏损，易招致外邪入侵，也可使之气机不畅，脉络受阻，气滞血瘀而成癌瘤。《丹溪心法》云："气血冲和，万病不生，一有怫郁，诸病生焉，故人身诸病多生于郁。"情志抑郁，肝气不舒，脉络受阻，血行不畅，气滞血瘀，脏腑失和，日积月累而成积聚等病。所以，以气滞为先导，渐致血瘀、痰凝、湿聚等相兼为患，就成为肿瘤发生发展的关键。早在《内经》时期就非常强调情志致病，认识也较为深刻，如《素问·通评虚实论》就对噎嗝的发病有所认识："膈塞闭绝，上下不通，则暴忧之病也。"后世《医宗金鉴·外科心法要诀》云："乳岩由肝脾两伤，气郁凝结而成。"在《外科全生集》中归纳乳岩的病因是"阴寒结痰，此因哀哭忧愁，患难惊恐所致"。诸如乳岩、噎膈、积聚、骨瘤、臌胀、黄疸、肠蕈、石瘕、咽喉菌等病的发生，均与情志失调有关。现代亦有学者研究发现忧郁、焦虑、失望和难以解脱的悲伤等不良情绪常常是癌瘤发生的前奏，社会心理的紧张刺激会降低或抑制机体的免疫能力，造成免疫能力缺损而引起癌症。

4. 饮食、水土失宜

饮食不节是导致疾病发生或发展的重要原因之一，故《素问·痹论》云："饮食自倍，肠胃乃伤。"酒食不节，饥饱失常，损伤脾胃，脾失健运，不能输布水谷精微，湿浊凝聚成痰，痰阻气机，血行不畅，脉络壅滞，痰浊与气血相搏结，乃成癌瘤类疾病。如噎膈就与饮食关系非常密切。凡酒食过度，恣食辛辣，过食生冷油腻或不洁饮食，酒食助湿生热，酿成痰湿，阻滞气机，使气、血、痰三者互结于食道，食管窄隘，即酿成实证为主的噎膈；亦可使食道津血枯涸，酿成以虚证为主的噎膈。故《寓意草》云："过饮，多成膈症，人皆知之。"噎膈、反胃、锁肛痔、舌蕈、茧唇、瘿瘤等疾病的发生均与饮食、水土失宜有密切关系。据河南、四川等食管癌高发区资料分析发现，约有70%的食管癌发生与饮食致病因素密切相关。早在《诸病源候论》中就认识到："瘿者，由忧恚气结所生；亦日饮沙水，沙随气入于脉，搏颈下而成之。"

5. 痰浊凝聚

中医学认为，多种疾病的发生、发展均与痰邪的凝结和阻滞有关，肿瘤类疾病的发生更是如此。痰既是病理产物，又是致病因素，不仅指有形可见的痰液，还包括瘰疬、痰核和停滞在脏腑经络组织中未被排出的痰液，称之为"无形之痰"。如由于情志所伤，肝郁化火，火热煎灼津液为痰，而致痰火交结，故云："忧郁气结而生痰。"痰还可凝结在经络筋骨而致瘰疬、痰核或阴疽流注。唐容川还指出："须知痰水之壅，由瘀血使然，但去瘀血，则痰水自消。"因湿浊凝聚成痰，痰阻气机，血行不畅，脉络壅滞，痰浊与气血相搏结，乃成本病。亦有风寒侵袭，复因饮食所伤，脾失健运，湿浊不化，凝聚成痰，风寒痰食诸邪与气血互结，壅塞经络，渐成本病。中医学对痰凝肌腠，结于身体各处的大小不等的颗粒肿块（如痰核、瘰疬等）多有记述。如《金匮要略》说："人年五六十，其病脉大者，痹侠背行，若肠鸣、马刀、侠瘿，皆为劳得之。"指出人年事已高，肾精亏虚，阴虚阳浮，虚火上炎，与痰相搏成瘰疬之病。总之，痰湿凝聚，留着于脏腑经络，结于体表则为瘿瘤，结于内脏则为癥瘕积聚等。

6. 瘀血阻滞

中医学理论认为气血以循环运行不息为常。若气血关系失调，气郁不舒，血行不畅，导致气滞血瘀，郁结日久，必成癥瘕积聚。如《灵枢·水胀》云："石瘕生于胞中，寒气客于子门，子门闭塞，气不得通，恶血当泻不泻，衃以留止，日以益大，状如怀子，月事不以时下。"历代医家认为实体性癌肿，是由气滞不畅，血瘀不行，凝滞不散，瘀血日久，可成块、成瘤。《灵枢·百病始生》："若内伤于忧怒，则气上逆，气上逆则六输不通，温气不行，凝血蕴里而不散，津液涩渗，著而不去，而积皆涩成矣。"积聚是由气郁痰瘀凝结，久则气血壅滞更甚，如《景岳全书》说："或以血气结聚，不可解散，其毒如蛊。"故在治疗上，常于诸药中配伍应用理气活血之品。凡是癌瘤形见肿块，伴有疼痛，多因气滞血瘀所致，故参合调理气机、活血化瘀的方法，是治疗癌瘤不可忽略的主要法则之一。《古今医统》描述噎膈证时称："凡食下有碍，觉屈曲而下，微作痛，此必有死血。"说明古代医学家从临床观察及诊治体验中已认识到食管癌的病机为死血所致；腹腔有形包块肿物，也多由血瘀所致。在肿瘤的发展过程中，血瘀证随着病情加重而逐步明显，除原有血瘀外，肿瘤患者久病气虚，气虚亦可以引起血瘀，使肿瘤包块日见增大；肿瘤患者接受放疗、化疗或者长期予以大剂苦寒攻伐中药都可以造成气虚。此外，中医还有"阳虚必血滞""气寒则血凝"的理论认识，无论是气机的郁滞、阳气的亏虚或是寒邪的侵袭，均能导致瘀血的形成，促使肿瘤的发生或使患者的病情进一步加剧。

7. 正气亏损

中医学认为，人体一切疾病的发生和发展，都可以从邪正两方面的关系变化来分析。肿瘤的发病及演变过程就是正邪双方斗争的过程，正邪的盛衰强弱，决定着疾病的进退变化。机体的正气在防止（包括肿瘤在内）各种疾病的发生、发展过程中占据主导地位，如《外科医案汇编》云："正虚则为岩。"正气亏损的原因一是机体本身的正气不足，无力抗邪；二是邪气对机体的侵害，耗伤了正气。其实，在发病之初，虽然患者虚候未著，但已虚在其中；病至中晚期，则气血皆虚，渐显露恶病质之象。如《景岳全书》云："噎膈反胃虽名不同，然病出一体，皆由气血虚弱而成。"其他如年老体衰、房劳伤肾及药物的攻伐、手术的损伤等也可致正气亏损、抗病力减退。另外，正气亏损，无以外卫，更易招致外邪侵袭，正邪相互搏结，则发本病。如《诸病源候论》云：

"积聚者由于阴阳不和，脏腑虚弱，受之于风邪，搏于脏腑之气所为也。"

中医学对癌症病因的认识虽有多端，但概言之，癌症的病因病机不外虚、毒、痰、瘀四端，而且四者往往夹杂、相兼为患，临床症状复杂多变。痰凝血瘀，毒蕴正亏是其根本病机，至于六淫、七情、饮食所伤等均是直接或间接促成癌瘤的因素。在临床实践工作中，尤其应当重视的是热毒内蕴与正气亏损两个方面的关系，热毒愈甚愈耗伤气阴，而正气进一步亏损则更加无力抑制邪气的生成，如此反复易形成恶性循环。

二、病机

1. 正气内虚，毒瘀并存——恶性肿瘤基本病机

恶性肿瘤的发生、发展是内、外因长期相互作用于人体的结果。"正气内虚，毒瘀并存"是癌瘤病机的关键所在。正气亏虚是癌瘤发生、发展的内在因素，毒（癌毒）是癌瘤发生、发展的特异性因素，而毒和瘀既是致病因素，又是病理产物。人体先有内虚（先天禀赋不足或后天失养），外之邪气、邪毒乘虚而入，内之饮食劳倦、情志内伤，而致机体阴阳失调、脏腑功能紊乱、经络气血津液运行失常，引起局部（最虚之处）气滞、血瘀、痰凝、湿聚等相互胶结，化生毒邪蓄积于脏腑，留滞不去，郁结日久形成癥积、癌瘤。癌瘤为有形之邪，阻碍气血运行，耗伤气血津液，又进一步加重了血瘀、正虚、毒结，为癌瘤提供了适宜生长的环境，而癌瘤迅速增长、扩散又使机体更虚，形成虚→毒、瘀→虚的恶性循环。此外，手术的创伤及放化疗的毒性作为外因，催化这一恶性循环。到放化疗末期则出现阴虚毒热，阴损及阳，阳虚阴竭，阴阳离决而死亡。

2. 《内经》认为阴寒凝聚是肿瘤发病的基本病因病机

《素问·生气通天论》言："阳气者，若天与日，失其所，则折寿而不彰，故天运当以日光明。是故阳因而上，卫外者也。""阴者，藏精而起亟也；阳者，卫外而为固也。阴不胜其阳，则脉流薄疾，并乃狂；阳不胜其阴，则五脏气争，九窍不通。"从上述论述看，阴阳的关系不是对等的，人体阳气起主要温煦全身固表的作用，阴精藏内则滋养

阳气，助阳气发挥作用，两者关系体现阳主阴从之意。《素问·生气通天论》中同时强调："凡阴阳之要，阳密乃固。"《灵枢·百病始生》曰："积之始生，得寒乃生，厥乃成积""厥气生足悗……日以成积。"阳气失于温煦敷布机体，阴寒邪气内生侵犯机体，气血凝滞，日积月累而形成积块，转变成肿瘤，提示阴寒凝聚是肿瘤发病的基本病因病机。人之阳气的多少取决于脾肾两脏。肾藏元阴元阳，阳气的增长，需要后天脾胃所运化的水谷精微的滋养，所以临床肿瘤治疗中应重视脾肾两脏。

3."癌毒"病机学说是最具代表性的学说

癌毒是内外各种因素共同作用于正气虚弱之人体所产生的一种强烈的特异性致病因子。"癌毒"理论认为：肿瘤的形成是"癌毒"这种特异性病邪植根于脏腑的过程。癌毒留结为肿瘤发病之基，癌毒自养为肿瘤生长之源，癌毒流注为肿瘤转移之因，癌毒残留为肿瘤复发之根，癌毒伤正为肿瘤恶化之本。

上述观点反映了肿瘤病机的复杂性，临床治疗上应根据辨证，确定其主要病因病机，并兼及他法，相互补充。

第二章
论治肿瘤十八字方针

第一节 和阴阳

一、从阴阳学说认识肿瘤

中医学很早就对肿瘤有了认识。在殷墟甲骨文时期就有记载。《说文解字》曰："瘤，肿也，从病，留声。"《普济方》言："瘤之为义，流滞不去也。"《灵枢经》认为其起于"营卫不通""寒气客于胸外，与卫气相搏""邪气居其间"等，《中藏经》认为肿瘤是"蓄毒"引起。古代医家将肿瘤称为癥瘕、积聚，认为正虚邪积只是肿瘤发展到一定阶段的病机而不是最终病因，从根本上讲肿瘤是由于人体阴阳平衡失调引起的。正如《诸病源候论·积聚候》曰："积聚者，由阴阳不和，腑脏虚弱，受之风邪，搏于腑脏之气所为也。"把积聚的产生归于阴阳不和、脏腑虚弱、感受外邪、内外合邪。

1. 癌毒是肿瘤的核心病机

经过历代医家的探索，逐渐形成了"正虚邪积"是肿瘤的病机这一共识。如张洁古曾言："壮人无积，虚人则有之。"陈藏器言："夫众病积聚，皆起于虚也。"然而"正虚邪积"只是肿瘤进展到一定阶段的病机，从根本上讲，肿瘤是由于人体的阴阳平衡失调造成的，阴阳动态平衡的破坏是肿瘤发生的一级病因。恶性肿瘤的发生是由于机体阴阳失衡，正气渐虚，外邪乘虚而入，气化不利，导致气结、痰凝、血瘀、热毒搏结日久积滞而成。

癌毒是肿瘤病机核心。"癌毒"理论是在中医肿瘤理论不断发展中提出的，是指在正虚基础上，内外各因素共同作用产生的特异性致病因子，这一概念已得到广泛认同。肿瘤形成过程中，癌毒产生是使动因素，痰浊、气滞、血瘀是病理产物，正虚是病理基础。机体正气虚弱，在内、外邪共同作用下，癌毒产生，作用于人体最虚损之处，所谓"邪客极虚之地"，一方面耗伤人体正气，一方面导致脏腑、经络功能失调，产生痰浊、瘀血、湿浊等多种病理产物。癌毒与痰浊、瘀血、水饮等病理产物凝结在一起，毒力增强，最终因虚致实，产生肿瘤。癌毒肆虐，狂夺精微以自养，大量耗伤精、气血、津液，使瘤体不断长大，机体正气衰弱，终至气血耗败、阴阳离决；癌毒四处转移扩散，毒邪随经络、血脉流注五脏六腑，阻滞经络气血，产生痰浊瘀血，形成恶性循环，肿瘤转移至全身。

2. 癌毒具有阴阳属性

历代医家对癌毒的阴阳属性认识不同，大致有三种观点：癌毒属阳；癌毒属阴；癌毒体阴而用阳，同时具有阴阳两种属性。

（1）"癌毒"属阳。癌细胞出现之后，异常快速增生，易于扩散，易耗伤阴津、精血，这均符合阳"躁动""活跃"的特征。实验研究发现，多种清热解毒中药具有一定抑制肿瘤的作用，通过诱导肿瘤细胞凋亡，抑制细胞增殖，影响肿瘤基因表达，抗肿瘤新血管生成，影响肿瘤信号转导通路等抑制肿瘤生长。"壮火食气"，癌毒最易耗伤阴津精血。恶性肿瘤并非单纯的气滞、血瘀、痰凝而形成的实性积聚，也具有不断地吸收人体营养，耗伤人体的正气的特征。临床气阴两虚和阴虚患者多见，主要有神疲乏力、舌红、少津、口干、消瘦等症状；随着肿瘤发展，精血津液不断耗竭，最终出现阴精枯竭的表现。

（2）癌毒属阴。诚如《灵枢·百病始生》曰："积之始生，得寒乃生。"《难经·五十五难》曰："积者，阴气也。"从历代医家对"积聚""乳岩""肾岩"的相关记载不难看出，古代医家认为肿瘤瘤体为可见可触及之物。张景岳注："阳动而散，故化气，阴静而凝，故成形。"因此认为癌毒属阴。癌毒其性潜伏隐匿，凝滞不化，早期不易觉察，且深藏体内，具有阴的属性。根据"阳化气，阴成形"理论，局部或整体处于"阳化气"不足的状态，才有可能形成肿瘤。换言之，癌毒的生长环境是阳气虚损的状态，许多患者整体或局部表现为阳虚的证候，阴寒表现也很明显。虽然癌毒和肿瘤的概念并不等同，但癌毒是肿瘤发展过程中一系列病理状态的高度概括，是病因又是病理产物。

（3）癌毒"体阴而用阳"。体阴多指瘤体属阴，阴寒凝滞而成积，且瘤体深伏，其根在里，"用阳"多指瘤体增长快速，发育旺盛，局部炎症表现出阳热特性。但针对癌毒而言，"体阴而用阳"的说法稍显模糊，未体现癌毒区别于其他病邪的特异性，其实是把肿瘤与促进肿瘤发生发展的动力混为一体。

癌毒贯穿肿瘤发生发展的全过程，正确认识其阴阳属性，有利于理解疾病发生、发展与变化，有助于把握局部与整体、病标与病本的关系。目前癌毒的阴阳属性没有得到统一，从癌毒本质、对人体影响及治疗用药角度来考虑，癌毒应为阳毒。

二、和合思想与和法

1. "和"与"合"的概念

"和"字起源较早，在甲骨文、金文中屡见不鲜。"和"是形声字，《说文解字》曰："和，相应也，从口、禾声。"《国语·周语》也记载："声音相保曰和。""和"由声音互相呼应，配合得当，引申出协调、和谐之意。

"合"字在甲骨文、金文中是一个会意字，上半部分像器物的盖子，下半部似器物之形，本义为"器盖相拢"，《说文解字》曰："合，合口也。"即将本义引申为上下唇的合拢。凡物之闭合或合拢，即原来分离的部分聚集在一起，皆称之曰"合"。其思想内涵，对中华文化产生了深刻的影响。

2. 中华文化中的和合思想

（1）儒家中的和合思想

《论语》是孔门弟子记载孔子言行的语录体书籍，记录了孔子的思想观、政治观和人生观，"仁"是孔子的核心思想，"君子"是孔子推崇的理想人格。在对君子众多要求中，其中重要的一条就是"和"。

《论语·子路》曰："君子和而不同，小人同而不和。"

孟子首创"性善论"，其养心之根本是养浩然之气。孟子主张"天人相通"，《孟子》一书构建了"尽心、知性、知天"的"天人相通"认识论体系。孟子提出顺应天时、自然规律来发展农业，则可以保障百姓的生活需要，做到人与自然和谐。孟子提出了"人和"的思想，《孟子·公孙丑上》："天时不如地利，地利不如人和。"认为得民心者得天下。

荀子对儒家学说进行了创造性发挥，他提出的"性本恶"影响深远。荀子提出了"天人相分"的观点，指出人要按自然规律从事，与自然和谐，则可"制天命而用之"，不然就会"上失天时，下失地利，中失人和"。

（2）道家中的和合思想

道家把"和"视为一种大"德"，认为"知和曰常"（《道德经》），知"和"就等同于得"道"。老子最早提出了阴阳合和的思想。《道德经》曰："道生一，一生二，二生三，三生万物。万物负阴而抱阳，冲气以为和。"阴阳合和是阴阳二气运动发展的最佳目标，是阴阳内部矛盾自身发展的必然结果，也是宇宙万物生成的根源。阴阳二气只有达到一种动态的平衡合和状态，万物才得以生成。《道德经》中有"音声相和""冲气以为和""和其光，同其尘""和之至""知和曰常""和大怨"等，表达了老子对"和"的重视。

《庄子》一书，"和"字出现多次，并指出和是道、是德、是和谐、是顺、是调和。《庄子》用"气"来解释宇宙万物之本质。气分为阴阳二气，阴阳二气交合生成万物。阴阳二气的最佳状态是保持一种和谐，故曰："阴阳和静，鬼神不扰，四时得节，万物不伤，群生不夭，人虽有知，无所用之，此之谓至一。"反之，若阴阳不和，则寒暑不时，对人和万物都有损害。庄子认为养生的重要原则在于调和阴阳。

3. 中医和合思想的发展

（1）《黄帝内经》中对"和"的论述

《内经》中出现多次"和"，大地、人、脏腑、经脉、气血等的最佳状态均可称为"和"。

①天地之和：天地之和指天地运行达到最佳状态。天地之和是指候

与时相应，无太过和不及。《素问·六微旨大论》言："帝曰：其有至而至，有至而不至，有至而太过，何也？岐伯曰：至而至者，和；至而不至，来气不及也；未至而至，来气有余也。"

在此基础上，《内经》进一步提出人应当处天地之和，与天地之和相应。故《素问·上古天真论》言："其次有圣人者，处天地之和，从八风之理，适嗜欲于世俗之间，无恚嗔之心，行不欲离于世，被服章，举不欲观于俗，外不劳形于事，内无思想之患，以恬愉为务，以自得为功，形体不敝，精神不散，亦可以百数。"并且提出万物都应当处天地之和，《素问·汤液醪醴论》言："黄帝问曰：为五谷汤液及醪醴，奈何？岐伯对曰：必以稻米，炊之稻薪，稻米者完，稻薪者坚。帝曰：何以然？岐伯曰：此得天地之和，高下之宜，故能至完。伐取得时，故能至坚也。"人体营卫气血的循环运行与天时密切相关，也当与天地之和气相应。

②阴阳之和：《内经》以阴阳为纲，如脏为阴，腑为阳；气为阳，血为阴；经络也分阴阳，以位于人体躯干背面和四肢外侧的为阳，而以位于躯干前面和内侧的为阴；按人体上下分阴阳，上半身为阳，下半身为阴。

阴阳之气的最佳状态即阴阳和。《素问·上古通天论》言："丈夫八岁，肾气实，发长齿更。二八，肾气盛，天癸至，精气溢泻，阴阳和，故能有子。"此"阴阳和"指阴阳之气到十六岁时达到最佳状态。《内经》中"阴阳和"多与经脉有关，如《灵枢·五乱》记载："黄帝曰：何谓相顺而治？岐伯曰：经脉十二者，以应十二月。十二月者，分为四时。四时者，春秋冬夏，其气各异，营卫相随，阴阳已和，清浊不相干，如是则顺之而治。"《灵枢·行针》记载："黄帝曰：其气与针相逢奈何？岐伯曰：阴阳和调而血气淖泽滑利，故针入而气出，疾而相逢也。"此"阴阳和"指阴经阳经或经脉中的阴阳之气处于一种最佳状态。

③脏腑之和：《内经》将"和"广泛用于脏腑等，脏腑的最佳状态均用"和"来表述。《灵枢·脉度》："五脏常内阅于上七窍也……五脏不和则七窍不通，六腑不和则留结为痈。故邪在腑则阳脉不和，阳脉不和则气留之，气留之则阳气盛矣。阳气太盛则阴脉不利，阴脉不利则血

留之，血留之则阴气盛矣。阴气太盛，则阳气不能荣也，故曰关。阳气太盛，则阴气弗能荣也，故曰格。阴阳俱盛，不得相荣，故曰关格。关格者，不得尽期而死也。"该段指出七窍功能的正常依赖相应脏腑功能的正常，若邪在腑会导致相应阳脉不和，进而导致一系列阴阳失衡，甚至导致危重症关格。

④气血之和：《内经》对气血最佳状态也用"和"来描述。《灵枢·本脏》言："黄帝问于岐伯曰：人之血气精神者，所以奉生而周于性命者也……是故血和则经脉流行，营复阴阳，筋骨劲强，关节清利矣。卫气和则分肉解利，皮肤调柔，腠理致密矣。志意和则精神专直，魂魄不散，悔怒不起，五脏不受邪矣。寒温和则六腑化谷，风痹不作，经脉通利，肢节得安矣。"其所阐述的"血和""卫气和""志意和"的作用远非后世八法中"和法"所能包含。对于"气和"，《素问·六节藏象论》指出："天食人以五气，地食人以五味……五味入口，藏于肠胃，味有所藏，以养五气，气和而生，津液相成，神乃自生。"指出气和才能生。《素问·举痛论》则指出气和与情志密切相关，其言："帝曰：善。余知百病生于气也……九气不同，何病之生？岐伯曰：怒则气逆，甚则呕血及飧泄，故气上矣。喜则气和志达，荣卫通利，故气缓矣。"在七情当中，喜则气和，营卫之气通利，因此喜可使气缓。

"血和"不同于现代调和气血的概念，"血和"包括血和血脉功能正常。《灵枢·天年》记载："黄帝曰：人之寿夭各不同……岐伯曰：五脏坚固，血脉和调，肌肉解利，皮肤致密，营卫之行，不失其常，呼吸微徐，气以度行，六腑化谷，津液布扬，各如其常，故能长久。"《灵枢·阴阳二十五人》言："黄帝曰：刺其诸阴阳奈何？岐伯曰：按其寸口人迎，以调阴阳……凝涩者，致气以温之，血和乃止。其结络者，脉结血不和，决之乃行。"此"血和"即指血脉温和通畅，寒凝导致血不和则用温法，治疗标准为"血和"；对于瘀血所致血不和，则用放血的方法使血恢复"和"的状态。《灵枢·痈疽》亦指出："中焦出气如露，上注溪谷，而渗孙脉，津液和调，变化而赤为血，血和则孙脉先满溢，乃注于络脉，皆盈，乃注于经脉。"血和则血液流畅，从溪谷渗入孙脉，孙脉满盈后再注于络脉。血气和的状态还能反映于容貌，故

《灵枢·阴阳二十五人》在讨论十二经脉气血多少偏胜与毛发、腠理等关系时指出："足太阳之上，血气盛则美眉，眉有毫毛；血多气少则恶眉，面多少理；血少气多则面多肉；血气和则美色。"

（2）《伤寒论》中对"和"的论述

《伤寒论》中，"和"作为名词或形容词表示最佳状态，用来描述天地之气，人体的整体状态，人体的阴阳、营卫、脉象、某一部位等。

①阴阳和：《伤寒论》第 58 条："凡病若发汗，若吐，若下，若亡血，若亡津液，阴阳自和者，必自愈。"《素问·阴阳应象大论》曰："治病必求于本，本于阴阳。"阴阳自和是维持事物或现象协调发展的内在机制，中医治病的目的就是通过调节人体阴阳的动态平衡而促使病势向愈和机体的自我恢复。本条的"阴阳和"可理解为人体内外、气血、营卫等方面的调和，人体即处于一个平衡的状态，此时施以适当方法，外邪也可得以解除，人体恢复健康。

②津液和：《伤寒论》第 49 条："法当汗出而愈。若下之，身重心悸者，不可发汗，当自汗出乃解。所以然者，尺中脉微，此里虚。须表里实，津液自和，便自汗出愈。"脉浮数，浮为在表，数为有热，当发汗而解。如果采用下法，症见身重心悸，身重是由于表热，心悸是由于里虚。此时必察尺脉，尺脉微为里虚，里虚者，必实里。若要使津液和，必须生津液。津液和，则里实而表和，自汗乃愈。

③脉和：《伤寒论》第 31 条："病六七日，手足三部脉皆至，大烦而口噤不能言，其人躁扰者，必欲解也。若脉和，其人大烦，目重，睑内际黄者，此欲解也。"此处脉和可以理解为脉调和。

④胃气和：《伤寒论》第 71 条："太阳病，发汗后，大汗出，胃中干，烦躁不得眠，欲得饮水者，少少与饮之，令胃气和则愈。"此处"胃气和"指胃中津液充足，保持胃气通降的生理特性。当胃中津液损伤，胃失通降，就会出现胃气失和的症状。治疗应当和胃气，有泄热消实和胃、辛苦降以和胃、少饮水以和胃、降逆和胃等。

⑤营卫和：《伤寒论》第 53 条："病常自汗出者，此为荣气和。荣气和者，外不谐，以卫气不共荣气谐和故尔。""营气和"即营气功能正常，营气调和。患者如果没有发热、恶寒、头痛等外感症状，而表现为经常自汗出，则是营卫失调。

⑥《伤寒论》中关于"和"的方剂：有小承气汤、调味承气汤、桂枝汤、小柴胡汤。如 213 条："小承气汤，微和胃气，勿令至大泄下。" 70 条："实也，当和胃气，与调胃承气汤。" 403 条："吐利止而身痛不休者，当消息和解其外，宜桂枝汤小和之。"此条是《伤寒论》原文中出现"和解"一词的唯一条文。王子接《绛雪园古方选注》将《伤寒论》诸方分为和、寒、温、汗、吐、下 6 剂，和剂共 44 方，桂枝汤列为和剂之首。230 条："阳明病，胁下鞕满，不大便而呕，舌上白苔者，可与小柴胡汤。上焦得通，津液得下，胃气因和，身濈然汗出而解。"

（3）宋金元时期医家对"和"的论述

宋代医家庞安时《伤寒总病论》提出了"和表"的概念，认为"和表证"包括小青龙汤证、桂枝麻黄各半汤证、桂枝二麻黄一汤证、柴胡桂枝汤证、小柴胡汤证等。《伤寒总病论》言："少阳正得弦脉，体是小弦长大脉也，多宜和表，鲜有汗证。"指出："仲景少阳证，唯小柴胡乃和表药耳。"

金代医学家成无己，第一次全面注解《伤寒论》，著成《注解伤寒论》《伤寒明理论》《伤寒明理方论》。成无己首次提出小柴胡汤是和解之剂，后世也公认小柴胡汤是"和法"的代表方剂。

陈言和刘完素提出了少阳病当用"和解"之法。

元代危亦林《世医得效方》专列"和解剂"一章，认同邪在半表半里之间，可用和解法，以小柴胡汤为代表，"以柴胡、半夏，能利能汗。凡半表半里之间，以之和解，皆可用也。"

（4）明清时期医家对"和"的论述

明代徐春甫第一次将"和"作为独立的治法提出，指出和法是与汗、吐、下、利、温相并列的治疗方法。在"评小柴胡汤"一节中指出："小柴胡为少阳表里和解之药，惟呕恶心，寒热怕风恶寒，在表亲切。伤寒但呕，便属少阳，只用小柴胡汤和解。"

李梴《医学入门》指出："伤寒治法中，有和解一法。"并言："半表半里者，宜吐与和。"可见，李氏所阐述的"和解"法，就是和法。他对"和解"的理解为"和其内热，解其外邪，伤寒方之王道也"。

张景岳在《景岳全书·新方八阵》中对和法下了如下定义："和方

之制，和其不和者也。凡病兼虚者，补而和之。兼滞者，行而和之。兼寒者，温而和之。兼热者，凉而和之，和之为义广矣。"

明代武之望《济阴纲目》言邪在半表半里，则和解之，以黄龙汤为主。黄龙汤即小柴胡减半夏，为少阳经药，而此专重在和解，故主之。

明代王肯堂《伤寒证治准绳》对六经分别以治类方，如太阳篇方按汗、吐、下、温、和解、调分为六类；阳明篇方按汗、吐、下、温、和解分为五类；少阳方按和解、吐、下分为三类；太阴篇方按汗、下、温、解分为四类；少阴篇方按汗、下、吐、温、和解分为五类；厥阴篇方按汗、下、吐、温、和解分为五类，其以法类方大体不外汗、吐、下、温、和解及调诸类。

清初王子接所著《绛雪园古方选注》将《伤寒论》诸方分为和、寒、温、汗、吐、下 6 剂，和剂共 44 方，桂枝汤列为和剂之首。

"和法"的历史发展共有两条主线。其一是从《内经》《伤寒论》到张景岳这一条线，"即和方之制，和其不和者也"。另一条是成无己提倡的少阳病用小柴胡汤和解，后世大部分医学家都是在此基础上拓展"和法"。

三、从和合思想认识肿瘤

肿瘤病机复杂，唯"和"能调。正虚、痰浊、瘀血、癌毒形成相互影响的因果链，肿瘤多表现为虚实夹杂、脏腑不和、气血不调、寒热互见等病机复杂的病证，如消化系统肿瘤多见肝脾不调、肝胃不和、脾胃不和、寒热不调等；呼吸系统肿瘤多见气阴不和、肺脾不调等；泌尿生殖系统肿瘤多见阴阳失调；乳腺癌及甲状腺癌多见肝脾不调、肝气不调、痰气交阻、肝肾不和、营卫不和等；晚期肿瘤及放化疗后多见气血不和、脾胃不和、脾肾不调等，均表现为不和或不调的病机特点。只有采用"和"法，从根本环节上发挥作用，兼顾正邪平衡、调和各脏、补泻兼施、寒热并用、升降配合等，才能使失衡的阴阳气血重新达到动态平衡，方可愈病。

四、和法应用于肿瘤的预防与治疗

1. 阴阳和在肿瘤防治中的应用

所谓和法，应有调理、调和之意。临床上，一个病证的病机可能有多种，针对单一证的治法无法适应复杂的病机，多病机应该由多手段、多治法来应对。肿瘤的产生是由人体正气亏虚，寒温不适、饮食不节、情志失调、劳倦失度等因素造成机体脏腑失和、气血失常、升降失司、阴阳失和，致气滞血瘀，痰浊凝结，蕴积成毒，久而成积。治疗肿瘤的关键是以脏腑和谐为本，采取补泻兼施、调和阴阳、调和寒热、调和肝脾等治疗方法，以达到内环境平衡，起到抗肿瘤作用。

2. 气血和在肿瘤防治中的应用

（1）气血与肿瘤的关系：《素问·举痛论》云："血气稽留而不得行，故宿昔而成积矣。"文中的积为现代所认识的肿瘤，说明积证的形成是由血气瘀积而成。《灵枢·水胀》载："恶血当泻不泻，衃以留止，日以益大，状如怀子。"说明瘀血蓄积在体内如果不及时采用活血化瘀的方法治疗，会导致对肿瘤的发展。《金匮要略·妇人杂病脉证并治》曰："妇人少腹满如敦状，小便微难而不渴，生后者，此为水与血俱结在血室也。"此处妇人腹满亦是肿瘤，提示腹部"敦状"的形成是水与血结聚。

虽然肿瘤的发生有年轻化的趋势，但主要还是发生在中老年阶段，这个年龄段的人正气渐渐亏虚，气虚则血行不畅，因虚致瘀，血液黏稠，留滞不同部位，日久成积，发展为因虚致实，虚实夹杂的结局。因此，肿瘤的发生与气虚血瘀密切相关，临床表现为刺痛拒按、面色黧黑，肌肤甲错，舌质紫黯、瘀斑、舌下脉络曲张，脉细涩。

（2）气血和在防治肿瘤中的作用

①化瘀：一是瘀血没产生之前应预防为主，心情舒畅，饮食清淡，加强锻炼，保持气血运行通畅。二是瘀血产生之后，导致瘀血产生的原因有气滞血瘀、寒凝血瘀、外伤致瘀、血虚致瘀、气虚血瘀、阳虚血瘀。针对病因、证候的不同而采取不同的治法方药，防止肿瘤的产生，即既病防变，治法分别为理气活血化瘀、散寒活血化瘀、解毒活血化

瘀、补血活血化瘀、益气活血化瘀、温阳活血化瘀。

②畅气血：

益气活血法用于手术前后：有研究表明益气活血法对妇科恶性肿瘤手术后下肢深静脉血栓形成有抑制作用。其作用机制可能与益气活血中药能抑制血小板聚集，增加血液循环中血小板的数量，释放纤维蛋白溶酶原激活因子等因素有关；同时，中药对血液凝血酶原时间、活化部分凝血酶时间无影响，故不增加术后出血的危险。

活血化瘀法用于放化疗过程：放化疗产生不良反应使患者十分痛苦，化疗可致患者免疫力下降，出现骨髓造血功能抑制，消化道反应如恶心、呕吐、便秘等，皮肤过敏反应，脱发等等，以及对不同部位放射所产生的皮肤黏膜溃疡、放射性肺炎、肺纤维化、心肌损害等，并增加心肌梗死及心血管疾患的危险。有研究发现一些活血化瘀药能够改善微循环、增加血管通透性、改善肿瘤局部缺氧而有利于放射治疗增敏的作用。

五、和阴阳的方法

1. 扶正祛邪

恶性肿瘤最基本的病理特点是正虚邪实，虚实夹杂，故治疗肿瘤离不开扶正、祛邪两方面，扶正祛邪是肿瘤的基本治疗原则。扶正应贯穿肿瘤治疗的始终，而祛邪则随肿瘤的不同时期、不同治疗阶段而灵活应用。强调扶正以祛邪，祛邪不伤正，补益不留邪。治疗首先应明察正气的盛衰，攻邪也必须考虑患者的正气问题。肿瘤治疗的整个过程，无论早期还是晚期，均应时时注意顾护脾胃，治病留人。顾护了人体的正气之本，即抓住了疗效的根本，"和法"是扶正祛邪治则在肿瘤治疗领域的深化和延伸。

2. 病证合参

肿瘤治疗注重中西并举、病证合参，在中医辨证施治原则的前提下，根据肿瘤的发病部位和性质特点等情况，有选择地应用某些经现代药理学实验验证具有抗肿瘤活性的中药，可使遣方用药更具针对性，通过辨证整体调理、辨病局部治癌，可以事半功倍。

3. 内外合治

肿瘤是全身疾病在局部的体现，治疗肿瘤，应将局部辨证与整体辨证、宏观辨证与微观辨证有机地结合起来，重视内外兼治，利用各种给药方法，内服中药以综合调养，还可以配合中医外治法等。如对于晚期肿瘤脾胃吸收功能减弱者，应用外治法可减轻药物对胃肠道刺激，做到"以人为本""顾护胃气"。

4. 中西合璧

肿瘤是全身性疾病的局部表现，病因复杂，临证所见多变，疾病转归特殊，单一治疗手段效果较差，因此治疗肿瘤一定要综合治疗。《素问·异法方宜论》中就有"圣人杂合以治，各得其所宜"的记载，中医强调"杂合以治"，与现代医学"综合治疗"十分相似。这也是和法在肿瘤治疗中的具体体现。我们倡导突出中医优势，衷中参西的肿瘤综合治疗理念，中医药与手术、放疗、化疗结合，可纠正阴阳失衡，提高免疫功能，促进体质康复；减毒增效，改善生活质量；延缓肿瘤复发和转移，提高远期生存率。中医药治疗中晚期肿瘤的目的在于减轻患者症状，降低痛苦，在一定程度上改善生存质量，稳定病情，延长带瘤生存期。

第二节　培正气

一、对正气的认识

1. 正气

正气是中医学中最重要、最基本的概念之一。它是指人体的机能活动（包括脏腑、经络、气血等功能）和抗病、康复能力而言，通常简称"正"。人体中的正气主要有元气、营气、宗气、卫气等。《素问·刺法论》说："正气存内，邪不可干。"反之，当人体正气不足，或正气相对虚弱时，卫外功能低下，往往抗邪无力，则邪气可能乘虚而入，导致机体阴阳失调，脏腑经络功能紊乱，以致引发疾病。故《素问·评热病论》说："邪之所凑，其气必虚。"正气抗御外邪入侵的这一功能，与免疫功能的防御作用，即抵御病原微生物感染的作用相当。正气的抗病能力还表现为维持脏腑功能的协调、气血的流行畅达。在中医病因学中，特别注意内生邪气，如痰饮、瘀血及内生五邪等。上述邪气，往往是脏腑功能失调，气血失和的病理产物，又反过来影响人体，导致疾病的发生。

2. 正气的生理特点

（1）抵御外邪，固护肌表：《素问·刺法论》云："正气存内，邪不可干。"说明人体正气具有抵御邪气、固护肌表的作用。而机体内具有抵御外邪、固护肌表作用的首推肺卫。肺的生理功能是"主气、司呼吸"，即指出肺是呼吸器官，为机体内外气体交换的场所，而且肺有主持一身之气的作用，调节全身各脏腑经络之气。肺在外合皮毛。肺通过宣发作用把人体的精微物质输送、散布于皮毛，使腠理致密。卫气为人体剽悍之气，行于脉外，源于中焦，由水谷之精气所化生；卫气依赖肺的宣发输布功能，发挥其护卫肌表、防御外邪、温养脏腑肌肉、司腠理之开合的作用。《灵枢·本脏》云："卫气充则分肉解利，皮肤调柔，腠理致密矣。"因此，当机体面临外界邪气入侵时，肺卫之气即奋起抵抗，为机体抵御外邪的第一道屏障。故叶天士在《温热论》中指出："温邪上受，首先犯肺。"肺卫功能正常则能抵御外邪，使机体免于疾病的侵扰，亦可使五脏元真通畅、经络之气调和。众多研究表明：肺表面存在多种参与免疫反应的细胞因子和活性物质。如在肺表面活性物质（PS）中，亲水性的相关蛋白 SP－A 和 SP－D 在免疫调节中起到趋化、调理、吞噬和促杀菌的作用，参与调节细胞因子和炎症介质的合成和释放，并通过抑制淋巴细胞的增生调节肺部过敏反应等。因此，当机体脏腑经络之气通畅，则正气充盛，能有效发挥其抵御外邪、固护肌表的作用，即相当于现代医学中机体的免疫防御功能。

从中医整体观来讲，人与自然、社会环境的适应性亦是影响正气能否固护肌表的重要因素。自然界中的虚邪贼风随时可以侵袭机体而成为致病因素；生活环境、社会地位等变化，亦会通过情志影响脏腑功能。《素问·四气调神大论》曰："所以圣人春夏养阳，秋冬养阴，以从其根，故与万物沉浮于生长之门。"即通过顺应四季气候的变化来调整起居，调养情志，使正气安养于内、固护于外。

（2）调和气血，维护内环境的稳定：机体正气具有抵御外邪的生理特点，同时也具有调和气血、清除内邪、协调阴阳的作用。即中医正气具有与免疫自稳、免疫监视类似的作用，通过识别"自己"与"非己"成分，清除病原微生物、突变细胞、衰老细胞等，以保障机体内环境的稳定。

中医学认为肾为先天之本、元气之根，具有藏精、主骨、生髓之功能。肾所藏之精，既包括先天生殖之精，即生命得以存在和繁衍的基础，也包括了后天脏腑之精，即来源于脾胃所运化的精微物质，主宰着机体的生命活动。脾胃通过其运化腐熟水谷的功能，将精微物质输送到机体各组成部分，使脏腑、经络之气得养，气血津液等物质得以充盛而各司其职，并在不断推陈出新的基础上维护正常的生理活动，保持内环境的稳定。如《金匮要略》中指出："四季脾王不受邪，即勿补之。"李东垣的《脾胃论·脾胃虚实传变论》进一步指出："元气之充足，皆由脾胃之气无所伤，而后能滋养元气；若胃气之本弱，饮食自倍，则脾胃之气既伤，而元气亦不能充，而诸病之所由生也。"命门学说与脾胃学说即是在此理论基础上发展形成的。

正气的生理特点不仅与脾肾等脏腑功能有关，经络系统对之也起着不可忽视的作用。经络系统"内属于脏腑，外络于肢节"，把全身各组织器官联结成一个有机的整体，运输气血，协调阴阳，实现对机体的整体调控。如足三里是足阳明经的合穴，胃的下合穴。古籍中记载其具有调理脾胃、补益气血、扶正培元等功效，是强壮保健之要穴。孙思邈在《备急千金要方》中云："若要安，三里常不干。"现代研究亦证实，通过针刺或艾灸足三里激活了体内 NEI 网络，使之对机体各组织器官有着良好的双向调节作用。如查氏等发现：针灸足三里能明显提高机体的抗氧化酶活性，有效地增强清除自由基和脂质过氧化物的能力，从而保持细胞的正常代谢，提高了机体的免疫功能。高氏等通过电针刺激足三里穴可提高正常大鼠和免疫抑制大鼠的细胞免疫功能和红细胞免疫黏附功能，脑垂体和外周血中 P 物质放免活性、血管活性肠肽放免活性的表达也明显升高。提示针刺可以使相应脑肠肽的合成和释放增多，并通过这些肽类物质对 NEI 发挥作用，从而提高机体免疫力。

二、培正气思想

正气的功能与现代医学免疫功能的维持机体内在平衡的功能相似。正气失常可以致病，而免疫过强则可导致自身免疫病的发生，如常见的结缔组织疾病、肾小球肾炎、肾病综合征等。一旦体内产生上述病理产物，人体的正气就会奋起而抵抗之。如果正气不足，而这些病理产物又难以迅速除尽，必然会导致邪气愈结愈甚，正气因之耗伤，甚则危及生命。如积证的发生，常常因为情志失调，饮食失节，或感外邪，以致气机郁滞，血行不畅，瘀血内阻，结而成块，积渐而大，终至不治。

《素问·经脉别论》曰："当是之时，勇者气行则已，怯者则着而为病也。"这种预防或消除体内病理产物的形成、堆积的功能，与免疫监督相当。因此，可以说，中医学正气的抗病能力类似西医学的免疫功能，但正气只是从整体、宏观的角度阐释了人体免疫功能。

正气的强弱，是疾病发生与否的决定性因素。在疾病的发生发展和预后转归过程中，疾病是否发生，是否恶化，预后好坏，关键取决于正气。若脏腑功能正常，正气充足，脏腑气血调和，则不发病，或发病轻微，或者发病后，预后转归较好。机体正气亏虚在肿瘤的发病过程中处于主导地位，所以，对于肿瘤患者来说，培补正气更是重中之重。

三、培正气在肿瘤治疗中的应用

肿瘤是一种慢性消耗性疾病，癌毒一直在消耗人体的正气，尤其是恶性肿瘤中晚期，癌毒流窜各脏腑经络，破坏脏腑的结构和功能，造成脏腑气血阴阳衰竭而死亡，因此培正气应贯穿肿瘤治疗的始终。

1. 培正气治疗肿瘤的依据

（1）正邪交争，损伤正气：《素问·评热病论》："邪之所凑，其气必虚。"正气和邪气相互斗争存在于恶性肿瘤发生发展的全过程。中医认为，肿瘤属于癌毒，是一种邪气，当癌毒侵犯人体，在肿瘤早期，正气充足，可以抵抗癌毒的侵犯，在肿瘤中晚期，正气损伤随着肿瘤的进展，特别是肿瘤的终末期，邪气炽盛，正邪交争后，各脏腑功能严重失调，正气日损，阴阳失衡进一步发展，会出现阴阳离决的状态，导致死亡，正如《素问·生气通天论》所云："阴阳离决，精气乃绝。"

（2）治疗过程中损伤正气：恶性肿瘤目前的治疗手段为手术、放疗、化疗三大模式，近年来靶向治疗效果颇佳。手术是一种创伤性治疗，在手术过程中容易伤血耗气；另一方面，手术中切除肿瘤组织，使脏腑结构功能遭到破坏，正气生成不足，造成正气亏损。放疗所应用的射线，中医认为是一种热毒，在治疗过程中热毒不仅伤阴耗气，还破坏照射部位的正常组织，造成局部经络功能紊乱。化疗是一种全身疗法，其毒副作用较大，患者往往难以承受而终止治疗，化疗药本身就能损伤正气，化疗过程产生的恶心、呕吐等副作用损伤津液，津能载气，气随其消耗。

（3）年龄因素：肿瘤好发于中老年人，但随着生活习惯和环境的改变，肿瘤的发病年龄有年轻化趋势，但还是以中老年人为主。中老年人正气渐渐亏虚，而肿瘤亦耗损正气，因此培正气应贯穿肿瘤治疗的全过程。

2. 培正气与祛邪的关系

以扶正为主治疗恶性肿瘤，其实质仍然是机体与瘤体的关系，既消除肿瘤，又促进正气恢复。作者经过长期的临床实践验证，逐渐形成了以下临证核心要点。

（1）扶正是根本，祛邪是目的：扶正，是中医治疗肿瘤的大法，扶正法的主要作用在于调节机体的阴阳、气血和经络、脏腑的生理功能，以充分发挥机体内在抗病能力。所谓"正胜则邪却"。因此，扶正不但能增强机体的抵抗力，而且能够抗肿瘤，是肿瘤治疗的根本大法。

祛邪，从广义而言，包括西医的手术、放疗、化疗，以及以中医的清热解毒、软坚散结、活血化瘀和以毒攻毒等峻烈中草药攻邪杀瘤的方法。适当的祛邪可促进正气的恢复，即邪退则正复。

（2）扶正祛邪，相得益彰：《医宗必读》曰："正气与邪气，势不两立，一胜则一负。"肿瘤治疗的一个关键问题就是如何既能消灭癌肿，又要做到不伤正气。扶正与祛邪必须根据疾病的不同阶段、机体不同的病理状态而定，其目的是纠正邪正盛衰，调整阴阳失衡，从而达到"祛邪不伤正""除瘤存人""带瘤生存"的目的。刘嘉湘主张扶正是根本，祛邪是目的，"扶正之中寓于祛邪""祛邪之中寓于扶正"，以增强机体抗病能力，为祛邪创造条件；祛邪既可攻夺邪实，又可进一步顾护正气，而且祛邪药物最终也要通过人体才能发挥作用。扶正与祛邪相辅相成，相得益彰，不可偏废。所以在临床治疗时，不仅要时刻注意正气的维护，适度的攻癌祛邪也是长期取效的关键。

（3）扶正不助邪，祛邪不伤正：虽然正气亏虚是肿瘤发生的内因，成为治疗干预的关键节点。但一定要注意辨证，切忌补益类药物随意堆砌，不分脏腑阴阳、气血盛衰"十全"大补。主张补中寓攻，适当应用攻邪药物，防止出现滥用补益，"助纣为虐"，促进肿瘤生长的危害。

中医学认为，中药治疗是利用药物之偏性纠正体内因病致偏的阴阳之气，攻伐药物由于性味峻烈，如若使用不当易矫枉过正，可致阴阳不调，气血不和，病邪不除，反伤正气而变生他证，此时则成"药毒"。如《素问·五常政大论》言："大毒治病，十去其六；常毒治病，十去其七；小毒治病，十去其八；无毒治病，十去其九；谷肉果菜，食养尽之。无使过之，伤其正也。不尽，行复如法。"临床常用攻癌祛邪药物包括行气理气、活血化瘀、化痰散结、清热解毒、以毒攻毒类药物，均属于攻伐之品，有耗气伤血、伤正败胃之弊。尤其是有毒中药，虽有较好的攻毒作用，但亦易蓄积中毒，攻伐正气。因此，临床要对药物的性味、功能主治、有效剂量、中毒剂量、剂型、炮制方法、服药时间及合理配伍等了然于胸，以预防和减轻不良反应的发生。因此，攻癌祛邪应用的要点是掌握攻伐的法度，以免"过则伤正""过者死"的严重后果，尽量做到"祛邪而不伤正"，以达到邪退正复的目的。

3. 培正气的方法

（1）扶阳气：扶阳气是以辛味或甘味、温热性药物为主治疗或预防阳气虚损病证的方法。《素问·生气通天论》曰："阳气者，若天与日，失其所，则折寿而不彰，故天运当以日光明。是故阳因而上，卫外者也。"阳气是生命活动的动力，也是生命力强盛与否的标志。仲景扶阳气一般用辛甘温通之品，又根据阳虚脏腑的不同分为心阳虚证、脾阳虚证、肾阳虚证等，用药也有所区别。心脾阳虚，一般选用桂枝、生姜、大枣、甘草、饴糖等，方选桂枝甘草汤、桂枝甘草加龙骨牡蛎汤、桂枝去芍加蜀漆龙骨牡蛎救逆汤、茯苓桂枝甘草大枣汤、小建中汤、厚朴生姜半夏甘草人参汤等。肾阳虚证，一般选用附子、干姜等大辛大热回阳之品，方如四逆汤类，即使在阴阳俱伤的情况下，也是以顾护阳气为主或为先，因为"有形之血不能速生，无形之气所当急固"。《伤寒论》第29条："伤寒脉浮，自汗出，小便数，心烦，微恶寒，脚挛急"。此为太阳病误治导致阴阳两虚，治疗上先以甘草干姜汤辛甘化阳以复其阳，当"厥愈足温"，阳气恢复后，再以芍药甘草汤以复其阴。肺脏阳气不足是肺癌形成的重要因素，所以治疗肺癌自始至终都要抓住温通肺之阳气。甘草干姜汤常用于肺癌晚期，肺中虚寒，痰蒙清窍，阴损及阳，阴阳离决的危重阶段。其症可见吐涎沫而不咳，口不渴，不欲饮水，表情淡漠，短气乏力，小便频数，头晕目眩，舌体偏瘦，舌质淡暗，苔白滑，脉虚数，以甘草干姜汤辛甘化阳，温肺化饮。又如第21条："太阳病，发汗，遂漏不止，其人恶风，小便难，四肢微急，难以屈伸。"此为阳虚津脱，阴阳两伤之证，以"桂枝加附子汤主之"。阳复则肌表得固，表固则汗止津生，均取阳生阴长，固阳以摄阴之意。桂枝加附子汤在桂枝汤调和营卫、滋阴和阳的基础上加温阳之附子而起到表里同治的作用，故可以用于恶性肿瘤患者表里虚汗多之证，同时附子又可增强止痛作用，对于缓解癌痛，改善症状具有积极作用。

（2）保胃存津：胃气存亡可判断疾病预后，"有胃气者昌，失胃气者疾，无胃气者亡"。如《伤寒论》第333条言胃气已败，"此名除中，必死"；《伤寒论》第339条言，若胃气渐复，"欲得食，其病为愈"；《伤寒论》第332条亦言："胃气尚在，必愈。"

人以胃气为本，扶正的一个重要治法即是助胃气，从某种意义上来说，"胃气者，正气也。"脾胃为气血生化之源，胃主受纳腐熟，脾具升清功能，两者相互配合参与饮食物的消化吸收。脾升胃降、中焦气机斡旋是保证人体气机升降出入正常的前提条件，要重视阳气，胃的功能是胃阳的集中体现，张仲景倡补胃以调顺胃气，温补胃气为主。

①调理脾胃中焦气机：《伤寒论》的泻心类方集中体现了这一调胃方法。大黄黄连泻心汤主证"心下痞，按之濡"，为无形邪热壅聚心下，胃热气滞，治以泄热消痞理气；附子泻心汤主证"心下痞而复恶寒汗出"，乃胃热气滞，卫阳不固，治宜泄热消痞，扶阳固表，对于邪气

内陷，胃气壅滞的痞证，投以苦辛之剂，以恢复脾胃气机之升降。脾以升健，胃以降为和，辛能升阳健脾，苦能通降和胃，辛开苦降，脾升胃降，各得其所矣。泻心汤类方具有辛开苦降、调和脾胃阴阳的作用，与胃癌等消化道恶性肿瘤脾胃虚弱、痰浊阻滞、阴阳失调的基本病机相符合，对消化道恶性肿瘤及其并发症具有较好的疗效，同时对于缓解肿瘤患者化疗后腹胀也具有积极意义。

②温中和胃：以吴茱萸汤为代表方剂，"食谷欲呕，属阳明也，吴茱萸汤主之。得汤反剧者，属上焦也。"呕为胃寒生浊，浊气上泛所致。治以温胃散寒、降逆止呕的吴茱萸汤，有效应用于各种化疗性恶心呕吐的治疗。化疗药物为外来毒邪，易伤及脾胃，加之自身正气不足，而致清阳不升，浊阴不降，升降失司，寒热之邪蕴结于心下，寒热错杂，枢机不利，发为呕吐。

（3）健脾气：脾在五行中属土，"脾为孤脏，中央土以灌四旁"，受纳腐熟运化水谷精微。《金匮要略》中健脾气之法非常丰富。一是甘温建中，代表方为建中类方。二是健脾利水，代表药为茯苓、白术、桂枝。《金匮要略·水气病脉证并治》云："皮水为病，四肢肿，水气在皮肤中，四肢聂聂动者，防己茯苓汤主之。"《金匮要略·痰饮咳嗽病脉证并治》云："心下有痰饮，胸胁支满，目眩，苓桂术甘汤主之。"三是健脾统血，代表方为黄土汤，后代医家创建的归脾汤也具有非常好的健脾统血功效。脾为中焦枢纽，气血生化之源，对于恶性肿瘤患者的治疗，在攻邪的同时要时刻注意保护正气，注重整体机能的维护，特别是调理脾胃，补气养血，以保"后天之本"，增强患者自身抗癌能力，以提高患者的生存质量，延长患者生存期。

（4）补肾阴肾阳：肾为元阴元阳，肾阳为全身阳气之本。对各脏腑组织器官有滋养、濡润作用的肾精称为肾阴；有温煦机体、促进气化作用的肾精称为肾阳。补肾阴肾阳在培正气之中很重要。久病必伤于肾，对于一些慢性消耗性疾病尤甚。肾阴肾阳共同维护着人体阴阳的相对平衡。因此，当机体阴阳失衡疾病发生时，可以"治寒以热，治热以寒"，补偏纠弊，还可以"从阴引阳，从阳引阳"，如景岳所云："善补阳者，必于阴中求阳，则阳得阴助而生化无穷；善补阴者，必于阳求阴，则阴得阳升而泉源不竭。"机体平衡是肿瘤稳定、长期生存的基础。恶性肿瘤的治疗关键就在于，通过健脾补肾调整脏腑气血功能平衡，达到降低肿瘤复发转移、延长无病进展期、长期带瘤生存的目的。

4. 培正气常用方剂

（1）补中益气汤

功用：补中益气，升阳举陷。

主治：脾虚气陷证。饮食减少，体倦肢软，少气懒言，面色萎黄，大便稀溏，舌淡，脉虚；以及子宫脱垂、久泄久痢，崩漏等。

气虚发热证。身热汗出，渴喜热饮，气短乏力，舌淡，脉虚大无力。

（2）四君子汤

功用：益气健脾。

主治：脾胃气虚证。面色萎黄，语声低微，气短乏力，食少便溏，舌淡苔白，脉虚弱。

（3）六君子汤

功用：益气健脾，燥湿化痰。

主治：脾胃气虚兼痰湿证。食少便溏，胸脘痞闷，呕逆等。

（4）六味地黄丸

功用：滋阴补肾

主治：肾阴不足证。肾阴亏损，头晕耳鸣，腰膝酸软，骨蒸潮热，盗汗遗精，消渴，舌红少苔，脉细。

（5）金匮肾气丸

功用：温补肾阳，化气行水。

主治：肾虚水肿，腰膝酸软，小便不利，畏寒肢冷。

（6）左归丸

功用：壮水之主，培左肾之元阴。

主治：真阴肾水不足，不能滋养营卫，渐至衰弱，或虚热往来，自汗盗汗；或神不守舍，血不归原；或虚损伤阴；或遗淋不尽，或眼花耳聋，口干舌燥，腰酸腿软。

（7）右归丸

功用：温补肾阳，填精补髓。

主治：肾阳不足，命门火衰，腰膝酸冷，精神不振，怯寒畏冷，阳痿遗精，大便溏薄，尿频而清。

5. 培正气的临床应用

（1）化疗中的应用：目前化疗仍是肿瘤的主要治疗方式，但化疗带来的不良反应也严重影响患者的耐受，在化疗过程中结合扶正中药可以改善机体虚弱状态，调整和提高机体免疫状态，促进和增强机体网状内皮系统的吞噬功能。而中医药在辨证施治的基础上，依据患者的正气（气、血、阴、阳）亏虚、邪气（痰、瘀、毒）盛衰情况制定相应的治则，不仅可以提高化疗的疗效，也可以不同程度地减轻化疗的各种不良反应。比如，骨髓抑制是化疗的主要不良反应之一，中医学将骨髓抑制归于虚证范畴，采用扶正、健脾补肾、益气养血的方法，常常取得良好的疗效。消化道反应是大多数化疗患者常见的不良反应，此乃胃气虚损不降，而逆于上所致，在化疗期间采用健脾益气和胃、降逆止呕的方法，患者可感觉到消化道不良反应明显减轻。有研究表明中药与化疗结合还可以增强机体的免疫力，提高癌细胞对化疗的敏感性，从而增加临床疗效。

（2）放疗中的应用：放疗属于一种热毒，肿瘤患者接受放射治疗后损害人体五脏六腑，进一步损伤正气。放疗会产生放射性炎症，给患者带来巨大痛苦。比如头颈部肿瘤患者放疗后常引起口腔炎，出现口干、咽痛等不适，现代医学也缺乏有效治疗。临床上采用扶正法以养阴益气为主，配合应用清热解毒中药能明显减少这些不良反应，还可增加放疗的敏感度，提高放疗的疗效。

（3）手术前后的应用：手术是恶性肿瘤治疗的主要方法，但手术难以发现一些微小癌灶，即使是根治性手术，也可能残留肿瘤细胞，给日后复发转移埋下隐患。同时手术具有创伤性，使患者正气受损，气血耗伤，阴阳失衡，免疫力下降，令癌细胞"乘虚而入"，并逃避机体的免疫监视，导致相关基因活化，介导肿瘤复发转移的发生。临床证实手术前运用中医扶正法，如健脾和胃，气血双补，可以改善患者营养状况，为手术创造有利条件，促进术后恢复，预防和减少术后复发和远处转移。如术后元气大伤，正气较弱，则以扶正为主，治以益气温阳、滋阴养血、健脾补肾等法。对于术后肿瘤侵犯周围组织和脏器，或转移扩散，造成正气衰败，用中药治疗既提高机体免疫能力，又能缓解患者临床症状，延长生命，提高晚期生存质量。

第三节　重防变

一、中医对恶性肿瘤转移的认识

恶性肿瘤的转移与否是影响患者预后的关键因素，如何控制转移是目前医学界研究的热点。中医以其独特的辨证论治体系，在控制恶性肿瘤转移方面具有一定疗效，但对转移病因病机的认识目前仍处于探索阶段。

中医对恶性肿瘤转移的认识最早可追溯到秦汉时期。《灵枢·百病始生》中关于"传舍"的描述可以理解为古人对恶性肿瘤转移的朴素认识，其曰："虚邪之中人……留而不去，则传舍于络脉……留而不去，传舍于经……留而不去，传舍于肠胃……留而不去，传舍于肠胃之外，募原之间。留着于脉，稽留而不去，息而成积。或着孙脉，或着络脉……或着于肠胃之募原，上连于缓筋，邪气淫泆，不可胜论。"全面地阐述了病邪由局部向远处转移的过程，指出正虚是"传舍"发生发展的原因，而经络系统是病邪转移的途径。《灵枢·刺节真邪》云："虚邪之入于身也深，寒与热相搏，久留而内着，寒胜其热，则骨疼肉枯……有所结，深中骨，气因于骨，骨与气并，日以益大，则为骨疽。"描述了邪久留体内而致骨疼肉枯的症状，并将其病机概括为寒热相搏、寒胜其热，该症状类似于癌症晚期出现的骨转移痛和恶病质状态。宋代《仁斋直指方论》指出"癌"有"穿孔透里"的性质，最早对恶性肿瘤易于浸润转移做了形象描述。而多数古代文献对恶性肿瘤转移的认识仅局限于其临床表现。如《济阴纲目》载："左乳生痈，继又胸臆间结核，大如拳，坚如石，荏苒半载，百疗莫效。已而牵掣臂腋，彻于肩，痛楚特甚。"类似乳腺癌晚期转移至胸壁和腋下、锁骨下淋巴结，继而出现上肢淋巴水肿症状。又如《疡医大全》中云："舌疳……其证最恶，初为豆，次如菌……久久延及项颌，肿如结核，坚硬蒂痛，皮色如常。"类似舌癌颈淋巴结转移症状。《外科正宗》云："脏毒者，醇酒厚味，勤劳辛苦，蕴毒流注肛门结成肿块……有虚劳久嗽，痰火结肿，肛门如粟者，破必成漏，沥尽气血必亡。"类似于现代医学直肠癌、肛管癌肺转移症状。从这些论述可以看出，中医学对恶性肿瘤的转移性有一定认识。

虽然肿瘤疾病的发生、发展有其特定的脏腑归属，但是在中医理论中，人体是一个以五脏为中心的有机整体。五脏之间存在着生克乘侮四种相互作用，这四种作用是非线性的，也不是在同一通道中双向传递，而是多条通道构成的立体网络，形成多级反馈回路，在内外环境各种扰动因素作用下，体内可产生偏离正常状态的变化。五脏中每一脏的变化，总是受这四种反馈回路的调控，最后使五脏的功能活动重新达到有序、协调和稳定，恢复阴平阳秘。

人体内部的脏腑、体表的经络及各部官窍都是统一的。中医学认为人体是个统一的整体，不论体内与体外，局部与全身，在结构上是不可分割的，在功能上是互相协调，相互为用的，在病理上是相互影响的。以脏腑病理而论，肝有病，可影响脾（肝木克脾土），同时又累及肾（肝肾同病）。因此，一脏有病累及三脏（子母关系），三脏有病影响全身。

不同的肿瘤，它们的发生都和所主脏腑生理功能失常及这些脏腑的经络运行、气血的功能障碍有非常密切的关系。肿瘤的病机是局部肿块坚实，五脏功能低下，即貌似强盛，实则正气虚赢，机体营养物质匮乏。在临证经验中，大多数证属虚寒。现代研究发现肿瘤患者的免疫功能是低下的，这和中医认为肿瘤病人正气虚弱是相同的。认清了局部和整体的关系，对于治疗十分有利，局部为标，整体为本；邪气为标，正气为本。

肿瘤转移的靶器官必须具有适合肿瘤细胞生长的微环境，肺脏、肝脏和脑组织易成为肿瘤转移靶器官，心脏、脾脏不易成为肿瘤转移靶器官。肿瘤细胞具有体为阴、用为阳的生理特性。同气相求，靶器官的选择在于肿瘤细胞是否易于在此定居（阴成形），并且能够满足肿瘤细胞高代谢、快速增殖的"用阳"特性。肿瘤转移是特殊的肿瘤细胞（种子）在其适宜的组织微环境土壤中生长发展的结果。无论是转移瘤还是多原发癌都说明机体遭受重创，阴阳失调，脏腑功能紊乱，治疗上应调整阴阳，改变机体内环境，恢复机体阴平阳秘状态，杜绝癌毒滋生之源。"转移前微环境"概念的提出使更多学者关注到"土壤"在肿瘤转移中起到的重要作用，中医学的优势即为改变肿瘤患者机体特殊微环境，以静制动，先安未受邪之地，使得相关脏器不宜肿瘤细胞定居和生长。转移前微环境的治疗应重在调理气机，恢复其升降出入以祛邪，兼养脏通络之法。有研究表明，转移前环境的中医认识可以从转移灶形成前该部位的正虚及气滞血瘀痰凝两方面理解，癌毒在播散过程中，被诸邪阻于"最虚"之局部，即可形成转移瘤。

肿瘤转移的发生不是随机的，肿瘤转移有转移途径的倾向性，也有转移概率及发生转移时间的差别。对于肿瘤的治疗和预防我们应该抓住其规律性，才能做到事半功倍，防微杜渐。

二、器官转移的易感原因

1. 肿瘤转移易袭击肺的原因

脏腑通过经络发生联系。分布于肺脏的经络较多，主要有经脉八条，别络二条，共计十条经络组成肺与心、肝、脾、肾、心包、胃、大肠等脏腑间的直接通路，确有"肺朝百脉"之势。这成为各脏器肿瘤易转移至肺的主要原因。

从藏象理论来分析，肺位于胸腔，肺位最高，故称"华盖"，最易受外邪侵犯，外感六淫致病，或侵犯肌表，或从口鼻而入，或两者同时受邪。《素问·太阴阳明论》云："故犯贼风虚邪者，阳受之。""伤于风者，上先受之。"由于肺与皮毛相合，所以外邪侵犯皮毛，腠理闭塞，卫气郁滞的同时，也常常影响肺，导致肺脏气机逆乱，宣发肃降等脏腑生理功能失常。又因肺朝百脉，故易代它脏受过，导致肺本脏正气虚损。肺主气、司呼吸，其具体体现在对全身气机的调节及宗气的生成方面。肺是体内外气体交换的场所，通过肺的呼吸，吸入自然界的清气，呼出体内的浊气，实现体内外的气体交换。《素问·至真要大论》云："诸气膹郁，皆属于肺。"故肺气易于郁滞。《素问·经脉别论》云："脉气流经，经气归于肺……毛脉合精，行气于腑。腑精神明，留于四脏，气归于权衡。"肺朝百脉，助心行血，经肺的呼吸，进行体内外清浊之气的交换，然后再将富含清气的血液通过百脉输送到全身，助心治理调节全身。即肺在呼吸过程中，全身血流均须流于肺。另外，行气血的功能有赖于宗气的作用，宗气走息道以行呼吸，贯心脉以行气血。肺主通调水道，肺的宣发肃降运动对体内的津液输布、运行和排泄有疏通和调节作用。《素问·经脉别论》云："饮入于胃，游溢精气，上输于脾，脾气散精，上归于肺，通调水道，下输膀胱，水精四布，五经并行。"故有"肺主行水""肺为水之上源""肺为贮痰之器"之说。人体水液来源于脾，而归于肺，通过其宣降运动来通调水道，以维持体内水液的代谢平衡，若肺失宣肃，则易成为痰湿停留之所。肿瘤转移是痰毒流注，络损血瘀所致，因此"贮痰之器"的肺易成为转移之所。"肺为娇脏"，位于胸中，谓之华盖，虚如蜂巢。肺组织疏松，抵抗力弱，有利于转移来的肿瘤细胞占据。肺在体合皮，开窍于鼻，肺与大肠互为表里，因此皮肤黑色素瘤、鼻咽癌及大肠癌易转移至肺。

2. 脑易成为肿瘤转移靶器官的原因

从经脉走形上看，脑的络脉分布与全身多脏腑经络关系密切，如《灵枢·经脉》中记载：督脉"上额，交巅顶入络脑"。足太阳膀胱经"起于目内眦，上额交巅……其直者，从巅入络脑"。足厥阴肝经"上贯膈，布胁肋，循喉咙之后，上入颃颡，连目系，上出额与督脉会于巅"。此外，脑也是阴跷、阳跷脉循行所过之处。《灵枢·寒热病》云："足太阳有通项入脑者，正属目本……入脑仍别阴跷、阳跷。"另外，足少阳胆经在头颅部分布的区域较大，占颅部表面积的三分之二，虽无直接分布于脑的记述，但实际上对脑有一定的影响。由此可见，全身各路经脉多从巅顶入脑，却无发自脑系下走其他脏腑之经脉。我们知道经络运行是有方向性的，因此脑与周身经脉的循行关系可能是脑肿瘤极少发生颅外转移，常发生颅内转移的主要原因。

脑居颅内，由髓汇聚而成，亦称"脑髓"。《灵枢·海论》云："脑为髓之海。"脑髓至柔，古人称之为"泥丸"。脑为元神之腑，元神本自先天，精髓所化，血脉丰富，质性柔松，从脑髓之结构来看，脑也易成为肿瘤转移的巢穴。

3. 肝脏易被侵袭的原因

分布于肝脏的经脉有经络两条，别络两条，它们使肝脏与胆、肺、心、胃、心包等脏腑组成直接通路。

肝脏的主要功能是藏血。虽然到达肝脏的经脉不多，然其藏血量超过全身总血量的一半，可见肝内存在缓行之血，易于转移肿瘤的生存。另外"肝体常不足""肝用常有余"，是指肝阴、肝血常不足，肝阳、肝气常有余。因此肝脏易处于气郁血凝状态，易于成为肿瘤转移的巢穴。

肿瘤为局部肿物，是由瘀血、积滞、痰饮、热毒等在一定环境条件下相互聚结形成的。所生部位由于所主的脏腑不同，病机也不相同，如颈部、咽喉部肿瘤的形成多由气结痰凝而致；乳腺、卵巢部位的肿瘤多由肝郁血积而致。以脏腑而论，肝部肿瘤多与郁火化毒有关，膀胱部位肿瘤和水饮不化、湿热结毒或寒湿蓄毒有关。

但又不论什么部位的肿瘤，它们的发生又都可以归结为肝的疏泄功能、肾阳的温化功能、脾胃的生化功能等的失常，因此肿物虽在局部，实是全身都发生了病变。

三、治未病思想在肿瘤预防及复发转移中的作用

治未病思想首先出现在《黄帝内经》中，《素问·四气调神大论》云："是故圣人不治已病治未病，不治已乱治未乱，此之谓也。夫病已成而后药之，乱已成而后治之，譬犹渴而穿井，斗而铸锥，不亦晚乎！"张仲景在《金匮要略·脏腑经络先后病脉》云："见肝之病，知肝传脾，当先实脾。"唐代医家孙思邈提出："上医医未病之病，中医医欲病之病，下医医已病之病。"将疾病分为"未病""欲病""已病"三个层次。这是中医预防思想的高度概括，对肿瘤的发生、复发、转移的治疗具有指导意义。

1. 为什么肿瘤容易复发转移

西方医学认为肿瘤复发有肿瘤和宿主两大原因。恶性肿瘤细胞和正常细胞不一样，它不受生长调控系统的控制，能持续分裂与增殖；它还具有迁移性，细胞黏着和连接相关的成分（如 ECM、CAM）发生变异

或缺失，相关信号通路受阻，细胞失去与细胞间和细胞外基质间的联结，易于从肿瘤上脱落，极易发生转移；另外随着肿瘤细胞的不断"进化"，它能够逃过免疫系统的识别，发生免疫逃逸，使宿主细胞不能清除癌细胞。宿主方面，免疫力低下，不能杀死肿瘤细胞；体内微环境发生改变，尤其是炎性环境为肿瘤的生长、复发、转移提供了良好的条件。

中医认为，肿瘤复发转移的病机是正气亏虚，余毒未尽，伏邪流注脏腑经络。肿瘤的隐匿性较强，即使手术切除肿瘤，并接受放化疗清除肿瘤细胞，但仍有残留，这些残余细胞继续增殖，就会导致肿瘤复发。肿瘤一般发生在中老年人，正气开始衰竭，另外，肿瘤寄生在人体内，汲取人体的气血，使得正气更虚，脏腑精气衰，就如同薄薄的城墙，癌毒一攻就倒，从而进入各脏腑经络，发生转移。气虚则血行不畅，日久发展成血瘀体质，体内血液黏稠，血流缓慢，这有利于肿瘤细胞的黏附，并随着血液到达适合它生存的地方定居，进而生长。

2. 未病先防与肿瘤

未病养生，防止肿瘤的发生，《医宗必读》曰："积之成者，正气不足，而后邪气居之。"说明肿瘤的发生多与体内正气不足，脏腑功能失调，痰、湿、气、瘀、毒积聚有关。未病先防强调养护人体正气，防御病邪入侵。即在肿瘤发生之前，针对肿瘤发生的病因，如遗传因素、免疫因素、慢性疾病等加以预防，通过调节饮食起居、精神调摄、体育锻炼等提高人体正气，防止肿瘤的发生。

3. 欲病救萌，防微杜渐与肿瘤

肿瘤发生发展是一个漫长的过程，肿瘤发生之前会经历癌前病变。癌前病变就是一个分水岭，往前发展就变成肿瘤，往后发展就会治愈，所以要未病先防。我国食管癌最常见的类型是鳞癌，而食管鳞癌常经历食管单纯性上皮增生→低级别上皮内瘤变→高级别上皮内瘤变→早期食管癌→进展期食管癌的过程；胃癌的癌前病变一般是慢性萎缩性胃炎、胃溃疡；宫颈内膜癌的癌前病变为宫颈上皮内瘤变。所以定期体检是非常重要的。做到早发现，早预防，早治疗。正如《素问·阴阳应象大论》云："善治者治皮毛，其次治肌肤，其次治筋脉，其次治六腑，其次治五脏，治五脏者，半死半生也。"

4. 已病防变与肿瘤

预防肿瘤转移是决定肿瘤患者生存预后的关键。中医学认为，脏腑之间生理上存在着相互滋生、相互制约的生克制化关系；病理上存在着相互影响、相互传变的乘侮亢害关系，一脏有病可以影响其他相关脏腑。因此要掌握疾病的传变规律，治疗疾病于未传变之时。《内经》谓之"传舍"，其因有二：一是邪气盛，二是被转移的部位正气虚，"最虚之处，便是客邪之地"。因此，要从整体观念出发，补其不足，调理脏腑气血阴阳，使"阴平阳秘，精神乃至"。先治或先安未病脏腑，以阻断疾病的传变途径，防止疾病的蔓延，使其朝着痊愈的方向发展。

5. 瘥后防复与肿瘤

恶性肿瘤在确诊之后，早、中期患者通过根治术可达到临床治愈，但仍有较高的复发转移率，因此对于这种完全缓解的情况，防止肿瘤复发转移十分重要。现代药理研究发现，多种中药可以防止肿瘤复发转移，如对癌细胞有直接杀伤作用的细胞毒作用；通过改变细胞黏附运动减少癌细胞转移；抑制肿瘤血管形成从而抑制肿瘤生长；抑制细胞外基质的降解和调节机体免疫功能来达到抗肿瘤作用等。这些能减少体内癌毒的中药，加上扶正药物，既能祛邪又顾护正气。如此，扶正祛邪兼顾，祛邪而不伤正，以达到"养正积自消，邪去正方安"之目的。

四、中医防止肿瘤复发转移的方法

1. 扶正固本

（1）健脾益气法：脾胃为"后天之本，气血生化之源"，通过健脾益气之法，增强机体对肿瘤的免疫能力。健脾益气法临床常选用具有补益中气的药物，如生黄芪、白术、党参、太子参、甘草、黄精、生山药、白扁豆等。

（2）益气养阴法：肿瘤复发转移的总病机为正气不足，余毒未清，伏邪留注脏腑经络。而肿瘤患者又经手术切除癌灶耗伤气血，化疗药物治疗后损伤正气，放射线为"热邪"，热伤阴，放疗使人体阴液损耗，造成阴虚内热，所以采取益气养阴法治疗。临床常用的益气养阴中药有太子参、西洋参、南沙参、北沙参、麦冬、天冬、石斛、天花粉、鳖甲等。

（3）健脾益肾法：脾胃为后天之本，肾为先天之本，久病及肾，肿瘤是一种消耗性疾病，日久会损伤肾中精气，产生腰膝酸软、耳鸣、头目眩晕、身体消瘦、精神萎靡等肾虚症状。肾主骨生髓，肿瘤骨转移一方面是肾虚的体现，肿瘤骨转移时骨的韧度下降，脆性增加，易发生病理性骨折，另一方面影响了骨髓造血功能，使白细胞、红细胞、血小板数量下降，白细胞相当于人体的防御系统，而红细胞是人体血液构成的主要部分，所以人体的免疫力下降，气血不足，极易发生再转移。因此健脾益肾尤为重要。常用的健脾益肾药有枸杞子、牛膝、女贞子、菟丝子、肉苁蓉、补骨脂、熟地黄、黄精、何首乌等。

黄智芬等受"骨病从肾治"的启发，采取辨证与辨病相结合的方法，采用温肾阳、滋肾阴、补肾壮阳药物治疗骨转移瘤患者，特别是在止痛方面，收到了不同程度的效果，对于肾阳亏虚、寒凝阻滞型，治宜温阳补肾、散寒通滞法，常用阳和汤加减；而肾阴亏虚、火毒内蕴型，治宜滋阴补肾、降火解毒法，常用知柏八味丸加减；其经常在辨证的基础上加用补肾培本的中药，如补骨脂、骨碎补、淫羊藿、川续断、巴戟天、菟丝子、肉苁蓉、狗脊等，取得更好的疗效。

2. 益气化瘀

肿瘤能否再次发生转移主要涉及三类分子事件，即细胞的黏附性、运动性和降解酶作用。癌细胞一般沿淋巴管和血道转移，癌细胞在管腔内运行，绝大部分会在血液运行过程中死亡，只有极少数癌细胞能够存活并到达远处转移部位。研究已证实，癌细胞在血液中存活必须具备以下条件：首先，癌细胞聚集成群，3个以上癌细胞黏附管腔内皮，外被纤维蛋白、血小板等包绕，免于被血流冲掉；其次，癌细胞必须与纤维蛋白和血小板形成栓子，并被运送到其他部位，或在原位经 3~6 小时穿过血管壁，在血管周围形成继发瘤。

益气化瘀法可以降低血液的黏稠度，对癌栓有抑制作用，临床常应用三棱、莪术，《本草汇言》曰："荆三棱，破血通经，为气中血药也。盖血随气行，气聚而血不流，则生瘀滞之患，若老癖癥瘕，积聚结块……非此不治。"《本草备要》云："莪术破气中之血，消瘀通经，开胃化食，解毒止痛。""三棱、莪术性近和平，虽坚如铁石亦能徐徐消除，而猛烈开破之品，不能建此奇功，此三棱、莪术独具之良能也。"

现代药理研究也发现，三棱醇提物三棱总黄酮有较强的抗血小板聚集、抗血栓形成作用，能显著减少全血黏度，明显阻止胃癌细胞的转移。莪术是当前抗肿瘤研究中比较热门的一味中药，所提取的有效成分有姜黄素、β-榄香烯、莪术醇等，认为莪术具有多靶点抗癌作用，包括抑制肿瘤细胞的增殖，促进肿瘤细胞的凋亡，抑制肿瘤血管生成，阻止肿瘤细胞的侵袭和转移等。

益气化瘀法在临床治疗肿瘤效果颇佳，笔者在临床上遇到的肿瘤患者，查其脉虚涩，舌质暗淡，有瘀点，且肿瘤疼痛部位固定不移者，往往加用三棱、莪术，以及益气药如黄芪、党参、白术等，效果显著。

3. 化痰中药的应用

中医讲"百病皆由痰作祟"。痰，是一种病理产物，也是一种致病因素，人体津液代谢失常，就会产生痰饮。痰饮可以到达人体的各部位，产生相应的临床症状。痰饮的产生使人体内环境发生变化，给肿瘤的复发转移提供了条件。

临床上常用化痰药有川贝母、海藻、昆布、葶苈子、冬瓜子、天南星等。

五、饮食对癌症的诱发作用

1. 饮食对癌症发生的影响

随着经济的快速发展，人们饮食习惯和生活方式发生了巨大变化，疾病谱亦随之改变。近年研究显示，欧洲饮食结构以肉类为主，癌症发病以乳腺癌、结肠癌、前列腺癌居多，而我国主食是五谷杂粮，主要以胃癌、食管癌、肝癌等消化道肿瘤居多。近年来，国人生活方式改变，饮食结构不均衡、运动不足、精神压力增大等因素，导致慢性病越来越多，肺癌、胃癌、肝癌一直是威胁男性健康三大杀手，乳腺癌、肺癌、结直肠癌则在女性群体呈高发态势。

（1）亚硝胺与肿瘤的关系：饮食中致癌的种类很多。食品中的首要致癌元凶是亚硝胺，未经加工的天然食品存在的亚硝胺含量很低，但广泛存在于食品中的含氮物质如仲胺、伯胺和磷脂等却可在一定条件下与亚硝酸盐合成亚硝胺，所以称这些物质为亚硝胺的前体。腌制的动物性食品容易带有较多亚硝胺。如鱼在腌制过程中，蛋白质分解产生大量胺，再加上腌制用的粗盐含有杂质亚硝酸盐，这样成品中亚硝胺有时可高达100微克/公斤。加工肉类包括香肠和烟熏、硫化、盐制的肉食（如火腿、腌肉）；以及罐头肉等。发酵卤和腌酸菜等发酵食品中有时含亚硝胺亦较高。如赞比亚的食管癌高发区居民自酿酒中，二甲基亚硝胺高达1000微克/公斤，因为在酿酒过程中形成较多的仲胺，为亚硝胺的形成提供了条件。而我国某些地区的腌菜所含亚硝胺也较高。霉变食品中也有亚硝胺存在，已证明有9种霉菌可使玉米中的亚硝胺前体增加25～100倍。

（2）高脂肪饮食与肿瘤的关系：高脂肪饮食也是致癌的另一重要因素。高脂肪膳食与肠癌及乳腺癌的发病率有关。如乳腺癌及结肠癌，在欧洲、北美和大洋洲等脂肪食用较多的地区多发，而在非洲及亚洲等食用脂肪较少的国家低发。试验表明，增加饲料中的脂肪含量，则动物肿瘤发生率增长；脂肪含量由占总热量2%～5%增加到20%～27%，则动物肿瘤发生率升高，肿瘤出现的时间也较早。饲料中脂肪占总热量35%以上时，可增加化学致癌物引起的肠道肿瘤。食用脂肪过多，植物纤维太少，人就要发胖，除了增加高血压和冠心病的发病率之外，还能促进大肠癌的发生。这是由于脂肪和肠内细菌与胆汁内的盐类相互作用，产生致癌物质，加之摄入纤维素少，肠管蠕动减慢，大便排泄少，致癌物在肠管停留时间延长所致。近年来科学家认为，纤维素与大肠癌的关系极为密切。流行病学资料表明，膳食中的纤维素低，大肠癌的发病率就高。所以，要尽可能多吃素食，用植物油代替动物脂肪；多吃粗粮和未加工的食物，少吃精制加工的食品。

（3）吸烟与癌症的关系：1支烟中有300多种化学物质，43种致癌物质，最严重的致癌物质是苯并芘。吸烟与全身各个部位的癌症均有关，是致癌的"第一杀手"。烟草中的有害物质除了致癌物外，还有一氧化碳、尼古丁、烟焦油等，其中的尼古丁，只要摄入50毫克就可使成年人致死。科学研究已证明，吸烟在大脑中产生"尼古丁受体"而使人产生成瘾性。

吸烟与癌症的关系极为密切。吸烟可以使肺癌、口腔癌、喉癌、气管癌、胰腺、胃癌、宫颈癌、膀胱癌等发病率上升。吸烟者癌的发病率较不吸烟者高 7～11 倍，尤其是肺癌与吸烟的关系更为密切。动物实验也证明吸烟可以诱发癌症。据统计，约有 80% 的肺癌是由于长期吸烟引起的，每日吸烟量越多，开始吸烟的年龄越小，吸烟年限越长，烟草焦油量越高，则诱发癌的危险性也就越大。每日吸烟 25 支以上的吸烟者约有 12% 会发生肺癌。吸烟不仅对自己有害，而且影响与你密切接触的人。吸烟常常造成室内空气污染，使身边的人被动吸烟。近年来已证实被动吸烟者患肺癌的危险性大大增加。

2. 饮食防癌建议

科学饮食可以大大减少癌症发生的危险性。正确选择食物、合理营养对预防癌症具有重要意义。饮食防癌，目前已引起全世界的普遍重视，并总结了许多饮食防癌的建议：

（1）饮食要均衡：营养不均衡是导致癌症和其他很多疾病的重要因素之一。例如脂肪摄入过多和纤维素摄入过少与大肠癌发生有关，维生素 C 缺乏的人易患胃癌和食管癌。任何食物中所含营养都是有局限的，所以饮食应由多种食物构成，均衡摄取各种天然营养物质，摄取的热量和营养要达到正常生理需要量，使细胞能在良好的环境中生长，新陈代正常，代谢能力增强。

（2）增加膳食中纤维素的摄入量：纤维素可以影响脂肪的吸收，稀释脂肪浓度以减少致癌物对人体代谢的影响。食物纤维可减少粪便在肠道内停留的时间，减少致癌物与肠黏膜的接触。此外，纤维素可减少血浆中雌激素的水平，减低乳腺癌的危险性。

（3）增加抗氧化微量营养素的摄入：越来越多的研究结果证明，由于脂质过氧化作用和自由基而引起的氧化损伤是癌症发生的重要环节，而协调机体的抗氧化功能，则是癌症预防的重要途径。食物中已知的具有抗氧化作用的营养素主要有胡萝卜素、维生素 C 和维生素 E、微量元素硒。这几种营养素除了具有各自的营养外，均有抑制自由基损伤的作用，从而能保护细胞不受氧化损伤。

（4）减少脂肪的摄入量：在各种营养素中，脂肪与癌症关系的论据最为充分。大量流行病学资料证明，肉类，尤其是红肉和脂肪的大量摄入与前列腺癌发病危险性有一定关系。过多的脂肪一方面能增加热能的摄入量，使总热量超过机体的需要导致肥胖；另一方面，有人认为许多致癌物质都是脂溶性的，大多存在于脂肪中。因此，摄入过多脂肪会增加机体摄入致癌物的机会。

（5）控制烟熏、盐腌食物的摄入：用含炭燃料焙烧、烘制食品时，可以产生苯并芘。食物的脂类在高温下也可形成这种物质。苯和多环芳烃化合物大多数具有致癌性，可引起胃癌、肝癌和白血病等。腌制食品中含有大量亚硝酸盐，亚硝酸盐可形成致癌物质亚硝胺。

（6）不吃霉变的食物：霉变食物中含有黄曲霉菌，它产生的毒素叫黄曲霉毒素。动物实验证明，它有极强的致肝癌作用。

（7）避免饮酒及吸烟：过量饮酒影响和降低机体的免疫功能，增加机体对癌的易感性。酒也是致癌物质的有效溶剂，使其他致癌物溶解于其中进入胃肠道并很快被吸收。烟中有许多致癌物质，有具有直接致癌作用的苯并芘等，还有一些能促进癌症发生的化合物，称为协同剂或促癌剂。另外，已经证实，同时饮酒与吸烟具有协同作用。

第四节　怡情志

一、七情致病的特点

"有喜有怒，有忧有丧，有泽有燥，此象之常也。"（《素问·气交变大论》）有时高兴，有时发怒，有时忧愁，有时悲伤，就如同自然界有时下雨、有时干燥的气候变化一样，是一种正常的现象。

七情是指人的喜、怒、忧、思、悲、恐、惊七种情志变化，是人体对客观事物和现象做出的七种不同的情志反应，属于正常的精神活动。在个体能正常调节的情况下，七情一般不会使人发病，只有突然、强烈或长期持久的情志刺激，超过了个体自身心理生理活动的调节范围与耐受能力，使人体气机紊乱，脏腑阴阳气血失调，正不胜邪，才会导致心身疾病的发生。

七情致病大致可概括为以下几个方面。

1. 直接伤及内脏

七情内伤乃从内而发，所以主要作用于人体内在脏腑。因心为君主之官，主藏神志，主司人的精神意识思维活动，为五脏六腑之大主，在七情内伤致病损及脏腑时，最终皆伤及心神。同时五脏与情志活动有对应关系，所以七情内伤对脏腑部位具有一定的选择性。七情过度，常会直接作用于相应的脏腑而引起气血和功能失调，发生疾病。其具体规律，诚如《素问·阴阳应象大论》所说："怒伤肝""喜伤心""思伤脾""忧伤肺""恐伤肾"。七情致病虽然可以造成特异性损伤，但人是一个有机整体，情志活动又变化多端，故七情致病亦可形成非特异性损伤，一种情志可伤及多个脏腑，多种情志也可伤及一个脏腑，一般以肝、脾多见，肝病尤甚。

2. 影响脏腑之气

七情致病主要是通过影响脏腑之气，导致气的运行失常或精气亏虚，并涉及血液与津液，使机体精气血津液失调，阴阳失衡，脏腑功能紊乱而发病。其一，扰乱气机。如《素问·举痛论》言："怒则气上""喜则气缓""恐则气下""惊则气乱""思则气结"。一有情志变动，即会导致气机的某种性质和程度的改变，严重的可表现为气机紊乱而为病变。其二，耗损正气。《素问·举痛论》说："悲则气消。"指出过度的悲哀，易使正气消耗，尤其易致肺气耗伤，失司其职。临床可见气短懒言，声低息微，神疲乏力，意志消沉，易伤风感冒等。李东垣《脾胃论》则指出"凡怒忿、悲、思、恐惧，皆伤元气。"思虑过度，不仅可使脾胃气机升降不畅，且能暗耗心血，使心神失养而见心悸、失眠、健忘、多梦等症；严重者尚影响肝肾，出现男子阳痿、遗精或滑精，女子白带增多、月经不调等。《素问·疏五过论》指出："暴乐暴苦，始乐后苦，皆伤精气"；"离绝菀结，忧恐喜怒，五脏空虚，血气离守。"可见，情志过用，日久不已，则易引起精气血津液等物质的虚损。其三，化火伤阴。情志亢奋可致脏腑气机升降逆乱，气盛阳亢而化火，此即"气有余便是火"；情志抑郁则致脏腑气机阻滞不畅，气郁阳蕴而化火，此即"气郁化火"。化火则易伤阴血，阴血耗损，又使阴不制阳而易化火热，导致阴虚火动，二者常互为因果。其四，易致痰瘀。津液与血的正常输布运行有赖于脏腑功能的正常与气的推动。七情所伤，直接伤及脏腑，使脏腑功能紊乱，气机不畅，则可导致津液凝滞而为痰湿，血行不利而成瘀。痰凝血瘀之形成，进而又可影响气血津液的化生与输布，使病证虚实夹杂，缠绵难愈。

3. 常形神俱病

七情过极易导致机体气机逆乱，气血失常，脏腑功能紊乱，致水湿、痰饮、瘀血形成，从而引起各种病证。但在临床上，七情内伤引发的疾病，仍以情志病变或身心疾病为主。因情志刺激首先影响心神的功能，再影响相关脏腑而产生疾病，故情志失调多发为情志病，如痴呆、癫狂、惊悸、脏躁、健忘、失眠、昏迷等，或表现为躯体与神志失常的症状共见。如《灵枢·本神》说："是故怵惕思虑者则伤神，神伤则恐惧，流淫而不止。"

4. 常多情交织

七情内伤可以单独致病，一般多损伤五行所属之脏和五行所胜之脏，病变较为单纯。但人的情志反应复杂而又微妙，各种情志变化往往可分而不可离，所以情志因素常两种或两种以上复合致病，故《内经》常将"悲哀愁忧""怵惕思虑"等并称。多情交织所致的情志病变，一般多缠绵难愈，如悲忧愁思，日久可累及心肺肝脾，形成错综复杂的器质性疾病，心肺郁结之肺痿，肝郁脾虚、气血郁结之癥积等均与此有关。

另外，情志的变化对疾病的病理进程亦可产生影响。一般而言情志的异常波动可加重病情，或促使其恶化；良好的情志活动则有协助治疗和促进康复的积极意义。

二、七情致病与肿瘤

中医学很早就认识到心理因素与癌症发生发展的关系，并很重视精神刺激所引起的心理冲突与疾病发生的关系。七情太过或不及，能引起体内气血运行失常及脏腑功能失调，亦可导致肿瘤的发生与发展，而情志疗法在肿瘤治疗中可发挥重要作用。

1. 中医学对肿瘤情志致病的认识

中医学认为肿瘤不是局部性疾病，而是一种全身性疾病，也可以说是一种全身疾病的局部表现。对于肿瘤的病因，外因主要为四时不正之气、饮食劳伤等，内因主要为七情内伤、先天不足、脏腑功能失调等。对于肿瘤的发病机理，是内外因多种因素的综合作用，导致机体阴阳失衡，脏腑功能失调，经络气血运行障碍，最终导致机体局部气滞血瘀、痰凝湿聚、热毒内蕴等相互交结而成。

愉快而良好的情绪能使人体五脏协调，营卫通利，真气从之，精神内守，阴阳平衡，正气固守，形与神俱，健康长寿。而忧愁思虑、喜怒太过、七情劳欲等不良情绪，可导致体内正气不足，脏腑功能失调，引起气滞、血瘀、痰凝、毒聚，诱发肿瘤。

人体气机调畅，则脏腑功能等一身调和。反之，气机失和，则百病丛生。气机失调的最重要因素也是情志。如《素问·举痛论》曰："夫百病生于气也。怒则气上，喜则气缓，悲则气消，恐则气下，寒则气收，炅则气泄，惊则气乱，劳则气耗，思则气结。"又如《澹寮集验方》云："盖五积者，因怒忧思七情之气，以伤五脏，而成病也。"说明七情过度可影响五脏的功能，使之亏损，易招致外邪入侵，使气机不畅，脉络受阻，气滞血瘀而成癌瘤。

中医典籍记载的恶性肿瘤有乳岩（乳腺癌）、噎膈（食管癌、胃癌）、失荣（恶性淋巴瘤）、舌岩（舌癌）等。而对肿瘤病因，如对乳岩的病因，元代朱丹溪《格致余论》指出："忧怒抑郁，朝夕积累，脾气消阻，肝气积滞，遂成隐核，又名乳岩。"《寿世保元》亦论述了情志在乳腺癌中的发病："此病多生于忧郁积忿。"元代朱丹溪还提到没有丈夫或失志于丈夫的女子较多，这比国外认识的寡居者乳腺癌发病率高要早几百年。清代吴谦等编著的《医宗金鉴·外科心法要诀》云："乳岩由肝脾两伤，气郁凝结而成。"明代王肯堂所著《医学津梁》在论述噎膈时也指出："由忧郁不开，思虑太过，忿怒不伸，惊恐变故，以致气血并结于上焦，而噎膈之症成矣。"《灵枢·五变》中第一次提出了"积聚"之名，并认为"内伤于忧怒……而积聚成矣。"自此以降，历代学者颇多发挥。清代高秉钧《疡科心得集》曰："舌疮者，由心绪烦扰则生火，思虑伤脾则气郁，郁甚而成斯疾，其症最恶。"

清代高思敬《外科问答》曰："筋瘤此症得自郁怒伤肝，忧思伤脾伤肺。"这深刻体现了中医学将人体的精神、心理等情志因素与发病观相结合的论点。

2. 情志内伤可促癌发展

肿瘤的轻重随着情志变化而有起伏，因此强烈而持久的不良情绪是促进肿瘤发展的因素之一。明代李梴《医学入门》曰："瘤初起如梅李，皮嫩而光，渐如石榴瓜瓠之状。原因七情劳欲，复被外邪，生痰聚瘀，随气留住，故有曰瘤，总皆气血凝滞结成。"中医学的"岩"与"癌"相通。外症初起状如结核，以后坚硬如石而不痛，一般于几年后才溃烂，流血水而无脓，疼痛彻心，患处翻花，较久则有少量脓液蔓延疮面发生恶臭。因疮而高低不平如岩石，故名岩。在癌肿的发展过程中，情志因素扮演着重要的角色。

对于肿瘤的转移与复发，中医学认为，其根本原因是肿瘤生长的条件依旧存在。中医将复发归纳为自复、情志复、食复、劳复、再复等许多类型，分别给予辨证施治，提高了疗效。其中情志因素，主要由于肝郁气滞、心脾两虚所致，治以疏肝理气、补益心脾等方法，并结合心理疏导综合治疗。

现代临床诊治中发现，肿瘤患者的社会心理因素对于肿瘤的发生、发展和转移也起着十分重要的作用。首先，癌症一旦确诊，对患者和家属都是很大的打击。有的患者心理承受能力较差，容易出现恐惧、焦虑、抑郁等不良情绪，对治疗缺乏信心，悲观失望，对生活失去兴趣和期望。如果这种情绪长时间持续，会导致一系列的神经、内分泌和免疫功能的变化，使血液中的 T 淋巴细胞明显减少，导致肿瘤的生长速度增快。其次，患者接受手术、放疗、化疗等常规治疗后的不良反应，包括脱发、恶心、呕吐、周身乏力等，可能诱发一些心理问题，例如忧郁、对治疗失去信心、对他人有不信任感，甚至感到人生没有意义。再次，治疗之后由于患者害怕肿瘤复发和转移，可能会出现焦虑、疑病等症状，因治疗所引起的形体破坏和生理功能障碍则会导致孤僻、不合群、烦躁、性欲减退，出现性格改变，甚至抑郁症，有的不久就发现复发转移。最后，晚期肿瘤患者由于不堪肿瘤失控性扩散，以及长期疼痛，常常会产生求死的念头。因此，肿瘤患者的心理问题已经日益受到重视。

3. 情志疗法可治疗癌瘤

中医学情志疗法源远流长，丰富多彩，别具特色，是临床治疗疾病的一种重要手段和方法。中医学历来强调"形神合一""形神互动"的整体观，历代名家也一再提倡"医者，必先医其心，而后医其身"。情志变异可致病，情志调节也可以治疗疾病。常用的中医情志疗法有多种，结合临床体会，我们认为应根据肿瘤发展的不同阶段，而采用不同的情志疗法进行治疗。

（1）确诊患癌——说理开导法：

《灵枢·师传》里说："人之情，莫不恶死而乐生，告之以其败，语之以其善，导之以其所便，开之以其所苦，虽有无道之人，恶有不听者乎。"此为说理开导法的起源。其主要内容是：第一，"告之以其败"，就是向患者指出疾病的性质、原因、危害，病情的轻重深浅，引起患者对疾病的注意，使患者对疾病具有认真对待的态度，既不轻视忽略，也不畏惧恐慌。第二，"语之以其善"，指出只要与医务人员配合，治疗及时，措施得当，是可以恢复健康的，以增强患者战胜疾病的信心。第三，"导之以其所便"，告诉患者调养和治疗的具体措施。第四，"开之以其所苦"，此指要帮助患者解除紧张、恐惧、消极的心理状态。以上四点，即是讲如何使用说理开导法。所谓"说理开导"，是指正确地运用"语言"这一工具，对患者采取启发诱导的方法，宣传疾病的知识，分析疾病的原因与机制，解除患者的思想顾虑，提高其战胜疾病的信心，使之主动地配合治疗，从而促进健康的恢复。

由于错误观念的误导，许多患者及其家属认为癌症等于死亡。因此，患者一旦得知患癌后，即存在严重的焦虑、不安、恐惧、绝望等复杂心理，这些不良的复杂的心理活动可变成极大的心理压力，影响患者的生活质量和治疗效果。要减轻患者的心理压力，就必须进行说理开导，其主要步骤为：①利用心理学技巧在面诊时了解患者对患病的态度，掌握其忧虑、期望和心理防御特征，采取劝导、启发、同情、支持、消除疑虑、提供保证等心理学技术帮助患者认识问题，改善心境，提高信心，正视现实，从而达到配合治疗、提高生活质量的目的。②根据不同性格特征，采取不同的心理疏导方法，加强患者对有关常识的了解，端正对癌症的认识，对于帮助其减轻心理重压、保持较好的心态、增强战胜疾病的信心有重要意义。③必要时用一些精神药物和安慰剂，也可配合服用疏肝解郁、理气活血、调畅情志之品，如柴胡、郁金、香附、枳壳、川楝子等，可起到四两拨千斤的作用。④家庭及社会配合，缺乏家庭支持的患者往往难以面对罹患癌症的现实，支持型的家庭环境可以增强癌症患者的抗病能力。此外，社会的关心和尊重可减轻患者病后的无助感，有利于患者保持乐观的情绪，增强战胜疾病的信心，从而减少抑郁情绪的发生。

（2）围手术期——情志安神法：提到手术，患者都存在着不同程度的恐惧心理（特别是医生对其进行术前谈话时）。首先应科学地讲解疾病相关知识及手术方法，让患者充分了解自己的病情；其次告诉患者手术的风险性是存在的，但发生的概率很低，同时给患者说明恐惧、紧张等不良的心理因素及其所引起的自主神经功能紊乱对手术的不良影响，并为其创造轻松、愉快的住院环境，尽量减少独处时间；最后还要讲明手术的必要性，取得患者及家属的配合，以便患者能顺利接受手术治疗。

（3）术后疼痛——心理镇痛法：手术是一种有创伤性的治疗肿瘤的方法，作为手术的副产物，术后疼痛不仅给患者带来痛苦的感受，还具有潜在的危险，如导致患者恶心呕吐、肠蠕动减慢、血栓栓塞、心肺并发症及器官功能恢复延迟等，甚至诱发严重的并发症，增加术后死亡率。因此充分有效的术后镇痛具有极其重要的临床意义。随着医学模式的转变，疼痛的主观性愈来愈受到重视，运用药物联合心理综合镇痛法是术后镇痛的发展趋势。

（4）放化疗时——转移注意法：患者在化疗过程中一般都会出现恶心、呕吐、脱发、疲劳等不良反应，造成患者心理负担加重，生活自理能力下降。因此，要及早向患者讲解化疗过程中的几种不良反应和护理方法。有试验证明，放松训练、良好的心理状态及催眠对降低化疗后的恶心、应激失调和生理激活水平是很有效的。在化疗期间做适当的有氧锻炼，有助于改善情绪和器官功能，减少恶心，降低疲劳。除此之外，可利用音乐影响人的心理情绪，通过播放患者喜爱的乐曲，使患者心情舒畅，从而减轻化疗带来的不良反应。

（5）症情稳定——怡悦开怀法：对于术后及放化疗后症情稳定的患者而言，应引导他们认识自己与健康人无异，应该对生活充满信心。鼓励那些行动方便、生活能自理的患者外出游览观光，饱赏大自然美景，以悦身养心，使久积胸怀的郁闷一扫而光，从而增强患者生活的信心，这样对癌症的治疗康复可以起到积极的作用。

（6）癌症晚期——同感心疗法：晚期癌症患者面对每况愈下的身体状况及死亡的威胁，往往产生诸多的心理问题。常规的心理支持虽有一定疗效，但常不够理想。有人予以同感心的心理支持方法进行治疗，取得了较好疗效，具体方法如下：①以同感心为基础，设身处地从患者的角度去感受并表达患者的情绪，让患者感觉被理解、被接纳、被支持。②医务人员以平等、尊重、接纳的态度，站在患者的立场对待患者，并指导家属采取同样的方式对待患者，从而赢得患者及家属的信任。③通过细心聆听、肯定、澄清、代述、鼓励等方式，使患者能表达自己的感受，宣泄并理顺情绪。④医务人员通过语言和行动向患者表明，尽管他们失去了健康，甚至脏器切除，医务人员、家属永远不会厌弃他们，仍会关爱、支持他们，了解患者的需求，在可能的范围内尽量帮助患者满足其心愿，如协助解开患者与家属之间的芥蒂，为患者庆祝生日等。⑤注意维持并激发患者的希望，让其自身生发出力量，从而更有效地应对艰难状况，并积极规划，走完余生。医务人员、患者家属要与患者进行充分的心灵沟通，为患者提供最大的心理支持。

第五节　护脾胃

现代临床对恶性肿瘤的治疗，多数为对抗性，以抗癌药物为主，着眼于病而忽略了病的人，以大剂量欲求近效，却带来一定不良反应。国医大师路志正教授认为：脾具坤静之德，又有乾健之能，四季脾旺则邪不受之，具有抗御病邪、调节机体免疫机能之功。对恶性肿瘤从脾胃论治，以培土运脾为基本大法，以激发机体自身抗病能力为要点，充分体现"平淡之极为神奇"的王道思想。

一、脾胃功能

1. 脾主运化

运指运输，化指消化吸收。脾主运化指的是脾具有把饮食物转化为精微，并把精微运输到全身各个部位的功能。包括运化水谷和运化水液。正因为这个功能，《黄帝内经》指出脾胃为"后天之本"，气血生化之源。脾主运化由此而产生脾胃之气。人体正气由先天之气和后天之气构成，先天之气禀于父母，与之俱来，而又受到后天脾胃之气的滋养。因此，脾胃之气对人体正气影响极大。疾病的发生与脾胃的关系，李东垣《脾胃论》曰："元气之充足，皆由脾胃之气无所伤，而后能滋养元气。若胃气之本弱，饮食自倍，则脾胃之气既伤，而元气亦不能充，而诸病之所由生也。""不因虚邪，贼邪不能独伤人，诸病从脾胃而生明矣。"

2. 脾气主升

脾气主升主要指脾阳的升清作用，其作用有以下几方面：第一，助胃腐熟水谷。脾阳升，使胃得脾阳之温暖，有动力消磨腐熟水谷，清代医家黄元御亦曰："阳生于下，脾以纯阳而含阴气，有阳则升，清阳上升，是以温暖而善消磨。水谷入胃，脾阳磨化，渣滓下传而为粪溺，精华上奉而为气血。"第二，为传输水谷精微提供动力，生成营卫二气。饮食入胃，脾气散精得之于脾阳的向上向外散发作用。水谷精微在传输过程中，其中清者化为营气，随着脾气进入脉中；而浊者化为卫气，行于脉外。营气灌输五脏六腑形体官窍，起濡养作用，卫气像一道城墙，起到"温分肉，肥腠理，充皮肤，司开阖"的作用。第三，充沛元气。《灵枢·刺节真邪》云："真气者，所受于天，与谷气并而充身者也。"此真气即元气，元气禀受于父母，自出生时就已成定数，需要后天之气濡养，其途径有二：一是脾气散精，使五脏六腑精气充沛，输注于肾；二是元气以三焦为通路而运输全身，元气在中焦得脾胃之气的充养后，并偕营卫二气上达上焦输布全身。第四，维系内脏位置恒定。人体的内脏位置恒定不因重力作用下垂主要依赖于脾气主升的作用。还依赖于脾气散精，濡养脏腑、筋膜、肌肉等组织，而筋膜、肌肉对维持内脏的稳定起重要作用。

3. 脾主统血

脾主统血指脾能统摄血液在脉中运行，防止其溢出脉外。血液正常运行而不溢出脉外主要由三个要素决定：血、气、脉。血液是统摄的物质基础，气是统摄的原动力，脉是血液运行的道路。而脾主要通过以下三方面发挥其功能：一是脾气固摄与统血：《血证论》曰："人身之生，总是以气统血。"中医认为"气为血之帅"，气能行血，脾气充足，则推动有力，气血运行通常，血运四末而不受阻。脾气的充足又依赖于脾主运化和脾主升清的功能，脾运化正常，才能化生气血，通过脾的升清作用使气血运行全身而达到统摄血液作用。二是脾主生血与统血："血能载气，气随血脱。"脉中的血液充足，则载的气多，血液能顺利运行；气血虚，则五脏六腑失去濡养，脏腑功能失调，阴阳气血失和，导致气滞血瘀而运行不畅。因此，生血是血行通畅的基础，血旺则血运行周身，行而不滞。三是脾胃为气机之枢纽与统血：脾主统血与脾升胃降关系密切，血为阴性，其性似水而行于下，血液运行需要心、肺、肝气的推动、宣发和疏通，脾胃的升降也保证血液的正常运行。脾升胃降的功能失调，则气机升降失常，失于统摄导致血液妄行溢出脉外。唐氏在《血证论》亦指出："脾……其气上输心肺，下达肝肾，外灌四旁，充溢肌肉，所谓居中央，畅四旁者如是。血即随之，运行不息。所谓脾统血者，亦即如是。"

"脾为之使"语出《素问·刺禁论》，是《内经》对脾的重要功能及其在五脏中的地位的高度概括。中医学认为，脾主运化、升清、统血，胃有受纳、腐熟等功能。脾胃为后天之本、气血生化之源。现代医学认为脾是人体内重要的淋巴器官，参与机体免疫反应，产生淋巴细胞，在抗肿瘤免疫方面亦有重要作用，还有储血和滤血的功能。

医圣张仲景很重视脾胃在疾病中的作用，《伤寒论》第97条言："血弱气尽，腠理开，邪气因入，与正气相搏，结于胁下。正邪纷争，往来寒热，休作有时，默默不欲饮食，脏腑相搏，其痛必下，邪高痛下，故使呕也，小柴胡汤主之。"少阳病的发病前提是脾胃虚弱，不能运化水谷之精而致气血亏虚，营卫二气来源不足，致使正气亏虚，邪气侵袭而发病。故少阳病的治疗关键为扶助人体正气以祛邪。仲景常用生姜、甘草、大枣顾护脾胃，正气足而邪不可犯。"人有胃气则生，无胃气则死。"在《金匮要略》中，张仲景组方时十分注重胃气，用药过程中往往以食物疗法鼓胃气，缓解药物峻猛的毒性以保胃气，祛邪时不忘顾护脾胃来护胃气。例如在桂枝汤方后有"服已，须臾啜热粥一升"，目的即鼓胃气；十枣汤中用十枚大枣来缓解芫花、甘遂毒性，目的即保胃气；甘草麻黄汤治疗水气时，方中所用麻黄性味辛温，其性峻烈，故以甘草健脾和中，目的即护胃气。

二、护脾胃在防治肿瘤中的重要性

1. 脾胃失调是肿瘤发生、发展的基础

中医认为正气对疾病的发生发展起非常重要作用，素有"壮人无积，虚人则有之""积之成者，正气不足，而后邪气踞之""正气虚则成岩"等。人之正气禀于先天之肾气，而充养于后天脾胃之气。脾胃者，后天之本，气血生化之源也，故脾胃之气实乃最重要的正气，如《素问·玉机真脏论》记载："五脏者，皆禀气于胃，胃者五脏之本也。"张景岳云："胃气为养生之主，胃强则强，胃弱则弱，有胃则生，无胃则死。"脾胃调和，气血旺盛，正气充实，脏腑得养，则体强无疾；若因诸因伤及脾胃，脾胃失调，气血乏源，正气不足，邪气滞留，日久易变生恶疾。此外，张仲景提倡"四季脾旺不受邪"，更加说明了脾胃与正气、免疫功能密切相关。丁氏等证实脾虚证患者与正常人相比，末梢血中T淋巴细胞总数、辅助性T细胞明显减少，抑制性T细胞相对增多，说明脾虚证患者细胞免疫功能降低，免疫调节机制紊乱，免疫抑制占优势。万氏等通过对实验性脾虚小鼠脾脏淋巴细胞增殖周期和免疫细胞化学的研究发现，脾虚动物脾细胞IgM合成不足，脾B细胞增殖能力降低。可以看出脾虚患者细胞免疫及体液免疫均低下，从而机体免疫功能低下，容易导致癌症的发病。

肿瘤的发生发展与以下两方面有关：一方面与肿瘤本身，即癌细胞的生长周期、侵袭能力和转移能力有关；一方面与宿主，也就是人本身的免疫功能有关，而免疫功能与脾胃有很大关系，所以调脾胃，护正气，提高人体免疫能力在肿瘤的发生发展过程中有很大作用。大多数肿

瘤属中医积聚范畴，形成是因脾胃功能失调，正气亏虚，易受到外邪所致，因此脾胃功能失调，人体免疫功能低下是癌症发生的重要原因。既患癌肿，毒邪积聚，复伤脾胃，再因手术、放疗、化疗，更损正气，正愈虚邪愈恋，形成恶性循环，故脾胃功能在肿瘤的形成中具有关键作用。若经积极调治，脾胃运化功能恢复，正气来复，则可获得较好预后；若脾胃功能继续衰败，正不胜邪，则后续治疗难以实施，病情急速进展，预后较差。

2. 调护脾胃是治疗肿瘤的关键

《素问·太阴阳明论》："脾者土也，治中央，常以四时长四脏，各十八日寄治，不得独主于时也。"强调了脾胃在五脏及疾病中的重要性。《脾胃论》指出："土为万物之母""治脾胃即所以安五脏。"张景岳提出：故善治脾者，能调五脏。脾胃充盛，则五脏安和；脾胃受损，则五脏不安。这两位医家都强调了脾胃和则五脏和，五脏和则病邪不易侵袭，这对肿瘤的防治有重要作用。"善治病者，唯在调和脾胃。"《慎斋遗书》说："诸病不愈，必寻到脾胃之中。"古人强调调理脾胃而治疑难杂症，许多疑难杂症均可把调理脾胃作为治疗的突破口。大多数肿瘤患者都有进行性消瘦、乏力等症状，特别是晚期恶病质状态，更是大量气血被癌肿消耗之重症，脾为气血生化之源，机体营养状况的好坏与脾胃功能的正常与否密切相关，只有改善脾胃功能才能使机体的营养状况从根本上改善，从而保证正常的免疫功能，发挥抗癌作用。从提高肿瘤患者的免疫功能来说补脾和补肾都很重要，但从临床上看，绝大多数患者都存在脾胃功能失调，必定影响食物和药物（包括补肾药）的受纳和吸收，故调护脾胃是治疗的前提和关键。临床中大多肿瘤患者均有脾胃功能失调的表现，见舌淡、苔腻、纳差、腹胀、便秘等症状，如果一味滋补及应用峻猛抗癌之品，必将导致中焦壅遏，正气被伐，加重病情。金元时期著名医家李东垣在治疗心神不安时，多用调补心脾，甘温除热，佐以泻心火之法；在治疗肺为湿困，失于肃降时，多用培土生金法，佐以养肺肃肺之法，方用清燥汤；治疗脾弱肝旺而现眼目之疾时，多用补土抑木法，或健脾养血，升清明目法，方用助阳和血补气汤；治疗肾阳衰惫而致四肢厥逆、大便滑泄等症时，用温补脾胃以助肾阳之沉香温胃丸，皆为调理脾胃治疗脏腑疾患的典范。

《灵枢·决气》:"五谷与胃为大海。"强调了胃与五谷之间的关系,胃收纳腐熟水谷,是脾主运化的前提,因此胃的收纳腐熟功能是气血生成的关键。《素问·疏五过论》:"治病之道,气内为宝。"强调了元气的重要性,医者运用药物气味之偏来纠正人体阴阳元气之偏。调护脾胃,以改善患者胃肠消化功能为着眼点,就会使患者纳食及吸收功能好转,不但患者感到舒服,而且为进一步扶正抗癌打下坚实的基础。张元素对积聚治疗的立论是:"盖积聚癥瘕,必由元气之不足,不能运行而致之。欲其消散,必借脾胃气旺,能渐渐消磨开散,以收平复之功。如一味克消,则脾胃愈弱,后天气愈亏……世未有正气复而邪不退者,亦未有正气竭而命不倾者。但治其病,而不顾其命,悲哉!"

要使患者脾胃功能健运,临床应针对不同患者情况,施用不同调理之法,国医大师路志正教授调理脾胃顾润燥、"持中央"而"调升降"、运土培脾大法治疗肿瘤等疑难疾病,临床值得借鉴,但必须根据辨证灵活运用。

三、调护脾胃八法

李东垣强调五脏有病,当治脾胃,张景岳又从安五脏即治脾胃,扩大了脾胃病的治疗方法,叶天士的滋养胃阴,更为脾胃学说的临床应用,增添了新的内容。调理脾胃的方法,一般说来,大致可以归纳为以下八类。

1. 健脾法

(1)益气

病机:脾气虚弱,运化无力,能食不能化。

症状:少气懒言、四肢乏力、面色不华、肌肉消瘦、腹胀痞闷。

方剂:四君子汤、参苓白术散、资生丸等。

(2)温阳

病机:脾阳不足,寒从内生。

症状:下利清谷,畏寒肢冷,脘腹冷痛。

方剂:理中汤,甚则附子理中汤。

（3）升阳

病机：脾胃虚弱，清阳不能上升，反被湿困。

症状：大便溏泄。

方剂：升阳除湿防风汤、升阳益胃汤、升阳除湿汤、升阳汤、升阳散火汤等。

升阳与益气药同用，并有升提作用，可用于中气下陷、大便滑脱及脱肛等症。

2. 养胃法

（1）生津：

病机：热病伤津。

症状：口干喜饮，不思饮食。

方剂：可用甘寒生津之剂，如雪梨浆、五汁饮。

（2）养阴：

病机：胃阴不足。

症状：舌质干红，甚则舌光如镜，心烦不寐，大便干结等。

方剂：益胃汤、沙参麦冬汤、玉竹麦门冬汤。

3. 祛湿法

（1）燥湿：

病机：脾虚失运，湿困脾土。

症状：口淡纳减，脘闷腹胀，大便溏泻，舌苔白腻，脉象濡软等症。

方剂：平胃散。

（2）芳化

病机：暑湿困脾，脾失健运，升降失司。

症状：脘腹胀闷，大便溏泻，腹痛呕吐，或有寒热身痛。

方剂：藿香正气散、藿朴夏苓汤。

（3）渗利

病机：湿聚为水，溢于肌肤而肿，水走肠间。

症状：腹泻，口淡不渴，小便不利，皆可用渗利之剂。

方剂：辛淡渗利如五苓散，苦温辛淡如三仁汤、胃苓汤，如湿郁化热，苔黄而腻，则宜苦寒辛淡，方如杏仁滑石汤、黄芩滑石汤。

（4）涤饮

病机：脾阳不足，痰饮内停。

症状：肠鸣便溏，纳食减少，或兼心悸短气，呕吐涎沫。

方剂：苓桂术甘汤。

（5）化痰

病机：脾湿生痰。

症状：咳嗽痰多，痰呈泡沫清稀。

方剂：二陈汤，或与平胃散合用，名平陈汤。亦可用导痰汤、香砂二陈汤。

4. 消导法

（1）消食

病机：脾虚失健，饮食停滞。

症状：不思饮食，吞酸嗳腐，或兼发热，或兼便泻。

方剂：保和丸、山楂丸、枳实导滞丸等。

（2）消瘀

病机：血瘀成积，胁下痞块。

症状：脾之积名曰痞气，肝之积名曰肥气，即于左右肋下痞块。

方剂：鳖甲煎丸、血府逐瘀汤、膈下逐瘀汤。

5. 攻下法

（1）温通

病机：脾阳不足，阴寒内结。

症状：大便不通，或腹中冷痛。

方剂：半硫丸、温脾汤。

（2）寒下

病机：邪热犯胃，热甚化燥，燥结肠间。

症状：大便不通，腹痛拒按。

方剂：三承气汤；如兼胃阴不足，津液失润，虚实夹杂，可用增液承气汤、玉烛散。

6. 清胃法

（1）泻火

病机：胃阴不足，虚火上炎。

症状：牙龈肿痛，面颊发热，或牙龈出血，或牙龈红肿溃烂，或口腔溃疡，或口臭便秘。

方剂：清胃散、玉女煎。甚则亦可用寒下法以泻胃火。

（2）清热

病机：阳明胃热。

症状：大渴，大汗，大热，大烦，脉大，或消谷善饥，渴而无热。

方剂：白虎汤，或张锡纯凉解汤、寒解汤等。

7. 苦辛法

病机：脾胃俱病，脾湿胃热，湿热蕴结中焦。

症状：心下痞满，不思饮食，口黏呕恶，饮水不多，大便黏滞不爽。

方剂：湿为阴邪，非辛温不能宣通其湿，热为阳邪，非苦寒不能清解其热，故宜辛开苦降为法，方用小陷胸汤、王孟英的苏叶黄连汤等。如果虚实夹杂，可用半夏泻心汤、生姜泻心汤、甘草泻心汤、干姜黄芩黄连人参汤等。

8. 理气法

（1）温通：

病机：中阳不足，脾胃气滞。

症状：胃脘寒痛，喜热喜按，或气滞不通，矢气全无，腹痛且胀。

方剂：良附丸、天台乌药散、沉香降气散。

（2）凉散

病机：脾胃气滞，郁热内生。

症状：胃脘热痛，喜凉畏热。

方剂：金铃子散。

（3）降逆

病机：胃有热邪，不降反升。

症状与方剂：胃气上逆而呕吐酸苦，或见呃逆，可用橘皮竹茹汤。胃有寒邪，或夹痰气上逆，呕吐嗳气，口淡不渴，可用小半夏汤、旋覆代赭汤、丁香柿蒂汤、吴茱萸汤等。

以上都是脾胃病从本脏治疗的方法，由于脾胃病还可由他脏引起，或是脾胃发病以后影响他脏，因此除调理脾胃以外，有时还兼治他脏，如肝气郁结乘于脾胃，则疏肝健脾或疏肝和胃；脾气不足，化源匮乏，以致心血虚损，则宜健脾养心；脾阳不足日久而肾阳亦亏，宜温补脾肾；脾虚可以引起肺气不足，肺虚也可导致脾虚，化源匮乏，肌肉瘦削，皆宜健脾补肺等。

第六节　融中西

一、肿瘤的中西医结合治疗原则

中医对肿瘤病因的认识是宏观的，认为肿瘤的发生与人的饮食起居、七情六欲等因素有关，而西医对肿瘤病因的认识是微观的，认为肿瘤的发生与细菌、病毒、生物等微生物有关，甚至与基因等分子生物学有关。中医通过疏肝、养血等治疗，改善肿瘤患者症状，通过健脾补肾，延长肿瘤患者生存期，西医通过杀灭癌细胞治疗肿瘤。由此可见，中西医结合治疗肿瘤能够将病因学有机结合起来，取得较好的临床效果。

中西医结合治疗是运用现代医学技术对肿瘤进行综合治疗，很大程度上弥补了单纯西医治疗的不足，还能有效减轻西医治疗的不良反应，提高肿瘤患者的生存率。对于肿瘤疾病，一定要在中医药学理论和认知下，加强对中医药及中西医结合治疗肿瘤的基础研究，应用现代科学新方法进行多方面、多层次地探索，多从中医药学的气血、脏腑、经络失调等方面来研究抗肿瘤转移的途径和方法及有效治疗，提高肿瘤治疗的疗效和预后，使中西医结合治疗肿瘤有更大的发展。

1. 现代医学肿瘤治疗现状

现代医学治疗肿瘤遵循的大致原则是：早期手术，中期化疗、放疗或联合其他治疗，晚期支持治疗。总的来说，肿瘤的治疗现阶段正处于综合治疗的时代，在循证医学指导下的个体化综合治疗是当今的标准治疗方案。其治疗策略是建立在对患者临床分期、体力状况评分（Karnofsky）、病理类型特征、患者重要器官功能的评价上，多采用以手术为主的综合治疗（手术、放疗、化疗、生物治疗及分子靶向治疗等），大部分临床早期患者（I期为主，部分II期）可达治愈。而对中晚期患者及术后复发、转移患者的治疗疗效较差。

2. 中医药治疗肿瘤的优势

目前大量临床和科研试验已经证明运用中医疗法特别是中医药联合西医手术、放化疗等治疗手段可以明显改善患者症状及机体功能，提高免疫力，降低化疗不良反应，调节患者的情志及社会关系，从而达到改善肿瘤患者生存质量的目的。

肿瘤是一类典型的身心疾病，患者不仅在生理上受到疾病带来的各种症状的折磨，在心理上也背负着非常沉重的负担。临床上往往会有相当一部分的患者在得知自己罹患的疾病后产生各种负面情绪，直接或间接地影响了进一步的治疗及预后。所以，医生及家属要及时了解患者的精神状态，使患者保持良好的心理状态并树立对疾病预后的信心。

当今，恶性肿瘤的治疗疗效评价理念发生了根本性变化，正在从以"疾病为核心"，最大限度杀伤肿瘤的治疗模式，向以"患者为核心"，谋求最好的生命质量的人性化治疗的方向转变。中医亦强调整体理念，其治疗肿瘤的重点也是患者临床症状的改善和生命质量的提高，使其能够"带瘤生存"。如果临床只重视肿瘤因素、治疗因素（毒副作用）对患者正气的损伤而不关注心理因素对患者正气的消耗，那么以改善生存质量、延长生存时间为目的的抗肿瘤治疗的疗效就会大打折扣。例如肿瘤治疗若只强调瘤体局部大小的变化，往往会对患者整体关注不够，有患者肿瘤局部缩小，甚至达到了完全缓解的程度，但是全身状况很差、生命质量很低，并不能达到其预想的疗效。在治疗疾病的同时兼顾整个机体，包括患者的生理、心理、精神及其社会适应能力，并不断提高患者的生命质量显得尤为重要。

中医学认为，治疗应当将人的生物性和社会性有机结合。中医提倡畅情志、调饮食、慎起居，这些都是平时应向患者积极宣教的内容。通过望、闻、问、切四诊采集患者病史资料，并进行辨证分析，其关注点不仅包括患者体质强弱、症状轻重、情志变化，同时更应重视患者对于疾病本身、世界及自我状态的感知。复诊时，通过观察患者的变化，判断疾病转归，调整诊疗手段。

3. 中西医结合治疗肿瘤的学科优势和增效原理

西医的病和中医的证都是对于人类疾病过程的认识和反映，将中医辨证治疗和西医辨病治疗有机地结合起来诊治肿瘤，具有学科优势。中医证的诊断和治疗可借鉴西医病理生理学诊断和治疗的方法。因此，中西医结合诊断和治疗肿瘤不仅可以完善肿瘤的综合诊断，而且可以指导肿瘤的病理生理学治疗，即现阶段中西医结合诊断肿瘤可以在西医病理解剖学诊断的基础上，加上中医证的诊断（病理生理学诊断）；中西医结合治疗肿瘤可以在西医病理解剖学治疗（手术、化疗、放疗和激光治疗等）的基础上，加上中医辨证治疗。中西医结合治疗肿瘤可以起到协同增效的基本原理是：西医使用手术、放疗、化疗等各种方法消灭肿瘤细胞以祛邪，可以取得治疗肿瘤的近期客观疗效和远期疗效；中医使用辨证治疗纠正肿瘤发生发展过程中体内出现的各种异常病理生理过程、恢复机体的阴阳平衡状态，可以提高患者的生活质量和远期疗效。二者相加，不仅改善了患者的症状、提高了生活质量，也提高了肿瘤治疗的近期疗效和远期疗效。

现以肺癌为例说明中西医结合诊治肿瘤的学科优势。目前肺癌的综合诊断常仅有病理解剖学诊断内容，如中心型肺癌和周围型肺癌的大体形态诊断，小细胞肺癌和非小细胞肺癌的病理组织学诊断等。但实际上，一个人患了肺癌后，癌细胞在体内的生长繁殖和代谢可以给机体造成多方面的影响。肿瘤直接压迫肺周围的组织和器官可以引起这些组织和器官的功能障碍，从而可以引起一系列的病理学变化；肿瘤细胞的生长需要摄取机体的营养，可以引起蛋白质代谢负平衡的异常状态和体重减轻；肺癌细胞分泌一些细胞因子、激素和免疫抑制因子等活性物质，可以在体内引起一系列的病理生理学变化，如细胞因子网络紊乱、免疫功能降低、激素分泌功能紊乱和脏器功能失调等。中西医结合诊断肺癌可以在西医肺癌病理解剖学诊断的基础上，加上中医证的病理生理学诊断，如阴虚证、气虚证、气阴两虚证、气滞血瘀证和痰证等；中西医结合治疗肺癌可以在使用各种西医治疗方法抑制或杀死肺癌细胞的基础上，使用中医辨证治疗调节和纠正病人体内出现的各种异常病理生理过程，如患者表现为阴虚证时使用滋阴的治则进行治疗，表现为气虚证时使用补气的治则进行治疗，表现为气阴两虚时使用补气养阴的治则进行治疗等。由此可以看出中西医结合治疗肺癌，不仅抑制和杀伤了肿瘤细胞，也改善了患者的症状和生活质量，也提高了缩小肿瘤的近期疗效和远期疗效，长期临床实践表明中西医结合治疗肺癌确实可以提高治疗效果。

4. 中医药在各阶段的治疗特点

由于现代医学治疗存在"一个盲区、两个弱点"，而这恰恰是中医药治疗作为主要治疗手段的切入点，通过调体、辨证施治等，改善患者的内环境，提高抵抗力，可减少肿瘤的复发及转移。中医药以往在此领域研究相对较多。

整体治疗方面，我们主张除了部分晚期低评分肿瘤患者，推荐肿瘤患者接受包括手术、放化疗、生物靶向、免疫及中医药在内的综合治疗，而不是只接受中医药治疗。建议分阶段治疗，围手术期通过理气健脾中药调理，可提高患者对手术的耐受性，促进术后恢复，调节免疫功能，为后续治疗打好基础；辅助治疗期主要有化疗、放疗、生物靶向、免疫、中医药等治疗方法，在化疗期间通过理气、疏肝、和胃中药的调理，可起到增敏、减毒的作用。在此期间我们发现放疗、化疗等现代治疗手段可明显影响患者的中医证候变化，证明化疗药会明显加重或导致脾虚证，这在动物实验及临床干预研究上得到了证实。

在随访观察期，中医药治疗作为主要治疗手段，总体以调体、控制临床症状、提高生活质量为主。通过扶正祛邪中药的调理，可减低肿瘤复发、转移，延长无瘤生存期；晚期姑息治疗期应以中药为主，采用扶正、祛邪并用，积极控制症状，提高生存质量，延长生存期。但治疗时还要注意"两个综合"，即中医与西医综合、中医汤剂与中成药、与中药静脉制剂的综合。

二、西医治疗手段

1. 肿瘤外科的治疗方法

肿瘤外科按照其目的可以分为预防性手术、诊断性手术、治疗性手术。

预防性手术是指对于有潜在性趋向的疾病或癌前病变作相应的切除术，以防止癌症的发生。有些良性疾病成先天性疾病在其发展过程中有潜在恶变的危险，而手术治疗是预防恶性变化最有效的治疗手段。

诊断性手术的目的是明确诊断，包括穿刺针吸、针吸活检、咬取活检、切取活检、切除活检、探查性手术等。

治疗性手术包括根治性手术、姑息性手术、重建性手术、近处转移及复发瘤切除、激素依赖性肿瘤的内分泌腺切除。

2. 放射治疗

所有细胞（癌细胞和正常细胞）都要生长和分裂。但是癌细胞的生长和分裂比正常细胞都要快。放射疗法采用特殊设备产生的高剂量射线照射癌变的组织，杀死或破坏癌细胞，抑制它们的生长、繁殖和扩散。虽然一些正常细胞也会受到破坏，但是大多数都会恢复。

放射治疗包括根治性放疗、姑息性放疗、辅助性放疗和肿瘤急症放疗等。

3. 化学治疗

肿瘤化学治疗指利用化学药物杀死肿瘤细胞、抑制肿瘤细胞的生长繁殖和促进肿瘤细胞分化的一种治疗方式，是目前治疗肿瘤及某些自身免疫性疾病的主要手段之一，包括全身化疗、局部化疗。

4. 肿瘤生物治疗与靶向治疗

肿瘤生物治疗主要是通过调动宿主的天然防卫机制或给予机体某些物质取得抗肿瘤的效应。既有通过干扰细胞增殖、凋亡、分化、转化或侵袭转移等调节细胞生物学行为直接抗肿瘤作用，也有通过激活免疫系统的效应细胞及其所分泌的因子来达到对瘤进行杀伤或抑制的作用。

靶向治疗，通俗含义是有针对性地瞄准一个靶位。根据治疗针对的对象不同，它分为器官靶向、细胞靶向及分子靶向 3 个层次。器官靶向针对某个器官，细胞靶向只针对某种类别的肿瘤细胞，而在肿瘤分子治疗指的是针对某种癌细胞，或者是针对癌细胞的某一个蛋白、某一个分子进行治疗。

5. 介入治疗

介入放射学是近年迅速发展起来的一门融医学影像学和临床治疗学于一体的交叉学科。目前介入放射学的理论和技术已被广泛应用于恶性肿瘤的诊断与治疗中。微创是肿瘤介入治疗的鲜明特点，直达部位进行精确定位治疗又是肿瘤介入治疗的另一大优势。

6. 内分泌治疗

内分泌治疗主要针对与激素失调有关的肿瘤，如乳腺癌、子宫内膜癌、卵巢癌、前列腺癌、甲状腺癌等。

7. 免疫治疗

肿瘤的主动免疫治疗是指给机体输入具有抗原性的瘤苗，刺激机体免疫系统产生肿瘤免疫效应以治疗肿瘤的方法。主动免疫应用的前提是肿瘤抗原可以刺激机体产生免疫反应，在手术后清除微小的转移灶和隐匿瘤、预防肿瘤转移和复发方面具有良好的效果。

三、中医药治疗

中医药治疗肿瘤强调辨证论治，治病求本，历代医家治疗肿瘤主张"坚者消之，结者散之，留者攻之，损者益之"等，积累了大量临床实践经验。随着中医学的不断发展与进步，我们在运用中医理论和中医方法治疗恶性肿瘤方面有了新的进步。中医治疗与西医治疗有着很大的不同，中医治疗中的许多优点，也正是目前西医治疗中的不足之处。

1. 中医治疗肿瘤的基本原则

（1）辨证与辨病相结合：

对于肿瘤而言，单纯辨证是不够的，还必须结合辨病。所谓辨病，除辨清中医的病名外，还要结合现代医学诊断手段明确病位、肿瘤细胞类型、临床分期，确定疾病的诊断。这样通过证与病的结合，明确中西医诊断，病证合参，在临床治疗中以辨证论治为基础，同时结合辨病，配合有抗癌作用的中药，不但能够调整机体的抗病能力，而且能够有针对性对抗肿瘤，从而提高中医治疗的临床疗效。

（2）局部与整体相结合：在肿瘤的发生发展过程中，局部与整体是对立统一的，局部病灶的存在使受侵脏腑、器官、组织等受到伤害，并逐渐影响全身，出现全身各系统的功能失调和形态变化；反之，全身整体状况的好坏又影响肿瘤的发展、转移，以及治疗的效果。中医学非常强调整体观念，认为肿瘤是全身性疾病的局部表现，肿瘤与人体之间是对立统一的。因此，在治疗癌灶的同时，还必须重视调整全身状况。对一位肿瘤患者，治疗前必须先评估患者的全身状况，了解患者精神状态，体质强弱，饮食好坏，各脏腑、气血的功能状态；同时，也要详细掌握肿瘤局部情况，如肿瘤大小、肿瘤的部位、肿瘤的性质、肿瘤浸润转移情况，以便考虑如何治疗肿瘤病灶，甚至有无可能根治病灶，当整体情况较好时，治疗则侧重于局部肿瘤的治疗，晚期患者全身衰弱，或者肿瘤已经很大，或者已广泛转移时，则必须注重整体功能的调节，使局部攻邪与全身调补两法在临床中起到"相辅相成"的作用，达到"治病留人"的目的。如果只见局部，不见整体，一味滥用攻伐，不但不能控制肿瘤，反而加重病情，缩短生命。

（3）扶正与祛邪相结合：中医学对肿瘤发病原因的认识，可分为外因和内因两个方面。外因是指六淫之邪、饮食所伤，以致邪毒蕴结于经络脏腑；内因为正气亏虚，阴阳失调，气血运行失常，脏腑功能失调等。但中医非常重视内因在肿瘤形成中的作用。外邪入侵，主要是由于人体先有正气内虚、脏腑功能失调，以致邪毒乘虚而入，蕴结于经络、脏腑，使机体阴阳失调，气血功能障碍，导致气滞、血瘀、痰凝、毒聚，相互焦结，日久形成肿瘤。由此可见，正气虚损是形成癌瘤的内在因素与辨证依据。邪毒外侵只是形成肿瘤的一个条件，中医是从整体出发看待疾病的本质，认为肿瘤是全身性疾病的局部表现，是一个全身属虚、局部属实的疾病。因此，中医治疗肿瘤的方法，可归纳为扶正和祛邪两个方面。扶正的方法有补气、补血、滋阴和温阳等不同；祛邪的方法有清热解毒，化痰软坚、以毒攻毒等，甚至也可以包括西医针对肿瘤的治疗方法。扶正是为祛邪创造条件，祛邪是为了进一步保护正气，两者是辩证统一的，不可偏废。由于癌瘤病情复杂，而且变化迅速，在不同时期邪正的盛衰在不断变化，应根据病情，即正邪的虚实情况确定先攻后补、先补后攻或攻补兼施的方案，力求攻邪不伤正，扶正不恋邪。一般来讲，在肿瘤初期，正气尚未大衰，故以祛邪为主，扶正为辅；中期止邪抗争激烈，病情变化复杂，往往攻补兼施；而到晚期，由于正气已虚，不耐攻伐，若仍急于祛邪，反易伤正，故此时治疗宜扶正为主，佐以祛邪。另外，由于西医治癌方法多以"攻"为主，不良反应多，此时也最好以扶正调理为宜。总之，在临床应用中应结合患者具体情况灵活应用。但是需要注意的是肿瘤患者病情一般都较为复杂，往往虚实夹杂，有时要补，有时要攻补兼施，临床要灵活辨证施治。补虚时不要过用滋腻，以免碍胃。在祛邪时，注意"大积大聚，其可犯也，衰其大半而止"，不要一味用苦寒之品，以免耗伤胃气，损伤人体正气，切实做到补虚不忘邪实，攻邪不忘扶正。

（4）治标与治本相结合：从人体的抗癌能力和致癌因素来说，人体的抗癌能力是本，各种致癌因素是标；从致癌因素和症状而言，致癌因素是本，症状是标。从肿瘤的原发灶和转移灶来说，原发灶为本，转移灶为标。在肿瘤治疗过程中，肿瘤是病之本，由肿瘤引发的各种症状和疾病发生过程中出现的紧急危重情况，如出血、发热、感染、胸腹腔大量积液、上腔静脉综合征、呕吐、疼痛、腹胀、腹泻、脱水等均属标的范围。在临床实际中应分标本缓急，遵"急则治其标，缓则治其本"的原则，对这些急重症应先及时对症处理，而后再治疗肿瘤。如消化肿瘤引起的出血，导致休克，以肿瘤为本，出血为标，但消化道大出血会危及生命，治疗应急以止血为主，待其出血得到控制之后，方可考虑针对肿瘤的治疗。若肿瘤患者病情比较稳定，无危重紧急症状出现，就直接针对肿瘤治疗。在标本均急的情况下，必须标本同治。临床中癌症患者也常常发生标本交叉的情况，治疗时常要灵活对待。

（5）异病同治和同病异治：恶性肿瘤病种繁多，病情复杂，全身从上到下，由里向外，除发、爪以外，无处不生肿瘤。虽然肿瘤部位不同，但可以有相同的病因、病机。不同的肿瘤在它的发展过程中如果出现了同一性质的病理状态，如肺癌与肝癌可以在它们各自发展的不同阶段存在气阴两虚证，则可同用益气养阴法治疗，即所谓异病同治。相同的肿瘤由于病因和病机不同，可以出现不同的病理变化，因而必须采用不同的方法进行治疗，这就是所谓的同病异治，如同患肺癌，有的表现为气亏阴虚证，有的表现为脾虚痰湿证，那么就要分别用益气养阴法和健脾化痰法治疗。应该指出的是，所谓的"异病同治"也只是在"异"的基础上出现的"同"，因不同的疾病虽然可出现相同的证，但这些相同的证也同样要受到疾病基本病理病机所制约和影响。所谓"同病异治"也只能是在"同"的基础上出现"异"，它们之间仍然有一定的共同性。因此，在肿瘤的治疗中不仅要"异病同治""同病异治"，更重要的是要把握每种疾病自身的变化规律而采取不同的方药进行"异病异治"，抓住主要矛盾，才会进一步提高临床疗效。

2. 肿瘤的中医治则

以中医理论为指导，以现代科学研究为基础，在临床实践中不断总结归纳形成肿瘤治则。最常有益气健脾法、益气养阴法、补肾培本法、养血补虚法、清热解毒法、软坚散结法、化痰祛湿法、活血化瘀法、通腑攻下法和以毒攻毒法等。

（1）益气健脾法：《素问·阴阳应象大论》认为："形不足者，温之以气；精不足者，补之以味。"此为益气健脾法治疗恶性肿瘤直接的理论依据。脾气为后天之本，是气血生化之源。放、化疗期间，肿瘤患者可伴随生理功能的损伤，其不良反应的主要病机是精气亏虚、脾胃失调。手术、放化疗之后，脾胃功能受损，多有恶心、纳呆、大便时溏时干等表现，如不及时纠正，人体得不到水谷充养致正气不能抗邪，邪气弥漫，邪毒流窜经络，形成远处转移，同时患者后天乏源，气少精亏，体质下降，症状易显，加速病情恶化，即李东垣在《脾胃论·脾胃盛衰论》中所说："百病皆由脾胃衰而生也。"亦有《素问·六元正纪大论》："大积大聚，其可犯也，衰其大半而止。"之训。

脾虚气必弱，故气虚一证，当以补气健脾为治，使中焦健运，正气充旺，自然无恙。但见倦怠无力，呼吸少气，动则气喘，面色㿠白，懒于言语，食欲欠佳，肠鸣便溏，脉弱等脾虚气弱证，即应选用人参、党参、白术、茯苓、甘草、山药、黄芪、砂仁、白豆蔻等药补气健脾。如四君子汤、参苓白术散等即体现这一法则。脾的特点，喜燥恶湿。故补气健脾方中，每配醒脾利气的陈皮、木香及甘淡渗湿的茯苓、薏苡仁之类。如香砂六君子汤用木香、陈皮；参苓白术散用陈皮、茯苓、薏苡仁。若脾虚不能胜湿，亦应以补气健脾法为主，再佐燥湿之品。

（2）益气养阴法：阴平阳秘是人体健康状态得以保持的基础。阴阳一方有偏盛偏衰，则人体阴平阳秘状态被打破，导致疾病发生。阴虚则生内热，消灼津液，炼液成痰，痰阻气机，气滞更易生痰及湿浊，并致血瘀，痰、瘀、湿与热毒相搏，形成肿瘤。恶性肿瘤发生发展病程较长，缠绵日久，最易耗损阴液，阴耗则阳动，阳无阴制，轻则虚热内生，重则妄动生火，更加消灼阴液。所谓"阴虚则内热"，恶性肿瘤患者常见不规则低热，五心烦热，咽干口燥，唇赤颧红，尿黄量少，大便干结，舌红少津，脉细数等症状，皆是阴液亏损，虚火内生的表现。至于恶性肿瘤晚期，真阴亏耗，见颧红如妆，舌红而光，虚阳浮动，患者兴奋多语，夜卧不眠，更是阴阳离决之时。

益气养阴法，尤其常用于肺癌的辨证施治，对于其他恶性肿瘤，如原发性肝癌、鼻咽癌、胃癌等，也可采用益气养阴法治疗，以及与放疗、化疗联合应用，减少放、化疗的不良反应。

《素问·调经论》云："阴虚则内热……阴盛则内寒。"指出虚火内热的产生皆是由阴虚引起。阴虚是内热产生的病理基础。东汉医学家张仲景在《金匮要略·肺痿肺痈咳嗽上气病脉证治》中记载："问曰：热在上焦者，因咳为肺痿。肺痿之病，从何得之？"师曰："或从汗出，或从呕吐，或从消渴，小便利数，或从便难，又被快药下利，重亡津液，故得之。"指出肺痿的发生与肺热叶焦，重亡津液有关。肺癌患者临床晚期所见咳嗽、咳痰量少、咳血、发热、消瘦及呼吸功能日渐衰弱，这些临床表现都与气阴两虚有关。明代张景岳著《景岳全书·咳嗽》："外感之邪多有余，若实中有虚，则宜兼补以散之。内伤之病多不足，若虚中夹实，也当兼清以润之。"指出治法中应兼顾外感和内伤，祛邪时不忘补，补益时不忘散邪。清代叶桂著《临证指南医案·肺痿门》："肺痿一症，概属津枯液燥，多由汗下伤正所致。夫痿者，萎也。如草木之萎而不荣，为津亡而气竭也。"金匮治法，贵得其精意。大要生胃津，润肺燥，补真气，以通肺之小管，清火热，以复肺之清肃。故《外台》用炙甘草汤，在于益肺气之虚，润肺津之燥。《千金》用甘草汤及生姜甘草汤，用参甘以生津化热，姜枣以宣上焦之气，使胸中之阳不滞，而阴火自熄也。

（3）清热解毒法：热毒是恶性肿瘤的主要病机之一，因而清热解毒法也为治疗恶性肿瘤常用的方法之一。

明代外科学家陈实功在《外科正宗·瘰疬论》中云："夫瘰疬者，有风毒、热毒、气毒之异……热毒者，天时亢热，暑中三阳，或内食膏粱厚味，酿结成患。"瘰病的生成与热毒相关是其原因之一，此为天时亢热，本有暑热之外邪欲侵人体，加上饮食不节，过食膏粱厚味之品，蕴结于中焦，化为热毒，使中焦不运，在热毒作用下湿热痰浊内生，煎熬浓缩，形成痰核，在外热之邪作用下，内外热毒之邪相互作用，酝酿成积，进而累病生成肿瘤。

清热解毒法适用于症见身热头痛、目赤面红、口干舌燥、五心烦热、尿黄便秘、肿块局部灼热疼痛、舌质红、苔薄黄、脉数或细数。药用白花蛇舌草、金银花、野菊花、连翘、半边莲、半枝莲、七叶一枝花、蒲公英、紫花地丁、白头翁、黄柏、山豆根、鱼腥草、大青叶、龙胆草、板蓝根、黄连、黄芩、苦参、鸦胆子等。所用药物多为寒凉之品，故易伤脾败胃，应与健脾和胃之品合用。同时注意养阴凉血。

临床所见恶性肿瘤患者常有邪实之表现，其中不乏表现为邪毒热郁之症状，有邪热蕴毒之征象即可配合清热解毒方法给予治疗。实热者应用清热解毒法，伴有虚热者则须在清热解毒的同时配合补虚。

（4）活血化瘀法：血为气之母，但生成之血需要气推动而行，又需要气摄之而循。血行，有赖于气的推动，假如气虚无力推动或气滞不能推动则血滞留脉中，血瘀发生。所生之血瘀为肿瘤产生的病理基础，此时补气之虚，行气之滞则可活血化瘀。这就是中医学的"气为血师，血为气母，气行则血行"之说。在血的运行中除了气的推动作用外，还离不开气的摄血作用，这是一个事物的两个方面，互相制约，互相补充。摄血是气固摄功能的具体表明，血在脉中循行而不逸出脉外，依赖于气对血的固摄。如果因气虚或气滞而气固摄血液的功能减弱，可导致血不循常道而溢于脉外，滞于肌肤脏腑形成血瘀，为肿瘤形成提供土壤，或造成恶性肿瘤的各种出血现象，而补气摄血的方法在此时应用可使血运而摄，血活而瘀化，使血走脉道之中。

活血化瘀法是中医治疗肿瘤广泛应用的一种方法，临床上凡中医辨证属血瘀者，症见疼痛如针刺刀割、痛有定处、拒按，夜间加剧；肿块在体表呈青紫、在腹内坚硬按之不移；出血反复不止，色泽紫暗，夹血块，或大便色黑如柏油；面色暗黑，肌肤甲错，口唇爪甲紫青，皮下紫斑，肤表丝状如缕，腹部青筋外露或下肢筋青胀痛；舌质紫暗或见有瘀斑瘀点，脉细涩者均可运用活血化瘀法治之。

四、放、化疗不良反应的中医药治疗

放射治疗是肿瘤局部治疗的主要手段之一，中医学认为放射线属"火热邪"范畴，热邪外侵，可导致全身和局部毒热反应。

1. 病因病机

主要由于热毒外侵，伤津灼液；或热毒聚于三焦，邪热过盛，伤阴耗气，脏腑功能失调。

2. 辨证论治

（1）阴虚热毒

主症：口燥咽干，咽喉疼痛，大便干，或少，或吞咽不利，或发热，舌质红或绛，少津，苔薄黄，脉细数。

治法：清热养阴，生津润燥。

方药：扶正生津汤加减。

若少痰或黄痰，痰中带血，加黄芩、开金锁、川贝母清热化痰；咽干咽痛，吞咽不利者，加桔梗、甘草、山豆根、马勃等清热利咽；低热盗汗，加地骨皮、青蒿、白薇、五味子等清热敛汗；大便干结，加瓜蒌仁、火麻仁润燥通便。

（2）热毒蕴结

主症：皮肤溃烂，疼痛，或口咽黏膜溃疡，牙龈肿痛，咽部红肿，发热，口渴欲饮，大便秘结，舌质红或暗红，苔薄黄，脉弦数。

治法：清热解毒。

方药：五味消毒饮加减。

若口腔溃疡者，可加淡竹叶、甘草、丹参、生地黄等；咽喉红肿者，可加黄芩、玄参、射干、马勃、山豆根、板蓝根、桔梗、甘草；阴津亏损严重者，加生地黄、麦冬、五味子等。

（3）脾胃气虚

主症：倦怠乏力，食少纳呆，恶心呕吐，或胃脘胀满，腹痛腹泻，舌淡或胖，有齿痕，苔薄白腻，脉细濡。

治法：益气健脾，理气和胃。

方药：四君子汤加减。

如恶心呕吐明显者，加陈皮、清半夏、茯苓、竹茹、黄连、苏叶等和胃止呕；脘腹胀满、腹泻者，加黄连、木香、薏苡仁、炒扁豆、诃子肉等健脾止泻；腹痛、大便秘结者，加用槟榔、大腹皮、厚朴、大黄、芒硝、火麻仁等理气通腑；腰膝酸软，头晕目眩者，加菟丝子、补骨脂、女贞子补益脾肾。

（4）肝肾阴虚

主症：腰膝酸软，头晕耳鸣，视物昏花，口干咽燥，五心烦热，盗汗，大便干结，舌红少苔，脉细数。

治法：滋补肝肾。

方药：一贯煎、六味地黄丸加减。

3. 治疗中的注意事项

肿瘤的放疗总以热毒伤阴为基本病机，日久津液耗伤，精血不足，脏气亏虚，气血阴阳失调，外邪易侵入，变证丛生，加强必要的防护措施，对本病有重要的意义。

（1）未病先防

在患者放疗前一周即可开始服用中药，一直维持到放疗疗程结束后1周左右，这样能有效地预防和减轻放化疗的不良反应，使绝大多数患者能顺利完成放疗疗程。放射治疗一般需严格计算剂量，控制照射范围，随着放疗技术的不断提高，放疗的不良反应不断减轻，但是一旦发生应积极处理，否则使病情进一步加重，危及生命。如热结上焦，灼伤肺阴，出现放射性肺炎表现，若不积极治疗可引起高热不退，呼吸困难，甚至呼吸衰竭，危及生命；肠道受损出现放射性直肠炎表现，失治误治可发生热毒蕴结，腐肉成毒，而出现脓血黏液便等。

（2）根据放疗不同时期的病理特征用药

一般在放疗初期，患者多以邪实为主，基本病理因素为"热""毒""瘀"，且三者相互作用，互为影响，治宜清热解毒，佐以化瘀养阴，提高机体对化疗的耐受性，预防或减轻放疗不良反应的发生。放疗后期，热毒耗气伤阴，日久及肾，治宜益气养阴，养血补肾，佐以解毒化瘀，促进机体功能的恢复。

（3）根据放疗损伤的不同部位用药

放射线照射的部位不同，对机体造成的损伤也不同，因此根据照射的不同部位，区别用药。头颈部放疗宜清咽解毒，养阴生津；胸部放疗重在养阴清肺，化痰祛瘀，防治放射性肺损伤；盆腔放疗应清热利湿，养阴解毒，防治放射性直肠炎、膀胱炎。总之要根据放射治疗的不同症状和反应，结合中医理论进行辨证论治，针对性地选药，就能有效减轻放疗的毒副作用，提高放射治疗的临床疗效，发挥中医的特色和优势。

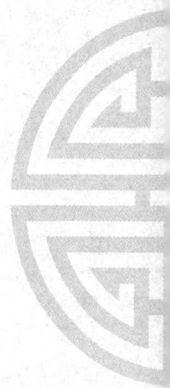

下 篇

第三章
头颈部肿瘤

第一节　脑瘤

一、定义

生长于颅内的肿瘤通称为脑瘤，包括由脑实质发生的原发性脑瘤和由身体其他部位转移至颅内的继发性脑瘤。肿瘤发生自脑、脑膜、脑垂体、脑神经、脑血管和胚胎残余组织者，称为原发性颅内肿瘤。由身体其他脏器组织的恶性肿瘤转移至颅内者，称为继发性颅内肿瘤。颅内肿瘤可发生于任何年龄，以 20～50 岁为最多见。凡有头痛、呕吐等颅内压增高迹象及神经系统局灶性症状，且呈进行性加重的患者，均应考虑脑瘤的可能，需进行一系列辅助检查以明确诊断。

二、中医对脑瘤的认识

脑瘤的病因迄今尚未完全明了。中医认为"脑为髓海""肾主骨，骨生髓"，诸髓者属脑。脑为奇恒之腑，诸阳之会，位高而属阳，以风邪和火邪最易引起头部症状。《素问·奇病论》曰："当有所犯大寒，内至骨髓，髓者以脑为主，脑逆故令头痛。"头为诸阳之会，十四经之手足三阳经均交会于颠顶，故颠顶有"百会穴"之称。头属阳而脑属阴，阳气盛则阴邪不得入，正气虚则邪气乘虚而入，邪气入头大寒至髓，上入脑络，是谓重阴，故头痛、眩晕、吐逆，甚至昏仆不知人。奇恒大寒则血滞，因寒而女子月经不调、闭经等。脑为髓海，正常情况下，清气上扬而浊气下降，正气虚而清气不得升，浊气不得下降，格于奇恒之腑，则浊阴积于脑而发为脑瘤。

三、治疗原则

脑瘤可分早期、中期和晚期。早期患者，肿瘤尚小，正气尚盛，瘀毒不深，多采用以攻为主，或大攻小补，或先攻后调；中期，脑瘤发展到一定程度，正气亦伤，但正邪相争处于"势均力敌"阶段，宜攻补并重；晚期，肿瘤已至严重阶段，正虚邪盛，患者不任攻伐，当扶正为主，少佐祛邪抗瘤药。

四、中医治疗

1. 痰毒凝聚型
主症：头痛头晕，肢体麻木，身重倦怠，舌强语謇，恶心呕吐，视物模糊，痰多胸闷，舌胖有齿痕，苔白厚腻，脉滑或弦细。

治法：化痰散结，解毒开窍。

方药：涤痰汤加味。胆南星、清半夏、枳实、竹茹、陈皮、白术、云苓、石菖蒲、全蝎、蜈蚣、山慈菇、徐长卿等。

2. 气血郁结型
主症：头痛头胀，面色晦黯，视物模糊，口唇青紫，舌质紫黯或有瘀斑，脉细涩或弦。

治法：活血化瘀，散结开窍。

方药：通窍活血汤加味。桃仁、红花、赤芍、地龙、川芎、白芷、蝉蜕、白蒺藜、全蝎、王不留行、麝香。

3. 肝风内动型
主症：头痛头晕，耳鸣目眩，烦躁易怒，抽搐震颤，舌强失语，昏迷项强，恶心呕吐，舌红少苔，脉弦细而数。

治法：滋阴潜阳，息风清热。

方药：杞菊生地黄丸加味。枸杞子、杭菊花、熟地黄、山萸肉、泽泻、丹皮、云苓、女贞子、生牡蛎、夏枯草、珍珠粉、僵蚕、怀牛膝、白花蛇舌草等。

4. 肝胆实热型

主症：头痛头胀，如锥如裂，呕吐如喷，便干溲赤，舌黯红或绛红，苔黄，脉弦数。

治法：清热泻火，解毒通腑。

方药：龙胆泻肝汤加减。龙胆草、黄芩、栀子、生地黄、赤芍、芒硝、石决明、白花蛇舌草等。

5. 脾肾阳虚，肝血不足型

主症：头晕目眩，耳鸣耳聋，视力障碍，腰膝酸软，形寒肢冷，气短懒言，溲清便溏，或咽干口渴，颧红盗汗，五心烦热，脉沉细无力。

治法：偏阳虚者温补脾肾、补脑填髓；偏血亏者健脾补肾养肝、补脑安神。

方药：生地黄饮子加减。生地黄、山萸肉、石斛、麦冬、五味子、石菖蒲、肉苁蓉、巴戟天、肉桂、蜜远志、茯苓、炮附子、生姜、大枣等。

偏阳虚者去石斛、麦冬，加淫羊藿、山药，偏血亏者去附子、肉桂、巴戟天，加桑寄生、当归、生黄芪。

以上各型如颅内压增高症状较明显，可加利尿逐水药，如白茅根、车前草、木通，头痛明显加延胡索、莪术等。

五、临床验案

医案 1 朱某，男，79 岁。2018 年 2 月 20 日初诊。

患者近 2 月来出现左侧肢体活动不利，渐进性加重。2017 年 12 月 18 日在中国医科大学附属第一医院住院检查头部核磁：右侧颞叶占位，右侧大脑中动脉及其分支受压移位；PET - CT 回报右侧颞叶恶性病变待除外。胸腹部 CT 示：右侧胸腔少量积液，心包积液，胆囊结石，右肾结石。患者及家属考虑高龄拒绝手术治疗，慕名前来就诊，由轮椅推至诊室。

现症见左侧肢体活动不利，周身乏力，恶心，气短，怕冷，纳可，近1月消瘦5~6kg，眠差，入睡困难，多梦易醒，轻度贫血，腹胀，大便不畅，2~3日一行，尿不净，尿等待，舌质淡暗，舌苔薄白，脉沉细。

中医诊断：头风。脾肾亏虚，痰瘀阻络。

西医诊断：脑瘤。

治法：健脾益肾，化痰通络，解毒散结。

处方：补阳还五汤合济川煎加减。黄芪20g，当归10g，赤芍12g，地龙10g，杜仲15g，牛膝15g，肉苁蓉15g，炒枳实10g，白术20g，泽泻15g，升麻10g，鸡内金15g，石菖蒲15g，蜈蚣2g，胆南星6g，猫爪草15，刺五加15g，片姜黄8g，益智仁15g，熟地黄10g。共14剂，每日1剂，早晚各一次。

二诊：2018年3月8日。患者未至，家属代述，药后诸症减，时有乏力，舌质淡红，舌体胖，苔薄白。

处方：上方去升麻、泽泻、姜黄，加浙贝母15g，白花蛇舌草15g，郁金10g。共14剂，每日1剂，早晚各一次。

三诊：2018年3月29日。患者未至，家属代述：药后配合替莫唑胺治疗，脑肿瘤渐小，仍觉乏力。

处方：3月8日方去白术、刺五加，加黄精12g，红景天12g。共14剂，每日1剂，早晚各一次。

四诊：2018年5月9日。诉咳痰色白量多，嗳气，纳可，眠差，入睡难，大便不畅，舌质暗红，苔薄白，脉沉滑小弦数。复查头部核磁示右侧颞叶软化灶，实体瘤消失。腹部彩超示胆结石、肾结石。血红蛋白104g/L。

处方：黄芪15g，太子参15g，白术15g，茯苓12g，当归10g，清半夏10g，陈皮8g，刺五加15g，鸡内金15g，炒枳壳10g，炒麦芽15g，石菖蒲15g，猫爪草15g，蜈蚣1g，杜仲15g，胆南星5g，蜜远志8g，炒山药12g，浙贝母15g，片姜黄8g。共30剂，每日1剂，早晚各一次。

五诊：2019年3月18日。诉气短，乏力，痰多色白，口水多，纳可，下肢无力，小便不畅，舌质淡暗，苔白腻，脉沉滑。

处方：天麻10g，清半夏10g，炒白术10g，茯苓10g，薏苡仁15g，地龙10g，浙贝母15g，猫爪草15g，杜仲15g，龙葵12g，益智仁12g，泽泻12g，全蝎3g，蜈蚣2g，焦三仙各12g，郁金9g。共60剂，每日1剂，早晚各一次。

六诊：2019年9月8日。诉2个月前复发后继续服用西药治疗，精神状态很好，胃口可，感觉气短，乏力，舌质淡，苔薄白。

处方：上方去泽泻、茯苓，加黄精12g，怀牛膝15g，党参12g。共30剂，每日1剂，早晚一次。

七诊：2019年12月16日。患者未至，家属代述：乏力，气短，咳痰色白量多。

处方：黄芪20g，生晒参10g，麦冬10g，五味子9g，清半夏10g，陈皮9g，茯苓12g，炙甘草6g，当归10g，焦三仙各15g，熟地黄10g，石菖蒲15g，浙贝母15g，猫爪草15g，炒薏苡仁15g，露蜂房5g。共30剂，每日1剂，早晚各一次。

按语：此案患者以左侧肢体活动不利伴有恶心，就诊于中国医科大学第一附属医院，确诊为颅内占位性病变。患者年事已高，家属考虑保守治疗。慕名求治。

患者年近八旬，五脏皆衰，肺气失宣，脾气失疏，肾气失煦，清气不得上升，浊气不得下降，导致气血、津液运行渐至迟缓，日久血凝成瘀，津聚成痰，上泛于脑而成瘤。《灵枢·百病始生》曰："凝血蕴里而不散，津液涩渗，著而不去，而积皆成矣。"积聚留于脑内，进一步闭阻气血的运行，形成恶性循环。

痰郁阻塞清窍，加之年老络脉空虚，气血痹阻，运行不畅，筋脉失于濡养，则左侧半身不遂，头晕，乏力；脾胃虚弱，传导功能失司，则腹胀；化源不足，气血虚弱，则气短，面色萎黄，血虚不能养心，故入睡困难，多梦易醒；年老体弱，肾阳不足，命门火衰，气化不及州都，故小便不爽，余沥不尽；肾阳不足，阳气不运，肠道传送无力则大便干结不畅。舌质暗红，苔白，舌边齿痕，脉沉细，为脾肾亏虚，痰郁内结之征。结合四诊，此案首诊辨证为脾肾亏虚，痰瘀阻络之头风病，治以健脾益肾、化痰通络、解毒散结为法，方宗补阳还五汤合济川煎加减化裁。由于患者高龄，手术存在一定风险，家属及患者寻求保守治疗。

此案患者病情凶险，进展迅速，考虑其为脑胶质瘤。本着急则治其标，缓则治其本的原则，采取中西医结合方法。初诊嘱其回去试用口服二代烷化剂咪唑四嗪类衍生物，细胞毒性化疗药替莫唑胺。俗话说："死马当活马医。"家属与患者认可，后在中国医科大学第一附属医院口服替莫唑胺，收到意外疗效。

患者家住沈阳，慕名而来，2年来多以微信联系，助其寄药，医患齐心，携手抗癌。宗上法灵活加减，坚持服药至今，回访病情稳定，为患者减轻了痛苦，提高了生活质量，延长了生存时间。

医案2 白某，女，44岁，2010年11月16日初诊。

患者于2010年10月13日因头晕，头痛，就诊于当地医院，检查头部CT示：右侧额叶占位，约4cm×5cm，考虑胶质瘤。次日转至天津环湖医院，行头MRI检查，考虑为脑胶质瘤，遂于10月14日行脑瘤切除术，术后病理为脑胶质母细胞瘤。近期准备头部放射治疗。

现症见头晕，头沉，乏力，口苦，时有恶心，失眠，入睡难，形体肥胖，大便偏干，舌质红，苔薄黄腻，脉滑小数。

中医诊断：眩晕。痰郁化热，热扰心神。

西医诊断：脑胶质瘤母细胞瘤术后。

治法：化痰降浊，清心泄热。

处方：黄连温胆汤合菖蒲郁金汤加减化裁。黄连5g，竹茹6g，半夏10g，炒枳实12g，姜黄8g，陈皮6g，栀子10g，石菖蒲12g，郁金10g，连翘12g，竹叶12g，生薏苡仁15g，佩兰12g，天麻10g，柏子仁12g，首乌藤15g。共14剂，每日1剂，早晚各一次。

二诊：2010年12月27日。头部放疗29次后第3天，头沉，口苦，口中乏味，时有头痛，恶心，乏力，大便不畅，平素2~3日一行，须用开塞露通便，寐安，舌质暗红，苔黄厚腻，舌边齿痕，脉沉滑数。

处方：黄连8g，竹茹12g，半夏9g，陈皮9g，茯苓10g，炒枳实12g，鸡血藤15g，柏子仁12g，厚朴10g，石菖蒲12g，郁金10g，八月札10g，白花蛇舌草15g，浙贝母15g，鸡内金15g，炒薏苡仁15g。共14剂，每日1剂，早晚各一次。

三诊：2011年1月10日。药后诸症皆减，现头皮麻木，经前少寐，脱发明显，纳可，大便调，日一行，舌质淡暗，苔薄白，脉弦细。

处方：党参 12g，炒白术 12g，茯苓 10g，当归 10g，姜黄 10g，郁金 10g，石菖蒲 12g，猫爪草 15g，女贞子 12g，麦冬 10g，柏子仁 12g，首乌藤 15g，八月札 10g，制首乌 12g，刺五加 12g，白花蛇舌草 15g。共 14 剂，每日 1 剂，早晚各一次。

四诊：2011 年 3 月 22 日。无头痛，眠安，口干，嗳气，腰痛，四末欠温，经前小腹坠痛，舌质淡红，苔薄白，脉细弦。

处方：桂枝 10g，茯苓 15g，桃仁 9g，丹皮 10g，八月札 10g，艾叶 12g，附子 10g，黄芪 15g，当归 10g，石菖蒲 12g，柴胡 9g，炒白芍 12g，炒枳壳 10g，炙甘草 6g，香附 12g，猫爪草 12g。共 14 剂，每日 1 剂，早晚各一次。

五诊：2011 年 9 月 11 日。心烦意乱，大便不畅，无便意，近期无头痛头晕，血压 130/85mmHg，舌质暗红，苔薄白，脉沉滑。

处方：瓜蒌 15g，半夏 9g，炒枳实 10g，泽泻 12g，肉苁蓉 15g，郁金 10g，升麻 15g，怀牛膝 15g，柏子仁 12g，石菖蒲 12g，厚朴 10g，炒杏仁 9g，猫爪草 15g，八月札 10g，白花蛇舌草 15g。共 14 剂，每日 1 剂，早晚各一次。

六诊：2012 年 3 月 11 日。易饥较著，余无不适，病情稳定，舌质淡红，苔薄白，脉细弦。

处方：黄连 5g，黄芩 10g，葛根 15g，天麻 10g，钩藤 12g，甘草 6g，浙贝母 12g，土茯苓 12g，泽泻 15g，清半夏 9g，石菖蒲 12g，郁金 10g，猫爪草 15g，女贞子 10g，栀子 9g，生姜 10g。共 14 剂，每日 1 剂，早晚各一次。

七诊：2012 年 11 月 6 日。目痒，大便不爽，余无明显不适，血压 130/80mmHg，舌质淡暗，苔薄白，脉细小弦。

处方：天麻 10g，钩藤 15g，菊花 10g，刺蒺藜 12g，石菖蒲 12g，炒枳实 9g，浙贝母 12g，猫爪草 12g，郁金 10g，生牡蛎 20g，女贞子 10g，旱莲草 15g，生白术 15g，枸杞 10g，火麻仁 10g，白花蛇舌草 15g。共 14 剂，每日 1 剂，早晚各一次。

八诊：2013 年 6 月 16 日。口苦，大便不爽，眠安，舌质淡暗，苔白腻略黄，脉沉滑。复查头部核磁：①脑瘤术后改变；②脑梗死。

处方：石菖蒲 12g，郁金 10g，天麻 10g，钩藤 15g，黄芩 10g，半夏 10g，炒枳实 10g，竹茹 10g，苍术 10g，紫苏梗 10g，生薏苡仁 15g，藿香 10g，陈皮 6g，厚朴 10g，白花蛇舌草 15g，桃仁 10g。共 14 剂，每日 1 剂，早晚各一次。

九诊：2014 年 7 月 27 日。感冒后咽痒，咳嗽，乏力，口苦，口黏，大便不爽，舌质淡暗，苔白腻，脉滑小数。

处方：柴胡 9g，黄芩 10g，半夏 10g，甘草 6g，炒枳实 10g，菊花 10g，夏枯草 15g，藿香 10g，佩兰 10g，石菖蒲 12g，黄连 5g，猫爪草 6g，生薏苡仁 15g，太子参 10g，紫苏梗 6g。共 14 剂，每日 1 剂，早晚各一次。

十诊：2015 年 10 月 30 日。月经不调，延期，2～3 月一至，时有烘热汗出，头胀，无耳鸣，纳可，眠安，大便调，舌质淡红，苔薄白，脉弦细。

处方：天麻 10g，钩藤 15g，石菖蒲 12g，郁金 10g，刺蒺藜 12g，女贞子 10g，旱莲草 15g，百合 10g，浮小麦 30g，生地黄 12g，益母草 15g，香附 12g，白花蛇舌草 15g，浙贝母 15g，泽泻 10g，怀牛膝 15g。共 14 剂，每日 1 剂，早晚各一次。

十一诊：2016 年 12 月 25 日。时有头痛，口苦，恶心，烘热汗出，纳可，眠安，大便不爽，舌质暗红，苔薄白，脉弦细数。

处方：柴胡 9g，黄芩 10g，半夏 10g，葛根 15g，石菖蒲 12g，蔓荆子 12g，刺蒺藜 12g，八月札 10g，郁金 12g，露蜂房 5g，浙贝母 15g，厚朴 9g，莪术 6g，浮小麦 30g，旋覆花 10g，甘草 6g。共 10 剂，每日 1 剂，早晚各一次。

十二诊：2017 年 6 月 4 日。口苦，口黏，时有头痛、困倦，上诊药后经至，纳可，大便调，舌质淡暗，苔薄白，脉沉滑。

处方：柴胡 9g，黄芩 10g，半夏 10g，生薏苡仁 15g，佩兰 12g，石菖蒲 12g，郁金 10g，栀子 9g，胆南星 6g，菊花 10g，猫爪草 15g，夏枯草 15g，藿香 10g，刺蒺藜 12g，当归 10g，甘草 6g。共 14 剂，每日 1 剂，早晚各一次。

十三诊：2018 年 9 月 8 日。头晕，头胀，时有头痛，左侧肢体活动不利，多梦，大便偏干，舌质暗红苔白微腻，脉沉弦。复查头部核磁：

右侧额颞叶、右侧基底节区及放射冠占位，左侧基底节区及放射冠脑梗死、缺血灶。

处方：石菖蒲12g，郁金10g，姜黄8g，当归10g，赤芍12g，胆南星6g，葛根12g，半夏10g，竹茹10g，刺蒺藜12g，夏枯草15g，蜈蚣1条，钩藤15g，首乌藤15g。共14剂，每日1剂，早晚各一次。

十四诊：2020年3月3日。电话回访其夫诉：自2018年底病情加重，双目失明，卧床不起，饮食可，头痛，因经济困难，天津环湖医院原手术专家建议复发后无较好方法，依靠静点甘露醇、注射吗啡维持。

按语：患者头晕、头痛为主症，确诊为脑胶质瘤母细胞瘤，并进行手术及放射治疗。患者形体肥胖，多由饮食不节，过食肥甘厚味，损伤脾胃，健运失职，水湿内停，积聚成痰，痰瘀阻络，清阳不升，清窍失养，故头晕、头沉、乏力，痰浊中阻，日久火热，痰瘀化火，火热上炎，则口苦、恶心、大便不爽，热扰心神则失眠，入睡困难；舌质红苔薄黄腻，脉滑小数为痰湿化热之象。

四诊合参，首诊辨证为痰郁化热，热扰心神之眩晕证，治以化痰降浊，清心泄热为法，方以黄连温胆汤合菖蒲郁金汤加减化裁。三诊诸症皆减，后据脉症，随证立法，遣方用药。

此患者之胶质瘤，病理诊断为胶质母细胞瘤，恶性程度较高，半年内复发者甚多。患者自术后坚持服中药8年，病情稳定，生活质量良好。2018年复查后复发，无再次手术机会，加之家庭生活拮据，未继续治疗。2020年3月3日电话回访，近一年多来，患者病情逐渐加重，双目失明，卧床不起，饮食可，平素头痛依靠静点甘露醇、注射吗啡维持。

医案3 于某，女，44岁，2016年10月27日初诊。

患者主因头痛于2016年5月20日就诊，发现右侧枕部颅内占位性病变；后于沧州市中心医院行脑瘤切除术，术后病理示：右枕混合性胶质瘤，星形细胞＋少突胶质细胞（Ⅳ级）。术后化疗4周期，放疗30次，术后口服替莫唑胺，间断出现头晕、视物模糊。既往体健。

现症见头晕，头胀，视物模糊，时有耳鸣，口气重，咳嗽，心烦易急，二便调，月经先期1周，经行腹胀，腹凉，舌质暗红，苔薄白，脉弦细数。

中医诊断：眩晕。肝火上炎，痰瘀互结。

西医诊断：脑胶质瘤术后，放化疗后。

治法：平肝降火，化痰散结，解毒抗癌。

处方：天麻钩藤汤加味。天麻 12g，钩藤 15g，菊花 10g，石菖蒲 12g，当归 10g，石斛 15g，浙贝母 12g，猫爪草 15g，姜黄 8g，胆南星 5g，生龙骨 20g，生牡蛎 20g，川牛膝 15g，郁金 10g，当归 10g，艾叶 10g。共 14 剂，每日 1 剂，早晚各一次。

二诊：2016 年 11 月 6 日。药后头晕，头胀明显减轻，咳嗽消，仍视物模糊，耳鸣，咽窒，气短，久坐下肢麻木，舌质暗红，苔薄白，脉细弦。

处方：石斛 15g，菊花 12g，丹皮 10g，泽泻 15g，熟地黄 10g，炒山药 12g，茯苓 10g，半夏 10g，厚朴 7g，炒枳实 10g，石菖蒲 12g，胆南星 5g，姜黄 8g，浙贝母 15g，当归 10g，合欢花 10g。14 剂，每日 1 剂，早晚各一次。

三诊：2017 年 5 月 10 日。时有头胀，隐痛，鼻塞，恶心，多梦，舌质淡嫩，苔薄白，脉沉滑。

处方：天麻 10g，钩藤 15g，菊花 10g，泽泻 15g，夏枯草 15g，川牛膝 15g，夏枯草 15g，苍耳子 10g，石菖蒲 12g，当归 10g，八月札 10g，竹茹 10g，首乌藤 15g，猫爪草 15g，生龙骨 20g，生牡蛎 20g。共 30 剂，每日 1 剂，早晚各一次。

四诊：2017 年 12 月 10 日。头沉，无头晕及头痛，口干，多梦，腰酸，月经先期 10 天，舌质淡红，苔薄白，脉沉滑小数。复查头部核磁：未见异常。

处方：天麻 10g，钩藤 10g，郁金 10g，杜仲 12g，川续断 15g，石菖蒲 12g，女贞子 10g，旱莲草 15g，首乌藤 15g，仙鹤草 15g，麦冬 10g，茜草 12g，莪术 6g，葛根 15g，浙贝母 15g，甘草 6g。共 30 剂，每日 1 剂，早晚各一次。

五诊：2018 年 10 月 13 日。近半月失眠，早醒，头胀，心烦，项僵，二便调，血压 170/70mmHg，舌质暗红，苔薄白，脉沉弦。

处方：酸枣仁 15g，知母 6g，川芎 9g，茯苓 12g，柏子仁 10g，杜仲 15g，石菖蒲 15g，首乌藤 15g，葛根 15g，八月札 10g，合欢皮 12g，夏枯草 15g，菊花 10g，刺蒺藜 12g，浙贝母 12g，生龙骨、生牡蛎各20g。共 30 剂，每日 1 剂，早晚各一次。

六诊：2019 年 4 月 13 日。时有头部胀痛，眠安，左足凉盛，腰酸，纳可，二便调，舌质淡红，苔薄白，脉细小弦尺减。复查头部核磁示：额窦炎。

处方：天麻 10g，钩藤 15g，川牛膝 15g，夏枯草 15g，刺蒺藜 12g，杜仲 15g，浙贝母 15g，石菖蒲 15g，猫爪草 15g，龙葵 15g，鸡血藤15g，桂枝 7g，葛根 15g，重楼 9g，白芷 10g，甘草 6g。共 30 剂，每日1 剂，早晚各一次。

七诊：2019 年 12 月 29 日。双目干涩，视物模糊，时有头晕，健忘，眠安，大便偏干，舌质淡嫩，苔薄白，脉细小弦尺减。

处方：枸杞 10g，菊花 10g，石斛 15g，丹皮 15g，泽泻 12g，熟地黄 10g，女贞子 10g，益智仁 10g，茯苓 12g，炒山药 15g，石菖蒲 12g，山萸肉 9g，生白术 15g，浙贝母 15g，露蜂房 5g，猫爪草 15g。共 30剂，每日 1 剂，早晚各一次。

八诊：2020 年 3 月 8 日。耳鸣，口苦，时腰酸，入睡困难，左脉弦滑，舌质淡胖，苔薄白。

处方：柴胡 6g，黄芩 10g，竹茹 12g，茯苓 10g，炒枳实 10g，甘草6g，首乌藤 15g，合欢皮 12g，龙胆草 5g，生龙骨、生牡蛎各 20g，石菖蒲 12g，浙贝母 15g，露蜂房 5g，太子参 12g，磁石 15g。共 30 剂，每日 1 剂，早晚各一次。

按语：本案患者因头痛为主症确诊为脑质瘤，右枕部混合性胶质瘤。经放化疗后出现间断头晕，视物模糊而来求中医药治疗。

患者中年女性，平素，心烦易急，肝气郁结日久到气血津液运行不利，郁结凝滞而为痰为瘀，形成脑瘤；肝为风木之脏，体阴而用阳，其性刚劲、主动主升。恼怒太过，肝失条达，肝气郁结，气郁化火，肝阳上亢，上冒颠顶，故头晕，头胀，耳鸣；肝开窍于目，肝火偏盛，循经上炎，则视物模糊；口气重、咳嗽，为肝木克金，肺失宣降，痰湿化热之象；经行腹胀、腹凉，为气滞痰瘀、下焦虚寒之征；舌质暗红，苔薄黄腻，脉弦细数为气滞痰瘀，肝火上炎之象。

根据病史，结合四诊，初诊辨证为肝火上炎、痰瘀互结之眩晕证，治以平肝降火，化痰散结，解毒抗癌为法，方用天麻钩藤汤加减化裁调理。《素问·至真要大论》云："诸风掉眩，皆属于肝。"《丹溪心法·头眩》说："头眩，痰夹气虚并火，治痰为主，夹补气药及降火药。无痰则不作眩，痰因火动；又有痰湿者，有火痰者。"

患者连续服用中药 4 年余，根据脉症，随证加减，总以平肝降火，化痰散结，解毒抗癌为大法，灵活应用，嘱其调节情志，加强业余爱好，患者平时唱歌习舞，练功笔画。病情稳定，生活质量良好，未见复发转移。

第二节　鼻咽癌

一、定义

鼻咽癌是人体鼻咽腔黏膜上皮和腺体上皮组织，在各种化学性、物理性和生物性致癌因素的作用下，或在体内抗肿瘤能力下降，有利于外因发挥作用的各种内在因素长期作用下使鼻咽腔组织过度增生及异常变化，所形成生长能力很强，能无限分裂和增殖，并可分泌溶解组织的物质，能像树根入土一样侵犯、溶解正常组织，甚至能压迫邻近器官组织的恶性肿瘤。

二、中医对鼻咽癌的认识

鼻咽癌的病因迄今尚未完全明了，明代《医学准绳六要》云："至如酒客膏粱，辛热炙腻太过，火邪炎上，孔窍壅塞，则为鼻渊，鼻顺法涕如涌泉，渐变为鼻痔等证。"明代《外科金鉴》云："鼻痔等，由肺气不清，风湿郁滞而成。"清代《医宗金鉴》云："此证内因胆经之热移于脑髓，外因风寒凝郁、火邪而成。"鼻咽部为呼吸通道，肺开窍于鼻，肺气通于鼻。当正气不足，脏腑功能失调，邪毒乘虚而入，或饮食不节，脾胃损伤，脾为生痰之源，肺为贮痰之器，脾虚生痰，痰浊上扰，瘀塞经络，或七情所伤，忧郁恚怒，令肝气郁结，气郁化火，肝胆热毒，移毒于脑，阻塞经络，久则渐成肿块。

三、治疗原则

放射治疗是最有效的治疗方法，只要没有多发远处转移的初治患者都应首选放疗。鼻咽癌的放射治疗一般可分为根治性放射治疗和姑息性放射治疗。前者适用于病变比较局限，无锁骨以下转移，颈淋巴结转移灶小于 8cm 的患者。后者适用于止痛、止血或解除梗阻等减轻症状者，有单个远处转移或颈淋巴结转移大于 8cm 者亦可作姑息性放疗。放疗后残存或复发病例可给予手术治疗。晚期患者，特别是已有多发远处转移者应给予全身化疗。放、化疗过程中和放、化疗后，手术前后均可辅以中药治疗。

四、中医治疗

（一）辨证论治

1. 热邪犯肺型

主症：鼻塞涕血，微咳痰黄，口苦咽干，时有头痛，胃纳如常，尿黄便结。舌质淡红或红，舌苔薄白或薄黄。脉滑或数。

治法：清热解毒，润肺止咳。

方药：清热泻肺汤。百部、款冬花、桑白皮、黄芩、胆南星、蝉蜕、柴胡、蜈蚣、贯众、连翘、葛根、藿香、苍术、太子参等。

2. 肝郁痰凝型（以颈淋巴结转移多见）

主症：肋胁胀满，口苦咽干，烦躁易怒，头晕目眩，颈核肿大，时有涕血。舌质淡红或舌边红，舌苔薄白、白腻或黄腻。脉弦或滑。

治法：疏肝解郁，化痰散结。

方药：疏肝散结汤。柴胡、天冬、郁金、青皮、半夏、皂角刺、贝母、枳壳、桃仁、三七、海藻、牡蛎等。

3. 血瘀阻络型（以颅底骨侵犯或脑神经受损多见）

主症：头晕头痛，痛有定处，视物模糊或复视，面麻舌歪，心烦不痹。舌质暗红、青紫或见瘀点瘀斑，舌苔薄白、薄黄或棕黑。脉细涩或细缓。

治法：活血祛瘀，止痉通络。

方药：通窍活血汤。当归、赤芍、桃仁、红花、菖蒲、蜜远志、枣仁、川芎、茯神等。

4. 气阴两虚型

主症：口干咽燥，咽喉不适，间有涕血，耳鸣耳聋，气短乏力，口渴喜饮。舌质红或绛红，苔少或无苔、或有裂纹。脉细或细数。

治法：益气养阴。

方药：生脉散（《脾胃论》）合增液汤（《温病条辨》）加减。人参、麦门冬、五味子、玄参、麦冬、细生地黄等。

（二）中成药

1. 鼻咽解毒冲剂

主要成分为野菊花、茅莓、两面针、重楼、龙胆草、党参、苍耳子。具有清热解毒、消炎止痛的功效。对于毒热壅盛或鼻咽癌放疗后颇为适宜，每次 1 袋（20g），每日 2 次，30 日为一疗程。

2. 六神丸

由麝香 3g，牛黄 5g，冰片 3g，珍珠 5g，蟾酥 3g，雄黄 3g 组成，炼成丸剂，每服 5~10 粒，日服 2~3 次，小儿酌减。本品对放化疗后口腔溃疡有明显疗效。

3. 鼻咽灵

由山豆根、麦冬、半枝莲、石上柏、白花蛇舌草、天花粉组成。片剂，每次 4 片，每日 4 次，15 日为一疗程。适用于鼻咽癌放疗后患者，不仅能减轻放疗的不良反应和后遗症，也具有预防复发、转移和延长生存期的远期疗效。

4. 玉枢丹

药物组成为麝香、冰片、山慈菇、雄黄、千金子霜、红大戟、朱砂、五倍子。具有化痰开窍、避秽解毒、消肿止痛之功效。适用于鼻咽癌辨证属痰热毒盛者。本药为水丸，每瓶 60g，每次 1.5g，日 2 次，温开水送服。

5. 西黄丸

药物组成为牛黄、麝香、乳香、没药、黄米饭。具有清热解毒、活血消肿的功效，对于痰火互结的鼻咽癌较为适宜，本药为糊丸，每瓶装3g，每次3g，日2次，温开水或黄酒送服。

6. 鼻咽癌滴鼻剂

将硼砂与醋制成15%～20%硼砂滴鼻剂，每日3～4次滴鼻，每疗程为2～3个月，有清热解毒散结之效。适用于鼻咽癌放疗后。

五、临床验案

医案1 孙某，女，61岁，2017年9月13日就诊。

患者因感冒后出现鼻内渗血、异味1月余，2016年10月就诊于沧州市中心医院，经住院检查确诊为鼻咽癌。病理活检提示：鼻咽部中分化鳞癌。行放疗33次，化疗5周期（具体用药不详）。2017年6月复查时发现左侧甲状腺占位，同时自己触及左侧乳房结节，病理穿刺报告分别为：左侧甲状腺乳头状癌，左侧乳腺浸润性导管癌。均考虑原发肿瘤，同一天分别行左侧甲状腺癌根治术、左侧乳腺癌根治术。术后体质虚弱，加之鼻咽癌化疗后3个月，未再行放化疗。

现症见咽干，口干，恶心欲吐，乏力，双目干涩，时流泪，鼻痛，耳内渗出流液，下肢疼痛，舌质红无苔，脉细尺减。

中医诊断：失荣，乳岩。肺胃阴伤，毒热上炎。

西医诊断：鼻咽癌放化疗后，甲状腺癌术后，乳腺癌术后。

治法：养阴润肺，清热解毒。

处方：沙参麦冬汤加减化裁。北沙参10g，麦冬10g，玉竹10g，菊花10g，芦根15g，天花粉10g，桑叶10g，木贼12g，当归10g，白花蛇舌草15g，炒麦芽15g，蝉蜕5g，蔓荆子10g，鸡内金15g，石斛15g，甘草9g。共14剂，每日1剂，早晚各一次。

二诊：2017年9月26日。药后口干，咽干减轻，恶心欲吐症消，仍牙痛、耳痛、鼻痛，耳痒，耳内流水，吞咽不利，纳少，大便调，舌质红，无苔，脉细数。

处方：上方去当归、木贼，加龙胆草6g，藿香6g。共14剂，每日

1 剂，早晚各一次。

三诊：2018 年 2 月 7 日。口干，耳痒，涕中时带血丝，乳房隐隐胀痛，纳可，精神佳，无腹胀，舌质红，无苔，脉细小数。

处方：丹皮 10g，茯苓 10g，生地黄 12g，玉竹 12g，百合 10g，生山药 12g，麦冬 10g，薏苡仁 15g，浙贝母 12g，猫爪草 15g，夏枯草 15g，北沙参 12g，半枝莲 15g，醋延胡索 12g，丝瓜络 12g，炒麦芽 15g。共 21 剂，每日 1 剂，早晚各一次。

四诊：2018 年 2 月 27 日。药后口干减轻，左乳时痛，鼻塞，鼻痛，无涕中带血，右耳渗液，大便调，舌质淡红，苔薄白，脉细弦。

处方：上方去炒麦芽、麦冬，加藿香 10g，天花粉 12g。共 28 剂，每日 1 剂，早晚各一次。

五诊：2018 年 10 月 31 日。口干，鼻内时有出血，耳内渗液，头昏，纳可，二便调，眠安，舌质红，无苔，脉细尺减。

处方：北沙参 15g，麦冬 10g，菊花 12g，石斛 15g，玉竹 12g，百合 12g，石菖蒲 15g，赤芍 12g，夏枯草 15g，天花粉 10g，生山药 15g，龙葵 15g，连翘 12g，白花蛇舌草 15g，女贞子 12g，半枝莲 15g。共 28 剂，每日 1 剂，早晚各一次。

六诊：2019 年 5 月 1 日。口干，鼻干，眼干，头晕，咽中有痰，心烦易怒，血压不稳，舌质淡红，苔薄白，脉滑小弦。复查：鼻咽部核磁未见异常，胸部 CT 平扫加增强未见异常，彩超示：甲状腺左叶及颊部切除术后，右叶低回声结节（3 级）；左乳切除术后乳腺；右锁骨上淋巴结多发肿大；肝、胆、脾、胰腺、子宫、卵巢、腹膜后淋巴结彩超未见异常。化验肺癌肿瘤标志物、乳腺肿瘤标志物正常，甲功全项：促甲状腺素 0.1nmol/L，生化全项：总胆固醇 6.18mmol/L。

处方：太子参 12g，石斛 15g，百合 10g，麦冬 10g，黄精 12g，天花粉 10g，甘草 6g，浙贝母 15g，露蜂房 6g，夏枯草 15g，川牛膝 15g，连翘 10g，菊花 10g，生山药 15g，焦三仙各 12g，钩藤 15g。共 28 剂，每日 1 剂，早晚各一次。

七诊：2019 年 11 月 19 日。头晕头痛症消，鼻咽疼痛，偶有涕中带血，少有口干，纳可，大便调，舌质淡红，苔薄白，脉细小数。

处方：北沙参 12g，百合 12g，石斛 15g，麦冬 10g，芦根 15g，生地黄 12g，生山药 15g，浙贝母 15g，猫爪草 15g，白花蛇舌草 15g，石菖蒲 12g，夏枯草 15g，薏苡仁 15g，仙鹤草 15g，白茅根 30g。共 30 剂，每日 1 剂，早晚各一次。

八诊：2020 年 1 月 18 日。近日因劳累血压偏高，未服西药，口干，鼻衄，耳胀，近 2 日纳少，大便调。舌质淡红，少苔，脉细小弦小数。

处方：天麻 12g，钩藤 15g，菊花 12g，夏枯草 15g，川牛膝 15g，芦根 15g，生地黄 15g，生山药 15g，石斛 15g，知母 6g，半枝莲 15g，川牛膝 15g，石菖蒲 15g，藕节 15g，露蜂房 5g，焦三仙各 12g。共 30 剂，每日 1 剂，早晚各一次。

九诊：2020 年 3 月 8 日。因疫情出行不便停药月余，鼻衄消，耳鸣、耳胀消，近 2 日口干，左侧腋下疼痛，时有头痛，入睡困难，纳可，大便调。舌质淡红，少苔，脉细弦。

处方：南沙参 12g，百合 12g，麦冬 10g，生山药 15g，首乌藤 15g，石菖蒲 15g，玉竹 12g，浙贝母 15g，龙葵 15g，猫爪草 15g，姜黄 8g，刺五加 15g，女贞子 10g，半枝莲 12g，焦三仙各 12g，甘草 6g。共 30 剂，每日 1 剂，早晚各一次。

按语：此案患者情志抑郁，肝胆火毒上逆，灼津成痰，阻滞经脉，气失血畅，瘀血乃生，痰瘀凝结而成肿块。《灵枢·脉经》："肝足厥阴之脉……夹胃属肝络胆，上贯膈，布胁肋，循喉咙之后，上入颃颡。"阻结于鼻咽、甲状腺、乳腺癌三部位而成癌，观其病程发展，是因虚而致实，因实而更虚，终致虚实夹杂。

患者自放射治疗后出现口干、咽干、乏力、恶心欲吐、双目干涩、鼻痛、舌质红无苔、脉细等症，初诊辨证为肺胃阴伤、毒热上炎，治以养阴润肺、清热解毒为法，方宗沙参麦冬汤加减化裁治疗 2 年 6 个月，诸症减轻，未见复发及转移，生活质量良好。

鼻咽癌目前的治疗方法还是以放射治疗为主，中医学认为放射线属于火热毒邪，放疗后多出现正气耗伤、阴液亏损征象，故治疗不离中药养阴扶正之大法。此案患者同患三种恶性肿瘤，术后身体大虚，虚实夹杂，通过中医药治疗防止复发转移，改善症状，提高生存质量。中药治疗鼻咽癌的优势在于增强肿瘤对放化疗的敏感性、抑制残存癌细胞的生存，提高治愈率，减轻远期后遗症，增强机体免疫力，改善患者的生活质量，提高远期生存率和远期疗效。

医案2 仇某，男，67岁，2016年3月20日初诊。

患者3月前因鼻塞、涕中带血、咽痛就诊于沧州中西医结合医院，行头部MRI及鼻咽腔镜检查，提示：右侧鼻咽部占位性病变。病理活检提示：鼻咽部低分化鳞癌。后放疗33次，10天前放疗结束。

现症见口干，咽痛，鼻流清涕，恶心，纳差，大便溏薄，夜尿频，夜行6~7次，舌质红，苔薄黄而干，脉细数。

中医诊断：失荣。火毒伤阴，脾肾亏虚型。

西医诊断：鼻咽癌（T3N1M0ⅢA期）。

治法：清热解毒养阴，佐以健脾益肾。

处方：养阴清肺汤加减化裁。生地黄10g，麦冬9g，玄参9g，浙贝母12g，丹皮10g，炒白芍12g，芦根15g，北沙参12g，玉竹10g，炒山药15g，百合12g，炒薏苡仁12g，焦三仙各15g，益智仁10g，覆盆子12g，鸡内金15g。共14剂，每日1剂，早晚各一次。

二诊：2016年4月6日。药后口干，咽痛减轻，流涕消，纳食增，无恶心，耳鸣，多梦，大便不成形，日行1~2次，夜尿频减，夜行2~3次，舌质红，少苔，脉细弦数。

处方：酸枣仁15g，知母8g，川芎9g，茯神15g，首乌藤15g，石菖蒲12g，麦冬10g，炒山药15g，百合12g，浙贝母15g，丹皮10g，焦三仙各12g，白花蛇舌草15g，熟地黄12g，甘草6g，益智仁10g。共14剂，每日1剂，早晚各一次。

三诊：2016年11月20日。耳鸣明显，时有咽干，纳可，眠安，大便调，舌质淡红，苔薄白，脉细小数。

处方：北沙参12g，石菖蒲15g，百合12g，生地黄12g，玉竹12g，芦根20g，玄参12g，浙贝母15g，麦冬10g，菊花12g，炒山药15g，石菖蒲12g，益智仁12g，桑螵蛸10g，夏枯草12g，磁石15g。共14剂，每日1剂，早晚各一次。

四诊：2017年11月10日。患者病情稳定，面色润，无明显咽干咽痛，纳可，大便调，舌质淡暗，苔薄白，脉沉弦。

处方：北沙参12g，麦冬10g，石斛15g，百合12g，浙贝母15g，玄参10g，生地黄12g，生薏苡仁15g，益智仁10g，石菖蒲12g，猫爪草15g，丹皮10g，姜黄6g，焦三仙各15g，黄精12g，菊花12g。共14剂，每日1剂，早晚各一次。

五诊：2018年5月13日。眼干，耳鸣，略有口干，药后尿频减轻，大便2~3日一行，舌质暗红，苔薄白，脉细小弦。

处方：菊花10g，石斛15g，木贼10g，丹皮10g，泽泻10g，生山药10g，益智仁10g，土茯苓12，猫爪草12g，芦根15g，熟地黄10g，山萸肉6g，麦冬10g，桑螵蛸10g，姜黄6g，露蜂房6g。共30剂，每日1剂，早晚各一次。

六诊：2019年2月17日。春节期间反复感冒，耳鸣，双目干涩，晨起涕多，夜尿频，舌质红，少苔，脉细数。

处方：丹皮10g，茯苓10g，炒山药12g，百合10g，石斛15g，菊花12g，浙贝母12g，木贼12g，熟地黄12g，泽泻10g，桑螵蛸12g，猫爪草15g，麦冬10g，红景天12g，石菖蒲12g，菟丝子10g。共30剂，每日1剂，早晚各一次。

七诊：2019年12月18日。近日头晕，口干，眼干，耳鸣，下肢无力，纳可，大便调，舌质淡红，苔薄白，脉细小弦。查头部CT示：左侧基底节腔隙性梗死灶。

处方：黄芪15g，当归10g，川芎9g，赤芍12g，熟地黄10g，桃仁10g，石斛15g，女贞子12g，麦冬10g，石菖蒲12g，生地黄12g，鸡血藤15g，葛根15g，白花蛇舌草15g，生山药15g，浙贝母12g。共30剂，每日1剂，早晚各一次。

按语：鼻咽癌为原发于鼻咽上皮细胞的恶性程度较高的肿瘤，可上及颅底、颅内，下至颈部淋巴结，或经血行转移至骨、肝、肺等组织器官。其病理类型多为低分化鳞癌，临床上主要以放射治疗为主，其次是化疗。

患者平素嗜烟酒及炙煿之品，热邪内蕴于肺，肺经受热，宣发肃降之功能失调，热灼津伤，熬液成痰，热毒与痰湿凝结，瘀阻于经络，肺络不通，肺开窍于鼻，司呼吸，肺气郁闭，气道不通，则邪火循太阴之经而至鼻，聚集成肿块。《医学准绳六要》中指出："至如酒客膏粱，辛辣炙煿太过，火邪炎上，孔窍壅塞，则为鼻渊。鼻中浊涕如涌泉，渐至鼻衄、衄血，必由上焦积热，郁塞已久而生。"

患者平素饮食不节，热灼肺胃；加之患病后经放射治疗，涎腺分泌功能减退，唾液量减少，而致肺胃阴伤，阴液不足，津液失于濡润，故口干、咽痛；胃阴不足，运化失肃则恶心、纳差；肾气更虚，肾阳不足，脾为肺之母，子病及母，脾气亦虚，故见大便溏薄，夜尿频数。舌质红，苔薄黄而干，脉细数，为气阴不足，毒热内郁之征。

首诊结合病史，四诊合参，辨证为火毒伤阴，脾肾亏虚之失荣病，治以清热解毒养阴，佐以健脾益肾，方药以养阴清肺汤加减化裁。二诊诸症减轻，后宗益气养阴，解毒散结为大法，随症选方，灵活加减用药，治疗四年余，病情稳定，生活质量良好。

中医药在提高鼻咽癌放疗敏感性，治疗放化疗副作用，防止复发和转移，以及提高、患者生存质量等方面有其独特的优势；临证时针对不同的个体、不同的病情时期进行辨证治疗，可以促进放化疗的顺利进行，扶正培本可减轻放化疗的不良反应，提高机体的抗病能力，改善患者生活质量，同时提高疗效，减少复发率。

第三节　甲状腺癌

一、定义

甲状腺癌是最常见的甲状腺恶性肿瘤，约占全身恶性肿瘤的1%，包括乳头状癌、滤泡状癌、未分化癌和髓样癌四种病理类型。以恶性度较低、预后较好的乳头状癌最常见，除髓样癌外，绝大部分甲状腺癌起源于滤泡上皮细胞。发病率与地区、种族、性别有一定关系。女性发病较多，男女发病比例为1:(2~4)。任何年龄均可发病，但以青壮年多见。绝大多数甲状腺癌发生于一侧甲状腺腺叶，常为单个肿瘤。

二、中医对甲状腺癌的认识

本病属于瘿瘤、上石疽范畴。《外科正宗》曰："夫人生瘿瘤之症，非阴阳正气结肿，乃五脏瘀血、浊气、痰滞而成。"甲状腺癌的发生主要由于情志内伤，肝脾气逆，痰浊内生，气郁痰浊，结聚不散，气血为之壅滞，且血随气滞而成瘀，积久瘀凝成毒，气滞、痰浊、瘀毒三者痼结而成，为本病主要病机。一般多属实证邪毒为主，治疗时重在祛邪解毒。结合病机当疏肝理气解郁，化痰软坚散结，活血化瘀消瘿。如病邪迁延日久，气血暗耗，阴精受损，则痰气瘀毒壅结更甚，以致肿块增大迅速，质地坚硬，根固不移，终成虚实夹杂之证。

三、治疗原则

甲状腺癌的治疗以外科手术为主，包括原发肿瘤和颈部淋巴结转移癌的手术切除，辅以内分泌治疗。对于手术切除不彻底或有骨等远处转移者，可采用内、外照射治疗，化学药物治疗。各期均宜配合中药治疗。

四、中医治疗

（一）辨证论治

1. 气滞血瘀型

主症：颈前肿块活动受限且质硬，胸闷气憋，心烦易怒，头痛目眩，舌质紫黯，脉弦数。

治法：理气化痰，散瘀破结。

方药：通气散坚汤加减。党参、当归、天花粉、黄芩、贝母、川芎、胆南星、炮山甲、海藻、莪术、丹参、夏枯草、龙葵、丹参、猪苓、茯苓、石菖蒲等。

2. 痰凝毒聚型

主症：颈前肿块有时胀痛，咳嗽多痰，瘰疬丛生，舌质灰黯，苔厚腻，甚则筋骨疼痛，大便干，脉弦滑。

治法：化痰软坚，消瘿解毒。

方药：海藻玉壶汤加减。海藻、夏枯草、陈皮、川芎、黄药子、海浮石、海螵蛸、忍冬藤、黄芩、黄连、黄芪、猫爪草等。

3. 肝气郁滞型

主症：颈前肿块增大较快，常伴瘰疬丛生，咳唾黄痰，声音嘶哑，咳喘面红，时有腹泻，小便黄，舌质红绛，舌苔黄，脉滑数。

治法：疏肝泻火，软坚消瘿。

方药：清肝芦荟丸加减。川芎、当归、熟地黄、芦荟、白芍、昆布、牙皂、青皮、天花粉、瓜蒌、鱼腥草、紫河车、野菊花、土贝母等。

4. 心肾阴虚型

主症：患者多为老年，或患地方性甲状腺病多年，突然甲状腺增大，声音嘶哑，憋气，吞咽困难。或因手术、放疗、化疗而出现相关症状。

治法：滋阴补肾，养心安神。

方药：补心丹与都气丸加减。天冬、麦冬、丹参、沙参、党参、柏子仁、枣仁、猪苓、茯苓、山萸肉、丹皮、泽泻、熟地黄、山药、女贞子、淫羊藿、旱莲草等。

（二）外敷药物

1. 鲜独角莲100g，去皮，捣成糊状，敷于肿瘤部位，上盖玻璃纸，并固定。24小时更换一次。若为干独角莲，则研细末，温水调服。

2. 黄药子、生大黄各30g，全蝎、僵蚕、土鳖虫各10g，蚤休15g，明矾5g，蜈蚣5条。研细末，用醋、酒各一半调敷，保持湿润，每料用3日，7次为一疗程。

五、临床验案

医案1 滕某，女，51岁，2019年12月26日初诊。

患者于4个月前体检发现双侧甲状腺占位，随后在天津某医院手术全切除。术后病理：低分化滤泡癌。术后出现声带神经麻痹。11月行I^{131}治疗。既往慢性支气管炎10年，血糖偏高1年余，习惯性便秘5年。

现症见声音嘶哑，乏力，气短，失眠，入睡困难，口干，大便不畅，排便无力，舌质淡暗，苔白微腻，脉沉滑尺减。

中医诊断：瘿瘤。气阴两虚，痰湿凝聚。

西医诊断：甲状腺癌术后、I^{131}治疗后。

治法：益气养阴，化痰散结。

处方：生脉散加味。黄芪15g，党参12g，麦冬10g，五味子6g，生白术20g，厚朴12g，柏子仁12g，首乌藤15g，浙贝母15g，龙葵15g，黄精12g，薏苡仁15g，蜜紫菀12g，刺五加15g，煅龙骨20g，煅牡蛎20g。共12剂，每日1剂，早晚各一次。

二诊：2020年1月6日。药后咽哑减轻，发音较前清晰，乏力减轻，少痰，咳痰不畅，夜尿次频，大便不畅，睡眠好转，舌质红，苔白微腻，脉滑小弦。

处方：炒枳实12g，生白术15g，柏子仁12g，厚朴10g，浙贝母15g，芦根20g，玄参12g，薏苡仁15g，夏枯草15g，女贞子12g，红景天12g，酸枣仁15g，玉米须15g，黄精12g，炒杏仁9g，桑螵蛸10g。共14剂，每日1剂，早晚各一次。

三诊：2020年2月25日。因疫情停药月余，二诊药后乏力消，咽哑消，发音清晰，大便调。停药后现耳痛，大便不畅，入睡困难，夜尿2次，血糖正常，舌质淡红，苔薄白，脉沉滑尺减。

处方：上方去薏苡仁、炒杏仁。加刺五加15g，蜜远志6g。共30剂，每日1剂，早晚各一次。

按语：此案患者因体检发现双侧甲状腺占位，行手术切除，后行I^{131}治疗。自术后声音嘶哑、乏力来求中医治疗。

甲状腺癌属于中医学"瘿瘤"范畴，《诸病源候论》说："瘿者由忧恚气结所生。"《圣济总录》中提出："（瘿病）妇女多有之，缘忧恚有甚于男子也。"《外科正宗》指出："非阴阳正气结肿，乃五脏瘀血、浊气、痰滞所成。"平素性情急躁，情志内伤，肝气疏泄失司，郁结不化，脾气随之受累，运化失司，津液失去布敷，凝聚成痰，痰凝与气郁相互搏结，交阻于颈，遂成瘿瘤。

痰凝气结留滞不去，正气日耗，积虚成损，复加手术，伤及气血，气为阳，血为阴，心气虚弱，行血无力，以致血液不能上荣，故声音嘶哑、乏力、气短；心主神志，血虚心神失养，则入睡困难；血虚阴液不足，口咽失于濡润，则口干；大便不畅，排便无力，为肠道津亏，气行无力所致；舌质淡暗，苔白微腻，脉沉滑尺减为气虚痰瘀之象。纵观此案病机为本虚标实，辨证为气阴两虚，痰湿凝聚之瘿瘤病，治以益气养阴，化痰散结为法，方以生脉散加味。服药 14 剂诸症减轻，二诊药后诸症皆除。因就诊不便停药月余，余症继以上方加减治之。

甲状腺癌的治疗原则应以手术治疗为主，肿瘤局部或甲状腺全切并行淋巴结扩清术。对于吸碘率较高的甲状腺滤泡癌的远处转移，可在切除全部甲状腺以后进行 I^{131} 治疗。此案患者术后出现声音嘶哑严重，考虑为喉返神经功能障碍，通过中医药治疗症状较快消除，为患者减轻了痛苦，消除了精神负担，提高了生活质量。

医案 2 孙某，女，52 岁，2014 年 7 月 8 日初诊。

患者 3 个月前因咽堵、音哑就诊，确诊为甲状腺癌。2014 年 3 月在沧州市中心医院行"甲状腺左叶全切"手术。术后病理：乳头状腺癌。术后服用左甲状腺素片治疗。既往胆汁反流性胃炎 2 年，结肠炎病史 3 年，高血压病史 6 年。

现症见咽堵不适，咳嗽，咳痰，胸中烦热，胃脘痞满，大便黏滞不爽，舌质暗红，苔白腻，脉滑小数。

中医诊断：瘿瘤。痰郁化热，湿阻气机。

西医诊断：甲状腺癌术后。

治法：清热化痰，解毒祛湿。

处方：小陷胸汤加味。瓜蒌 10g，半夏 10g，黄芩 6g，厚朴 10g，炒枳实 7g，紫苏梗 7g，佛手 10g，红藤 10g，败酱草 15g，炒薏苡仁 15g，猫爪草 12g，莲子 12g，郁金 10g，生牡蛎 20g，生姜 10g。共 21 剂，每日 1 剂，早晚各一次。

二诊：2014 年 8 月 11 日。药后咳嗽咳痰、胸中烦热、咽堵症消，现时有腹痛，小腹凉，大便溏，眼干，月经先期量多，一月三至，舌质淡暗，苔薄白，脉弦细。

处方：太子参 15g，炒白术 10g，茯苓 10g，炙甘草 6g，炒薏苡仁 15g，炒山药 15g，菊花 10g，夏枯草 12g，败酱草 15g，艾叶炭 12g，棕榈炭 12g，炮姜 6g，浙贝母 15g，蒲黄炭 10g。共 14 剂，每日 1 剂，早晚各一次。

三诊：2015 年 4 月 8 日。小便短少，小腹坠胀，大便溏薄，晨起口干口苦，咳痰色黄，眼干，耳鸣，胃脘灼热，自诉尿频量多则舒，舌质淡暗，苔白微腻，脉沉滑。

处方：桂枝 7g，炒白术 12g，泽泻 15g，猪苓 6g，麦冬 10g，茯苓 15g，益智仁 10g，瓜蒌 15g，黄连 8g，半夏 10g，石斛 15g，炒枳实 10g，吴茱萸 2g，首乌藤 15g，通草 3g，浙贝母 15g。共 14 剂，每日 1 剂，早晚各一次。

四诊：2016 年 1 月 27 日。眼干，口干，耳鸣，时有心悸，入睡困难，夜尿频，4～5 次/夜，大便时干，舌质暗红，苔薄白，脉细小数。

处方：北沙参 12g，麦冬 10g，百合 10g，石斛 15g，生地黄 10g，玉竹 12g，首乌藤 15g，磁石 20g，益智仁 10g，枸杞 10g，柏子仁 10g，菟丝子 12g，煅龙骨、煅牡蛎各 20g，浙贝母 15g，夏枯草 15g。共 14 剂，每日 1 剂，早晚各一次。

五诊：2016 年 12 月 11 日。心烦易急，善太息，时有心悸，入睡困难，二便调，舌质红，苔薄白，脉弦细。

处方：柴胡 9g，炒白芍 12g，当归 10g，茯苓 12g，炒白术 10g，甘草 6g，薄荷 6g，丹皮 10g，栀子 9g，石斛 15g，首乌藤 15g，柏子仁 12g，浙贝母 15g，焦三仙各 10g。共 21 剂，每日 1 剂，早晚各一次。

六诊：2017 年 12 月 7 日。心烦易急，右胁胀闷不适，胃脘胀满，时有恶心，大便不畅，眠不实，舌质红，苔薄白，脉弦数。

处方：柴胡 9g，炒白芍 12g，炒枳壳 10g，延胡索 15g，川楝子 6g，郁金 10g，当归 10g，厚朴 10g，香附 12g，旋覆花 10g，鸡内金 12g，丹皮 10g，八月札 10g，浙贝母 15g，生龙骨、生牡蛎各 20g。共 21 剂，每日 1 剂，早晚各一次。

七诊：2018 年 8 月 22 日。近日头晕，耳鸣，牙痛，咽痛，目痛，泛酸，嗳气，大便溏，舌质淡暗，苔薄白，脉细弦数。

处方：龙胆草 15g，栀子 10g，菊花 10g，柴胡 9g，生地黄 12g，泽泻 12g，芦根 15g，黄芩 12g，钩藤 15g，当归 10g，川牛膝 15g，浙贝母 15g，黄连 5g，吴茱萸 3g，佛手 10g，石菖蒲 12g。共 21 剂，每日 1 剂，早晚各一次。

八诊：2019 年 9 月 16 日。1 月前生气后出现胁背胀闷窜痛，口苦，耳鸣，心烦，心悸，纳后胃脘灼热，入睡难，舌质红，苔薄白，脉沉弦数。

处方：柴胡 9g，炒枳实 9g，甘草 6g，赤芍 12g，延胡索 15g，川楝子 6g，香附 12g，郁金 10g，当归 10g，黄芩 12g，首乌藤 15g，柏子仁 10g，八月札 10g，夏枯草 15g，生龙骨 20g，生牡蛎 20g。共 14 剂，每日 1 剂，早晚各一次。

按语：此案患者因咽堵、音哑就诊，经检查确诊为甲状腺癌，行手术切除，术后仍咽堵不适、咳嗽而求中医治疗。

结合此案患者既往病史，平素忧思郁虑，恼怒太过，肝失疏泄，气机不畅，气机郁滞，不能输布津液，凝聚成痰，痰气郁结，壅于颈前即形成瘿病。气滞日久，便血行亦受障碍而发生血瘀，以致瘿肿较硬或有结节。《济生方·瘿瘤论治》说："夫瘿瘤者，多由喜怒不节，忧思过度，而成斯疾焉。大抵人之气血，循环一身，常欲无滞留之患，调摄失宜，气凝血滞，为瘿为瘤。"宋代《太平圣惠方·瘿气咽喉肿塞》云："夫瘿气咽喉肿塞者，由人有忧恚之气在胸膈，不能消散，搏于肺脾故也。咽门者，胃气之道路；喉咙者，肺气之往来。今二经俱为邪之所乘，则经络痞塞，气不宣通，故令结聚成瘿，致咽喉肿塞也。"痰气郁结，肺气宣降，则咳嗽咳痰，咽堵不适；痰郁化热，热郁胸膈，故胸中烦热；肝气犯胃，胃失和降，则胃脘痞满；脾主运化水湿，湿阻大肠，传导不利，故大便黏滞不爽；舌质暗红，苔白腻，脉滑小数为痰湿化热，阻塞气机之征。首诊结合病史，四诊合参，辨证为痰郁化热，湿阻气机之瘿瘤病，治以清热化痰、解毒祛湿为法，方用小陷胸汤加味。二诊咳嗽、咳痰、咽堵、前胸烦热症消；继以健脾祛湿，温经止血为法调治；病情稳定后疏肝解郁，化痰散结为法，方用柴胡疏肝散加减化裁治疗 5 年余，嘱其心情愉悦，病情稳定，未见复发与转移。

甲状腺癌患者通常情绪不稳定，性急，易怒，好发火，好激动，并常伴焦虑、烦躁、恐惧等，人际关系甚至家庭关系也常常受到影响。作为医者，一方面要借助药物帮助其改善生理状态，另一方面要做好心理疏导和心理纠正，帮助患者稳定情绪，调整心态，优化个性，以利于最佳疗效的取得。怡情志对肿瘤患者来说，尤为重要。前贤医家明确指出："善医者，必先医其心，而后治其身也。"对于手术后的甲状腺患者，采用中医巩固治疗，能够防止复发转移，改善症状，提高生存质量。

第四章
胸部肿瘤

第一节　肺癌

一、定义

肺癌是原发于支气管黏膜和肺泡壁的恶性肿瘤，其病因主要与吸烟、电离辐射、空气污染、碘和其他有毒环境下工作有关。

根据临床表现和古代医籍的描述，肺癌归属于"肺积""咳嗽"等范畴。

二、中医对肺癌的认识

中医学认为，肺癌属于"肺积"范畴，是由正气虚损，阴阳失调，六淫之邪乘虚入肺，邪滞于肺，导致肺功能失调，肺气阻郁，宣降失司，气机不利，运行受阻，津液失于输布，津聚为痰，痰凝气滞，瘀阻络脉，于是痰气瘀毒胶结，日久形成肺部积块。它是一种全身属虚、局部属实的疾病。肺积的虚以阴虚、气阴两虚为多见，实则不外乎气滞、血瘀、痰凝、毒聚的病理变化。

三、治疗原则

肺癌的中医治疗应遵从辨证施治，扶正祛邪的原则，早期以调理肺气、化痰散结为主，晚期以扶正补虚为主，兼以化痰散结。

四、中医治疗

（一）辨证论治

1. 脾虚痰湿证

主症：咳嗽痰多，色白而黏，胸闷气短，腹胀纳差，神疲乏力，面色无华，大便溏薄，舌淡胖，有齿痕，舌苔白腻，脉濡缓或濡滑。

治法：健脾化湿，理气化痰。

方药：六君子汤加减。党参、白术、茯苓、薏苡仁、半夏、陈皮、杏仁、瓜蒌皮、石见穿、石上柏、百部、紫菀、谷芽、麦芽、鸡内金等。

2. 阴虚内热证

主症：咳嗽无痰或痰少而黏，痰中带血，口干，低热盗汗，心烦失眠，胸痛气急，舌质红或暗红，苔少或光剥无苔，脉细数。

治法：养阴清热，润肺化痰。

方药：百合固金汤加减。百合、地黄、沙参、麦冬、杏仁、全瓜蒌、鱼腥草、白花蛇舌草、八月札、石见穿、石上柏、苦参、干蟾皮、夏枯草、生牡蛎、麦芽、鸡内金等。

3. 气阴两虚证

主症：咳嗽痰少，咳声低弱，痰中带血或咳血，神疲乏力气短，面色苍白，自汗盗汗，口干咽燥，舌淡红或舌红，有齿痕，舌苔薄，脉细弱。

治法：益气养阴，清化痰热。

方药：生脉散合沙参麦冬汤加减。生黄芪、白术、北沙参、麦冬、薏苡仁、杏仁、瓜蒌皮、石见穿、白花蛇舌草、夏枯草、生牡蛎、麦芽、鸡内金等。

4. 肾阳亏虚证

主症：咳嗽气急，动则喘促，胸闷，腰酸耳鸣，畏寒肢冷，或心烦盗汗，夜间尿频，舌淡红或暗红，舌苔薄白，脉沉细。

治法：滋阴温阳，消肿散结。

方药：金匮肾气丸合赞育丹加减。北沙参、麦冬、地黄、熟地黄、淫羊藿、肉苁蓉、仙茅、石见穿、石上柏、王不留行、薜荔果、芙蓉叶、川贝、蚕蛹等。

5. 气滞血瘀证

主症：咳痰不畅，痰中带暗红色血或血块，胸胁胀痛或刺痛，痛有定处，颈部及胸壁青筋显露，唇甲紫暗，舌暗红或青紫，有瘀点或瘀斑，舌苔薄黄，脉细弦或涩。

治法：理气消肿，活血化瘀。

方药：复元活血汤加减。桃仁、王不留行、丹参、莪术、露蜂房、八月札、郁金、全瓜蒌、夏枯草、生牡蛎、海藻、昆布、山豆根、石见穿、白花蛇舌草、山慈菇、谷麦芽、鸡内金等。

（二）中成药

1. 金复康口服液

每次 30mL，每日 3 次。30 天为一疗程，可连续使用 2 个疗程。用于治疗原发性非小细胞肺癌气阴两虚证。

2. 清肺散结丸

每次 3g，每日 2 次。1 个月为一小疗程，2 个月为一大疗程。用于治疗肺癌。

3. 参一胶囊

饭前空腹服，每次 2 粒，每日 2 次。8 周为一疗程。改善肿瘤患者的气虚症状，与化疗药配合有助于提高原发性支气管肺癌的疗效。

4. 康莱特注射液

每次 200mL 缓慢静脉滴注，每日 1 次。21 天为一疗程。适用于不宜手术的气阴两虚、脾虚痰湿型原发性非小细胞肺癌。

5. 鹤蟾片

每次 6 片，每日 3 次。用于原发性支气管肺癌和肺部转移癌，能改善患者的症状体征。

6. 康艾注射液

每日 40~60mL，用 5% 葡萄糖或 0.9% 生理盐水 250~500mL 稀释后缓慢静脉滴注，每日 1~2 次。30 天为一疗程，或遵医嘱。

7. 艾迪注射液

50~100mL，加入 0.9% 氯化钠注射液或 5%~10% 葡萄糖注射液

400～500mL 静脉滴注，每日 1 次；与放、化疗合用时，疗程与放、化疗同步；用于手术前后和介入治疗，10 天为一疗程；单独使用时，15 天为 1 周期，间隔 3 天，2 周期为一疗程；晚期恶病质患者，30 天为一疗程，或视病情而定。

五、临床验案

医案 1 朱某，女，79 岁，2014 年 7 月 13 日初诊。

患者主因干咳 2 月余，就诊于沧州市人民医院，确诊为"右肺腺癌"，并给予口服靶向药物易瑞莎 35 天。既往有吸烟史。

现症见咽痒，咳嗽，无痰，烧心，泛酸，纳后 1 小时加重，纳少，皮肤红疹伴瘙痒，大便偏干，舌质淡红，苔薄白，脉细小数。

中医诊断：肺积。气阴亏虚，毒瘀阻肺。

西医诊断：右肺腺癌靶向治疗后。

治法：益气养阴，解毒散瘀，兼以和胃抑酸。

处方：太子参 12g，百合 12g，石斛 15g，浙贝母 12g，黄精 10g，瓦楞子 15g，乌贼骨 10g，女贞子 10g，薏苡仁 12g，露蜂房 5g，猫爪草 12g，佛手 10g，黄芪 15g，炒枳实 7g。共 14 剂，每日 1 剂，早晚各一次。

二诊：2014 年 8 月 3 日。药后皮疹减轻，泛酸减轻，纳食增加，时有身痒，大便溏薄，舌质红，苔少，脉细小弦。

处方：上方去炒枳实、薏苡仁、黄精，加赤芍 12g，炒薏苡仁 15g，白花蛇舌草 15g，金荞麦 15g。共 14 剂，每日 1 剂，早晚各一次。

三诊：2014 年 8 月 31 日。药后皮疹消，时有口干，烧心，身痒，纳食增，左侧头部汗出，舌质红，苔少，脉细。

处方：北沙参 12g，石斛 15g，百合 12g，赤芍 12g，炒薏苡仁 12g，白花蛇舌草 15g，瓦楞子 15g，女贞子 10g，乌贼骨 10g，生山药 15g，黄芪 15g，玉竹 10g，浮小麦 30g，焦三仙各 15g。共 14 剂，每日 1 剂，早晚各一次。

四诊：2015 年 7 月 6 日。晨起干咳少痰，左肩疼痛，下肢少有皮疹，仍口服易瑞莎，现血常规白细胞 3.4×10^9/L，红细胞偏低，舌质红，苔剥而干，脉细小数。

处方：北沙参 12g，百合 12g，石斛 15g，玉竹 10g，女贞子 10g，当归 10g，薏苡仁 12g，赤芍 12g，地榆 12g，桑椹 12g，熟地黄 10g，葛根 12g，白花蛇舌草 15g，龙葵 15g，阿胶 6g，甘草 6g。共 14 剂，每日 1 剂，早晚各一次。

五诊：2016 年 6 月 12 日。晨起大便急，溏薄，呈水样，纳少，矢气频，近日阵咳，咽中痰多色白，舌质暗红，苔白，脉沉滑尺减。

处方：半夏 10g，茯苓 12g，熟地黄 10g，当归 10g，炙甘草 6g，陈皮 6g，炒山药 15g，补骨脂 12g，浙贝母 12g，炒扁豆 15g，肉桂 5g，黄精 12g，焦三仙各 15g，生姜 3 片。共 15 剂，每日 1 剂，早晚各一次。

六诊：2017 年 10 月 26 日。近日心悸，气短，平卧咳嗽，纳可，大便调，舌质暗红，少苔，脉弦细。

处方：黄芪 20g，生晒参 10g，麦冬 10g，五味子 6g，当归 10g，黄精 15g，浙贝母 15g，红景天 10g，炒山药 15g，陈皮 10g，猫爪草 15g，红豆杉 15g，百合 10g，女贞子 12g，焦三仙各 15g，炙甘草 6g。共 14 剂，每日 1 剂，早晚各一次。

七诊：2018 年 1 月 25 日。心悸，纳食减少，消瘦 10 斤，时有咳嗽，气短，近 4 日夜间腹泻，现口服靶向药，舌质淡暗，苔薄白，脉细弱。

处方：生晒参 12g，炒白术 12g，茯苓 12g，炙甘草 6g，炒山药 12g，炒扁豆 15g，陈皮 8g，浙贝母 12g，焦三仙各 15g，鸡内金 12g，蜜百部 12g，当归 10g，红景天 12g，莲子 12g，百合 10g。共 14 剂，每日 1 剂，早晚各一次。

按语：患者为老年女性，有长期吸烟史，因干咳就诊，确诊为肺癌。患者正气内虚，脏腑功能失调，为发病之本；肺为娇脏，易邪毒侵袭，长期吸烟为烟毒，致使肺气肃降失司，郁滞不宣，脉络不畅，气血瘀滞，毒瘀互结，久而形成肿块。肺主气，司呼吸，喜润恶燥，肺之阴阳即肺之气阴，肺癌的病因病机首推气阴两虚，肺脏五行属金，土生金，金水相生，故肺、脾、肾三脏关系最为密切，诸虚累肺，诸邪犯肺，亦皆伤气阴，故肺之病以通调肺之气阴为根本。

患者年事已高，失去手术机会，放弃放化疗，采用靶向药物联合中药治疗。服靶向药出现皮疹伴瘙痒，初诊症见咽痒干咳，烧心，泛酸，大便偏干，舌质红，苔薄白，脉细小数。辨证为气阴亏虚，毒瘀阻肺，治以益气养阴、解毒散瘀，佐以和胃抑酸为大法，方以沙参麦冬汤加减化裁，起到减毒增效的作用。患者病情稳定，确诊治疗近四年病故。

靶向药物联合中药是治疗肺癌的发展方向。靶向药物不足之处是有诸如皮疹、腹泻、肺纤维化等副作用，且存在耐药性。中医药运用益气养阴、健脾益肾、解毒渗湿等方法，减轻靶向药的毒副作用，增强疗效，发挥中医药的优势。

医案 2 刘某，男，67 岁，2013 年 6 月 3 日初诊。

患者因消瘦于体检时发现左肺占位性病变，2012 年 8 月在天津肿瘤医院行左肺癌根治手术。术后病理：左下肺鳞状细胞癌。术后化疗 6 次方案：紫杉醇＋顺铂；行放疗 30 次，于 4 月 22 日放疗结束。

现症见左胸胀闷疼痛，时腰酸，纳可大便调。舌质淡暗，苔薄白，脉沉滑。肺癌肿瘤标志物正常。

中医诊断：肺积。气虚夹瘀，痰郁阻滞。

西医诊断：肺癌术后放化疗后。

治法：益气养阴，行气化痰，解毒散瘀。

处方：沙参麦冬汤加味。郁金 10g，八月札 10g，浙贝母 15g，猫爪草 15g，延胡索 15g，炒白芍 15g，紫苏梗 10g，丹参 15g，山萸肉 10g，甘草 6g，土茯苓 12g，炒薏苡仁 12g，熟地黄 10g，麦冬 10g，金荞麦 15g，露蜂房 6g。共 7 剂，每日 1 剂，早晚各一次。

二诊：2013 年 6 月 13 日。咽痒咳嗽少痰，左胸胀闷，刀口发紧，夜尿频，2 小时 1 次，舌质淡暗，苔白腻，脉滑。

处方：北沙参 15g，麦冬 10g，川楝子 6g，桔梗 8g，清半夏 9g，浙贝母 15g，炒薏苡仁 10g，炒白术 10g，金荞麦 15g，熟地黄 10g，炒山药 15g，炒白芍 15g，郁金 10g，甘草 6，石斛 12g，茯苓 12g，木蝴蝶 4g，猫爪草 15g，菟丝子 10g。共 14 剂，每日 1 剂，早晚各一次。

三诊：2013 年 6 月 19 日。药后咽痒消，气短，左肋隐痛，晨起少痰，大便调，夜尿频减，腹痛即便。舌质淡暗，苔薄白，脉滑。

处方：清半夏 10g，陈皮 6g，茯苓 15g，炙甘草 6g，党参 10g，黄芪 15g，猫爪草 15g，炒薏苡仁 15g，丹参 15g，檀香 5g，砂仁 5g，炒白芍 15g，五灵脂 6g，蒲黄 8g，炒山药 15g，菟丝子 15g，金荞麦 12g，焦三仙各 15g。共 7 剂，每日 1 剂，早晚各一次。

四诊：2013 年 10 月 22 日。眠不实，早醒，多梦，无明显胸痛，晨起偶咳，夜尿频，3~4 次/日，大便调。舌质淡红，苔薄白，脉滑。

处方：桑螵蛸 10g，益智仁 12g，菟丝子 12g，覆盆子 12g，肉桂 5g，猫爪草 12g，生龙骨、生牡蛎各 25g，首乌藤 15g，金荞麦 15g，郁金 10g，浙贝母 15g，炒薏苡仁 15g，柏子仁 12g，丹参 10g，炒白芍 15g，白花蛇舌草 15g，炒山药 10g。共 7 剂，每日 1 剂，早晚各一次。

五诊：2014 年 1 月 23 日。夜间口干欲饮，咽哑，无咳嗽，仍肩痛，腰酸，无腹胀，舌质淡暗，苔薄白，脉滑。复查肺癌标志物均在正常范围。

处方：南沙参 12g，麦冬 7g，石斛 12g，百合 10g，益智仁 10g，猫爪草 10g，焦三仙各 15g，杜仲 12g，木蝴蝶 4g，金荞麦 12g，桑寄生 15g，白英 12g，龙葵 10g，炒薏苡仁 15g，熟地黄 10g，当归 10g，羌活 10g。共 14 剂，每日 1 剂，早晚各一次。

六诊：2014 年 9 月 10 日。近日腰僵 5 天。查骨扫描：左后 7、8 肋浓聚灶，腰 3 骶 1 轻度浓聚灶。舌质淡暗，苔薄白，脉沉滑。

处方：鸡血藤 15g，杜仲 12g，莪术 10g，延胡索 15g，狗脊 12g，牛膝 15g，郁金 10g，姜黄 10g，猫爪草 12g，桑寄生 15g，五爪龙 15g，伸筋草 15g，当归 10g，益智仁 12g，没药 5g，石斛 15g。共 7 剂，每日 1 剂，早晚各一次。

七诊：2015 年 4 月 28 日。无咳嗽，时左胸不适，气短，舌质淡红，苔薄白，脉滑尺弱。

处方：炒山药 15g，牡丹皮 10g，茯苓 12g，熟地黄 10g，山萸肉 9g，泽泻 12g，麦冬 10g，五味子 6g，猫爪草 12g，益智仁 12g，覆盆子 12g，白花蛇舌草 15g，金荞麦 12g，白英 15g，黄精 12g，百合 10g，丹参 15g。共 5 剂，每日 1 剂，早晚各一次。

八诊：2015 年 11 月 5 日。双肩疼痛，抬举不利 7 天，无咳嗽，时左胁胀闷，舌质淡红，苔薄白，脉滑。

处方：葛根 15g，延胡索 15g，秦艽 12g，细辛 3g，防风 10g，羌活 12g，当归 10g，川芎 10g，炒白芍 12g，桂枝 10g，蜈蚣 1g，姜黄 8g，桑枝 20g，炙甘草 6g，没药 5g，红花 8g。共 7 剂，每日 1 剂，早晚各一次。

九诊：2016 年 3 月 14 日。弯腰后腰痛，咳痰少，纳可，舌质淡红，苔薄白，脉细小弦。

处方：炒山药 15g，熟地黄 10g，当归 10g，清半夏 10g，陈皮 8g，茯苓 12g，桑寄生 15g，杜仲 12g，猫爪草 15g，金荞麦 12g，龙葵 15g，薏苡仁 15g，焦三仙各 12g，白英 15g，狗脊 12g。共 7 剂，每日 1 剂，早晚各一次。

十诊：2016 年 11 月 16 日。无咳嗽，眠差多梦易醒，时左胸不适，舌质淡暗，苔薄白，脉滑尺减小数。

处方：北沙参 12g，百合 12g，当归 10g，熟地黄 10g，首乌藤 15g，炒白芍 12g，麦冬 10g，刺五加 15g，生龙骨 25g，生牡蛎 25g，龙葵 15g，薏苡仁 15g，白英 12g，蜜远志 8g，白花蛇舌草 15g，红豆杉 15g。共 7 剂，每日 1 剂，早晚各一次。

十一诊：2017 年 7 月 4 日。患者自觉明显不适。胃泌素释放肽前体：56.62pg/mL。舌质淡暗，苔薄白，脉沉滑。

处方：姜黄 10g，浙贝母 15g，薏苡仁 15g，龙葵 15g，猫爪草 15g，白花蛇舌草 15g，半枝莲 15g，当归 10g，北沙参 12g，百合 10g，益智仁 12g，熟地黄 12g，清半夏 10g，甘草 6g，陈皮 6g，茯苓 12g。共 7 剂，每日 1 剂，早晚各一次。

十二诊：2018 年 5 月 27 日。胸闷，无痰，纳可，大便调，舌质淡红，苔薄白边轻痕，脉弦小数。

处方：太子参 15g，炒白术 10g，茯苓 12g，炙甘草 6g，清半夏 9g，陈皮 8g，鸡内金 15g，浙贝母 15g，薏苡仁 15g，猫爪草 12g，龙葵 12g，黄精 12g，炒山药 12g，重楼 10g，浙贝母 12g，当归 10g，姜黄 8g，半枝莲 12g。共 14 剂，每日 1 剂，早晚各一次。

十三诊：2019 年 2 月 13 日。咳嗽，咳痰色白，无胸闷，舌质淡红，苔薄白，脉滑尺减。

处方：清半夏 10g，陈皮 6g，茯苓 12g，甘草 6g，当归 10g，熟地黄 10g, 炒薏苡仁 15g, 浙贝母 15g, 白花蛇舌草 15g, 益智仁 12g, 龙葵 15g, 百合 14g, 紫苏梗 10g, 焦三仙 12g, 黄精 12g。共 7 剂, 每日 1 剂, 早晚各一次。

十四诊: 2019 年 12 月 29 日。复查肿瘤标志物正常, 无明显不适, 舌质淡嫩, 苔薄白, 脉细小弦。

处方: 清半夏 9g, 茯苓 12g, 陈皮 8g, 甘草 6g, 炒薏苡仁 15g, 熟地黄 12g, 当归 12g, 黄精 12g, 丹参 15g, 益智仁 12g, 桑螵蛸 12g, 焦三仙各 15g, 猫爪草 15g, 姜黄 6g, 露蜂房 5g, 桂枝 9g。共 14 剂, 每日 1 剂, 早晚各一次。

十五诊: 2020 年 3 月 10 日。晨起咽中少痰, 眠差早醒, 醒后难以入睡, 舌质淡嫩, 苔薄白, 脉沉滑。

处方: 清半夏 9g, 茯苓 12g, 陈皮 6g, 炒枳实 9g, 竹茹 10g, 紫苏梗 10g, 首乌藤 15g, 刺五加 15g, 龙葵 12g, 姜黄 6g, 猫爪草 15g, 酸枣仁 10g, 当归 10g, 蜜远志 6g, 焦三仙 12g, 甘草 6g。共 14 剂, 每日 1 剂, 早晚各一次。

按语: 患者因消瘦、发现左肺下叶鳞癌, 并行手术、化疗、放疗等治疗, 出院后因咽痒、咳嗽、气短, 左胸胀闷疼痛而求中医药治疗。

患者担任村民委员会主任 10 余年, 劳伤心脾, 脾失健运, 胃失和降, 水湿痰浊内聚, 痰贮肺络; 加之情志不遂, 脏腑功能失调, 气机紊乱, 津液输布失常, 脉络瘀滞, 积久成毒, 而成肿块。金元四大家之一张元素云: "壮人无积, 虚人则有之。脾胃怯弱, 气血两衰, 四时有感, 皆能成积。"

患者自确诊肺癌, 经手术、化疗、放疗, 必伤气血, 阴阳失调, 气阴亏虚, 痰毒瘀滞, 故见咳嗽、气短, 左侧胸部刀口处胀闷疼痛, 舌质淡暗, 苔薄白, 脉沉滑为气虚夹瘀, 痰郁阻滞之象。初期治以益气养阴、行气化痰、解毒散瘀为法, 方以沙参麦冬汤加味。后以健脾益肾、化痰散结为大法, 贯穿始终, 随症选方加减化裁, 病情稳定, 未见复发转移。

肺脏五行属金, 土生金, 金水相生, 故肺、脾、肾三脏关系最为密切。肺癌以脾肺两虚多见, 常用"培土生金"之法; 肾阴肾阳为人身阴阳之本, "肺主呼吸, 肾主纳气", 金水相生, 肺肾宜同治。患者老年男性，肺脾肾俱虚，但无明显不适症状，即所谓无症可辨时，采用滋养肺肾、健脾祛湿、化痰散结为治则，方用金水六君煎加味，起到未病先防，既病防变的目的。

患者术后、化疗、放疗后应用中医药治疗，减轻了放化疗毒副作用，提高了生活质量，预防了复发和转移。老人育有三女，诊治初始精神压力较大，经常与其聊天，劝其心情愉悦。老人自其患病后至今，同村村民 21 人患肿瘤，生存下来只有 3 人，自感十分幸运，深感中西医结合治疗获益颇多。

医案 3 宋某，女，78 岁，2016 年 8 月 27 日初诊。

患者近半年来出现干咳，间断痰中带血，就诊于当地医院。查胸部 CT 示：右肺下叶占位，3cm×4cm 大小。后就诊于沧州市人民医院，查 CT 同前，病理穿刺活检示：右肺腺癌。未行手术及化疗。家属考虑患者高龄而求中医药治疗。既往有冠心病史 12 年。无吸烟史。

现症见干咳，少痰，时痰中夹带血丝，左鼻流脓血，纳差，胃胀，左手麻木不仁，大便时干，舌质紫暗，苔薄白，脉沉弦。

中医诊断：肺积。阴虚毒瘀。

西医诊断：右肺腺癌。

治法：清养肺胃，解毒散结。

处方：沙参麦冬汤加味。北沙参 12g，玉竹 12g，麦冬 10g，桑叶 12g，生扁豆 12g，石斛 15g，浙贝母 15g，猫爪草 15g，龙葵 12g，蜜紫菀 12g，炒麦芽 30g，姜黄 8g，当归 10g，白英 15g，三七 3g，鸡内金 15g。共 14 剂，每日 1 剂，早晚各一次。

二诊：2016 年 9 月 12 日。药后偶咳，无痰中带血，鼻干，左侧鼻腔疼痛，纳可，二便调，舌质淡暗，苔薄白，脉细弦。

处方：上方去蜜紫菀、姜黄，加藿香 10g，重楼 10g。共 14 剂，每日 1 剂，早晚各一次。

三诊：2017 年 1 月 11 日。畏寒，怕冷，纳可，无咳嗽，二便调，舌质淡红，苔薄白，脉细弦。复查胸部 CT：①右侧占位较前略增大。②右侧胸膜增厚。

处方：桂枝 10g，炒白芍 15g，炒白术 10g，茯苓 12g，半夏 10g，陈皮 8g，生薏苡仁 15g，浙贝母 15g，黄精 12g，焦三仙各 12g，猫爪草12g，龙葵 12g，当归 10g，露蜂房 5g，黄芪 15g，炙甘草 6g。共 14 剂，每日 1 剂，早晚各一次。

四诊：2017 年 9 月 18 日。近日感冒，时有咳嗽，咽痒，前胸阵痛，涕多色白，乏力，面色淡，大便偏干，舌质淡红，苔薄白，脉细数。

处方：北沙参 12g，麦冬 10g，玉竹 12g，石斛 15g，桑叶 12g，桔梗 9g，甘草 6g，当归 10g，红景天 12g，猫爪草 15g，龙葵 15g，浙贝母15g，蜜紫菀 12g，防风 10g，丹参 15g，黄精 12g。共 14 剂，每日 1 剂，早晚各一次。

五诊：2018 年 1 月 2 日。腹胀，嗳气，时有恶心，乏力，健忘，耳鸣，偶有咳嗽，舌质淡暗，苔薄白，脉沉滑尺减。

处方：党参 10g，炒白术 10g，茯苓 12g，炙甘草 6g，木香 6g，砂仁 4g，杜仲 15g，浙贝母 15g，猫爪草 15g，龙葵 15g，益智仁 12g，石菖蒲 12g，黄精 12g，当归 10g，莪术 6g，焦三仙各 15g。共 14 剂，每日 1 剂，早晚各一次。

六诊：2018 年 7 月 8 日。闻异味则咳嗽，近 3 日晨起痰中带血，乏力，纳可，二便调，舌质淡暗，苔薄白，脉细弦。

处方：生晒参 9g，麦冬 10g，五味子 9g，侧柏叶 10g，蜜百部 12g，黄精 12g，龙葵 15g，猫爪草 12g，藕节 15g，红景天 12g，炒薏苡仁15g，鸡内金 15g，杜仲 15g，白花蛇舌草 15g，白及 10g。共 14 剂，每日 1 剂，早晚各一次。

七诊：2019 年 2 月 16 日。因腹泻，呕吐，诊断为胆囊炎，住院半月。现时有咳嗽，痰黏色白，夹带血丝，周身乏力，纳差，大便调，舌质淡红，苔白微腻，脉沉滑。

处方：黄芪 15g，生晒参 10g，炒白术 10g，茯苓 12g，半夏 10g，陈皮 8g，木香 5g，焦三仙各 15g，黄精 12g，蜜紫菀 12g，浙贝母 12g，炒山药 15g，女贞子 12g，红景天 10g，龙葵 12g，甘草 6g。共 21 剂，每日 1 剂，早晚各一次。

八诊：2019 年 8 月 18 日。咳嗽，咳痰，痰黏色白，无咯血，乏力，纳差食少，前胸时痛，二便调，舌质淡红，苔白微腻，脉沉滑尺减。

处方：黄芪 20g，生晒参 10g，麦冬 10g，五味子 6g，炒薏苡仁

15g，半夏 10g，橘红 10g，蜜紫菀 12g，蜜百部 12g，葛根 15g，黄精 12g，红景天 12g，浙贝母 15g，焦三仙各 12g，鸡内金 10g，甘草 9g。共 21 剂，每日 1 剂，早晚各一次。

九诊：2020 年 2 月 29 日。停药半月，患者未至，家属代述：停药后乏力明显，纳差，食少，吞咽缓慢，精神不振，健忘，口干，大便干，排便无力，入睡困难，四末欠温，舌苔厚腻。

处方：黄芪 30g，太子参 15g，麦冬 10g，五味子 6g，生薏苡仁 15g，石菖蒲 15g，瓜蒌 15g，竹茹 10g，浙贝母 15g，鸡内金 15g，红景天 12g，厚朴 10g，炒麦芽 15g，生白术 20g，露蜂房 5g，甘草 6g。共 14 剂，每日 1 剂，早晚各一次。

按语：患者老年女性，因干咳、间断痰中带血半年就诊，确诊为右肺腺癌。患者年老体衰，正气虚损，阴阳失调，使脏腑功能发生障碍，降低了机体抵抗能力，六淫之邪乘虚而入，浸淫于肺则邪居胸中，肺失宣降，脾失健运。肺气郁闭，气机不利，络脉受阻，血行凝滞。脾虚湿蕴，聚津为痰，气滞、血瘀、痰凝胶结于肺，日久而形成肺部肿瘤。《素问·咳论》曰："肺咳之状，咳而喘息有音，甚则唾血……久咳不已，则三焦受之，三焦咳状，咳而腹满，不欲食饮，此皆聚于胃，关于肺，使人多涕唾，而面浮肿而气逆也。"《景岳全书》云："脾肾不足及虚弱失调之人，多有积聚之病。"

肺为娇脏，喜润恶燥，易耗气阴，易为外邪侵袭，肺阴亏损，金失清肃，故干咳、少痰；阴虚火旺，损伤血络，故痰中夹带血丝，鼻孔外溢脓血；纳差，胃胀，为肺卫气虚之象；气虚推动无力，则左手麻木不仁，大便时干；舌质紫暗，苔薄白，脉沉弦为气虚夹瘀之征。首诊辨证为阴虚毒瘀之肺积，治以清养肺胃，解毒散结，方选沙参麦门冬汤加味。二诊药后诸症减轻。

此案患者年近八旬，素体较弱，患者不知病情，始终告知其患肺结核，患者精神压力较小。确诊后家属考虑其年事已高，未采取手术、化疗方法，做基因检测未见突变，采用中医药治疗近 4 年，以扶正培本、解毒抗癌为大法，选方以益气养阴为主，病情稳定，提高了患者生存质量，延长了生存时间，取得较好疗效。

医案 4 王某，男，63 岁，2014 年 3 月 18 日初诊。

患者半月前因发热、咳嗽就诊于沧州市中心医院，经胸部 CT 检查发现右肺上叶占位 2.2cm×3cm；住院检查病理穿刺活检示：右肺腺癌。既往脑梗死 10 年，高血压 22 年，下肢动脉闭塞症 6 年，有吸烟史 40 余年。医院考虑患者基础疾病较多，手术存在风险，建议保守治疗，而求中医药治疗。

现症见咳嗽，咽干，咳痰不畅，咽之不下，右侧肢体无力，纳可，耳鸣多年，大便调，舌质红，苔白微腻，脉沉滑。

中医诊断：肺积。痰毒郁肺。

西医诊断：右肺腺癌。

治法：健脾化痰，解毒散结。

处方：半夏厚朴汤加解毒化痰散结之品。清半夏 10g，厚朴 10g，茯苓 12g，紫苏梗 10g，甘草 6g，黄芩 10g，浙贝母 12g，炒薏苡仁 15g，白花蛇舌草 15g，露蜂房 6g，焦三仙各 10g，瓜蒌 10g，地龙 10g，连翘 10g，橘红 8g，竹茹 10g，猫爪草 15g。共 14 剂，每日 1 剂，早晚各一次。

二诊：2014 年 4 月 2 日。咳嗽无口干，右肺穿刺处隐痛，纳可，大便调，舌质暗红，苔薄白，脉沉滑小数。

处方：百合 10g，石斛 15g，炒白芍 12g，黄精 10g，浙贝母 15g，北沙参 12g，蜜枇杷叶 10g，延胡索 12g，龙葵 12g，焦三仙各 15g，猫爪草 15g，甘草 6g，清半夏 10g，瓜蒌 10g，八月札 10g，地龙 6g。共 14 剂，每日 1 剂，早晚各一次。

三诊：2014 年 5 月 12 日。患者未至，家属代述，因脑干梗死住院治疗，无明显咳嗽，纳可，时胸闷乏力，纳可，大便调。

处方：瓜蒌 12g，浙贝母 12g，清半夏 10g，薏苡仁 15g，木蝴蝶 4g，猫爪草 15g，石斛 15g，百合 10g，黄精 10g，白花蛇舌草 15g，龙葵 12g，地龙 6g，露蜂房 6g，焦三仙各 15g，半边莲 12g，郁金 10g。共 14 剂，每日 1 剂，早晚各一次。

四诊：2015 年 3 月 9 日。患者未至，家属代述：夜间咳嗽，无痰，进食呛咳，平卧气短，纳可，大便调。复查胸部 CT：右侧占位较前略增大。

处方：北沙参 12g，百合 10g，石斛 15g，浙贝母 15g，龙葵 15g，前胡 12g，钩藤 15g，白花蛇舌草 15g，猫爪草 12g，露蜂房 6g，蜈蚣 1g，麦冬 10g，炒白芍 12g，薏苡仁 12g，半枝莲 15g。共 30 剂，每日 1 剂，早晚各一次。

五诊：2015 年 8 月 27 日。耳鸣甚，干咳，面色浮红，下肢浮肿无力，夜尿频，大便干。血压 120/70mmHg。舌质淡红，苔白，脉沉滑小数。复查胸部 CT 示：右肺上叶周围型肺癌，纵隔内多发小淋巴结。肺癌标志物：胃泌素释放肽前体 51.98pg/mL，鳞状上皮细胞癌抗原 2.1ng/mL，癌胚抗原 43.5ng/mL。血糖 6.61mmol/L，尿酸 423μmol/L，甘油三酯 2.19mmol/L。

处方：石菖蒲 12g，白花蛇舌草 20g，泽泻 12g，玉米须 15g，益智仁 10g，牛膝 15g，木瓜 12g，露蜂房 5g，薏苡仁 15g，前胡 12g，龙葵 12g，姜黄 8g，绵萆薢 15g，浙贝母 15g，夏枯草 15g，猫爪草 12g。共 30 剂，每日 1 剂，早晚各一次。

六诊：2016 年 3 月 14 日。夜尿频，尿不尽，饮水后呛咳，大便干。舌质淡暗，苔薄白，脉沉滑。复查胸部 CT 示：右肺上叶占位 3.5cm×3.4cm。

处方：牡丹皮 10g，泽泻 12g，茯苓 12g，炒山药 12g，益智仁 12g，菟丝子 12g，覆盆子 12g，仙茅 12g，浙贝母 15g，瓜蒌 12g，龙葵 12g，石菖蒲 12g，八月札 10g，莱菔子 12g，露蜂房 5g，薏苡仁 12g，焦三仙各 12g。共 14 剂，每日 1 剂，早晚各一次。

七诊：2017 年 4 月 10 日。双膝痛，右胁时痛，无咳嗽憋气，纳可。舌质淡暗，苔薄白，脉沉滑。

处方：瓜蒌 15g，浙贝母 15g，清半夏 10g，薏苡仁 15g，延胡索 15g，猫爪草 15g，独活 12g，伸筋草 12g，鸡血藤 15g，焦三仙 12g，牛膝 15g，地龙 9g，龙葵 15g，露蜂房 5g，白花蛇舌草 15g，黄精 12g。共 14 剂，每日 1 剂，早晚各一次。

八诊：2018 年 6 月 20 日。无咳嗽憋气，血糖偏高，空腹血糖 7.0mmol/L，餐后血糖 11.0mmol/L，大便干。舌质暗红，苔薄白，脉沉滑。

处方：瓜蒌 15g，黄连 6g，葛根 15g，黄芩 10g，薏苡仁 15g，浙贝母 15g, 龙葵 15g, 猫爪草 15g, 地龙 10g, 清半夏 10g, 连翘 12g, 玉米须 15g, 玄参 12g, 地黄 10g, 麦冬 10g, 益智仁 12g, 白术 15g, 杜仲 12g。共 21 剂, 每日 1 剂, 早晚各一次。

九诊: 2019 年 3 月 27 日。患者未至, 家属代述: 尿频减, 无咳嗽咳痰, 纳可, 大便调。空腹血糖 6.10mmol/L, 餐后血糖 10.0mmol/L。

处方: 葛根 15g, 黄连 5g, 黄芩 12g, 玉米须 15g, 山药 15g, 浙贝母 15g, 地龙 10g, 猫爪草 15g, 益智仁 12g, 天花粉 9g, 龙葵 15g, 露蜂房 5g, 石斛 15g, 白花蛇舌草 15g, 杜仲 15g, 薏苡仁 15g, 焦三仙各 10g。共 30 剂, 每日 1 剂, 早晚各一次。

十诊: 2020 年 2 月 5 日。患者未至, 家属代述: 血糖基本平稳, 活动后少有气短, 纳食可。

处方: 瓜蒌 15g, 清半夏 9g, 黄芩 12g, 薏苡仁 15g, 甘草 6g, 连翘 12g, 浙贝母 15g, 露蜂房 5g, 白花蛇舌草 15g, 半枝莲 15g, 玉米须 15g, 山药 15g, 红景天 12g, 地龙 10g, 茯苓 12g。共 14 剂, 每日 1 剂, 早晚各一次。

按语: 患者 2014 年 3 月因咳嗽发热, 住院检查发现右肺腺癌。患者因既往患有高血压、脑梗死等基础疾病, 吸烟 40 余年, 考虑手术风险而采取中医药治疗。

患者形体肥胖, 平素饮食不节, 水湿痰浊内聚, 肺失宣降, 痰凝气滞, 加之吸烟多年, 中风 10 年, 烟毒秽浊之邪乘虚入肺, 而致气血瘀阻, 气耗伤阴, 郁结胸中而成肺部肿块。《医门汇补》曰: "表邪遏伏于肺, 失于宣散, 并嗜烟酒, 火毒上熏, 久郁热炽, 烁腐肺叶, 则出秽气, 如臭蛋逼人, 虽迁延, 终不治。"《普济方》载有: "虚劳之人, 阴阳伤损, 气血凝滞, 不能宣通……故成积聚之病也。" 清代·顾松园认为: "烟为辛热之魁。" 认为肺系积聚的形成, 烟酒火毒是原因之一。

患者初诊以咽干、喉中少痰为主症, 结合病史, 辨证为痰毒郁肺之肺积, 治以健脾化痰、解毒散结为法, 方用半夏厚朴汤加解毒化痰散结之品。患者不知病情, 因患脑梗, 平素反应较迟钝, 6 年来始终告其因吸烟多年患慢性支气管炎、肺气肿。自确诊肺癌后仍间断吸烟, 饮食不节制, 治疗期间又诊断糖尿病。

肺为娇脏, 喜润恶燥, 易耗气阴, 易为外邪侵袭; 肺为贮痰之器;

肺与大肠相表里，肺属金，土生金，金水相生。此案后以健脾化痰、解毒散结、养阴益肾为大法，随证选方用药，患者病情稳定，未见其他器官转移，生活质量良好。此案患者因患基础疾病较多，选用单纯中医药治疗，充分发挥中医药治疗肿瘤带瘤生存的优势，为我中医增强信心。

医案5 楚某，男，63岁，2017年2月6日初诊。

患者2015年初出现反复咳嗽，少痰，在当地诊所按支气管炎间断治疗；至2016年5月咳嗽未见缓解，就诊于我院。经查胸部CT示：右肺下叶占位。住院后穿刺活检为非典型类癌。先后化疗6周期，用药为依托泊苷＋顺铂，放疗28次，复查肿块未见明显缩小，遂做右肺放射性粒子植入术。既往有糖尿病史11年。

现症见咳嗽，咳痰色白量多，时咳黄痰，胸闷，后背发紧，耳鸣，纳可，大便调，舌质淡暗，苔白微腻，脉沉滑。

中医诊断：肺积。痰湿蕴肺。

西医诊断：右肺非典型类癌。

治法：健脾化湿，解毒散结，宽胸祛痰。

处方：金水六君煎加味。半夏10g，陈皮8g，茯苓12g，甘草6g，当归10g，熟地黄12g，百合12g，蜜紫菀12g，益智仁10g，薏苡仁15g，浙贝母15g，炒枳实9g，猫爪草15g，姜黄8g，瓜蒌15g，薤白5g。共14剂，每日1剂，早晚各一次。

二诊：2017年2月22日。仍咳嗽，背部隐痛，咳痰色白量多，纳后恶心，大便调，舌质淡暗，苔薄白，脉沉弦。复查胸部CT：右肺部炎症。

处方：瓜蒌15g，半夏10g，薤白6g，浙贝母12g，生薏苡仁15g，猫爪草15g，陈皮8g，茯苓12g，甘草6g，熟地黄12g，厚朴10g，连翘12g，炒枳实9g，蜜紫菀12g，麦冬10g，白花蛇舌草15g。共14剂，每日1剂，早晚各一次。

三诊：2017年5月7日。背痛，大冷痛甚，无胸闷憋气，偶有咳嗽，少痰色白，纳可，二便调，舌质淡暗，苔白厚腻，脉沉弦滑。

处方：桂枝10g，姜半夏10g，瓜蒌15g，细辛5g，制川乌3g，葛根15g，炒杏仁9g，厚朴10g，薤白6g，薏苡仁15g，陈皮10g，炒白芍

15g，猫爪草 15g，延胡索 15g，焦三仙各 15g，金荞麦 15g。共 14 剂，每日 1 剂，早晚各一次。

四诊：2017 年 10 月 12 日。无明显咳嗽，背痛阵作，少痰色白，进食时有哽噎，大便调，舌质淡暗，苔白腻，脉缓滑。

处方：半夏 10g，陈皮 6g，茯苓 12g，甘草 6g，当归 10g，熟地黄 12g，蜜紫菀 12g，生薏苡仁 15g，姜黄 8g，龙葵 15g，猫爪草 15g，龙葵 15g，露蜂房 6g，紫苏梗 10g，焦三仙各 12g，威灵仙 12g。共 14 剂，每日 1 剂，早晚各一次。

五诊：2018 年 1 月 11 日。近日咳嗽加重，咳甚憋气，咳痰不畅，口干，夜尿次频，小便短少，纳可，大便调，舌质淡暗，苔白微腻，脉滑尺减。复查胸部 CT：右肺下叶肺癌伴阻塞性肺炎；肿瘤标志物：胃泌素释放肽前体 2708.34pg/L，非小细胞肺癌相关抗原 7.83ng/mL。

处方：瓜蒌 15g，半夏 10g，薏苡仁 15g，连翘 12g，浙贝母 15g，鱼腥草 15g，猫爪草 15g，龙葵 15g，益智仁 15g，蜜紫菀 12g，白花蛇舌草 15g，百合 10g，菟丝子 10g，生姜 3 片，焦三仙各 10g。共 30 剂，每日 1 剂，早晚各一次。

六诊：2018 年 9 月 19 日。咽痒咳嗽，喉中喘鸣，左侧卧位憋气，咳痰色白，夜尿次频，6~7 次/夜，大便调，日行 1 次，舌质淡暗，苔白微腻，脉沉滑尺减。

处方：炒苏子 9g，炒白芥子 6g，炒莱菔子 12g，白果 10g，半夏 10g，陈皮 10g，益智仁 12g，炒薏苡仁 15g，鸡内金 15g，厚朴 10g，炒杏仁 9g，菟丝子 10g，姜黄 8g，浙贝母 12g，龙葵 15g，甘草 6g。共 30 剂，每日 1 剂，早晚各一次。

七诊：2019 年 1 月 22 日。咳嗽加重，咳痰色白，夜尿频，夜行 7~8 次，夜半腰背疼痛，眠不实、易醒，大便调，舌质淡暗，苔白微腻，脉沉滑。血糖 7.99mmol/L，总胆固醇 8.49mmol/L。骨扫描：胸椎、腰椎高浓聚灶，考虑骨转移。

处方：半夏 10g，陈皮 9g，茯苓 12g，甘草 6g，当归 10g，熟地黄 10g，炒薏苡仁 15g，蜜紫菀 12g，浙贝母 15g，姜黄 8g，延胡索 15g，猫爪草 15g，玉米须 15g，酸枣仁 15g，益智仁 15g，杜仲 15g。共 30 剂，每日 1 剂，早晚各一次。

八诊：2019 年 7 月 21 日。咽痛，口腔溃疡，时有烧心，昨日偏头痛，无咳嗽，纳差，大便干结，三日未行，舌质淡暗，苔薄黄，脉沉滑数。

处方：黄连 6g，黄芩 12g，党参 10g，甘草 9g，半夏 9g，瓦楞子 15g，生白术 15g，鸡内金 15g，女贞子 12g，蔓荆子 12g，杜仲 15g，芦根 15g，玄参 12g，生地黄 12g，焦三仙各 15g，浙贝母 15g。共 30 剂，每日 1 剂，早晚各一次。

九诊：2020 年 1 月 20 日。感冒后咳嗽，少痰，流涕，夜间时有憋气，无咯血，纳可，无胸痛，小便不畅，大便调，舌质淡暗，苔薄黄，脉沉弦滑。

处方：瓜蒌 15g，半夏 9g，生薏苡仁 15g，紫苏叶 10g，前胡 12g，蜜紫菀 12g，浙贝母 15g，露蜂房 6g，龙葵 12g，女贞子 10g，猫爪草 15g，红景天 12g，益智仁 10g，通草 3g，杜仲 15g，鸡血藤 15g。共 30 剂，每日 1 剂，早晚各一次。

十诊：2020 年 3 月 8 日。时有咽痒则嗽，无憋气及咯血，腰痛阵作，精神可，大便偏干，2 日一行，舌质淡暗，苔白微腻，脉沉滑。

处方：瓜蒌 15g，半夏 9g，生薏苡仁 15g，甘草 6g，芦根 15g，桔梗 9g，当归 10g，熟地黄 10g，陈皮 6g，厚朴 10g，杜仲 12g，猫爪草 15g，龙葵 12g，露蜂房 5g，鸡内金 12g，茯苓 10g。共 30 剂，每日 1 剂，早晚各一次。

按语：患者咳嗽、少痰 1 年余，经治未见好转，后确诊为右肺占位病变，放化疗后症状未见明显缓解。

患者形体肥胖，平素饮食不节，过食肥甘厚味，脾胃受损，脾为生痰之源，肺为贮痰之器；脾失运化，水谷精微不能化生输布，致聚湿生痰，留于肺脏；水湿痰浊内聚，痰贮肺络，肺失宣降，痰凝气滞，而致气血瘀阻，毒聚邪留，郁结胸中，渐成肿块。《杂病源流犀烛》："邪积胸中，阻塞气道，气不得通，为痰为血，皆邪正相搏，邪既胜，正不得制之，遂结成形而有块。"《丹溪心法》云："凡人身上中下有块物者，多属痰症。"

患者初诊见咳嗽，咳痰量多色白，为脾虚健运失常，痰湿内生，上渍于肺所致；痰阻胸膈、气机不畅，故见胸闷、后背发紧；初损脾肺，久病及子，肾精亦虚则耳鸣；舌质淡暗，苔白微腻，脉沉滑为痰湿蕴肺，毒瘀阻塞之征。

患者确诊后已经放疗、化疗、粒子植入等治疗，症状未见缓解，肺、脾、肾俱虚，故而形成全身属虚，局部属实的全身性疾病。结合四诊资料，诊为痰湿蕴肺之肺积，治以健脾化湿、宽胸祛痰、解毒散结为法，方用金水六君煎加味。

金水六君煎，出自明代《景岳全书》，该方有滋养肺肾、祛湿化痰之功。主治肺肾阴虚夹痰证，症见咳嗽呕恶，喘逆痰多，痰带咸味，乏力腰酸，舌苔白润，脉滑无力。金水六君煎，即二陈汤加熟地、当归。方用熟地黄、当归滋肺肾阴血以治本，二陈汤燥湿化痰以治标，标本兼治。

患者2016年5月确诊为右肺非典型类癌，属于罕见性肿瘤，5年和10年生存率比较低；先后行化疗6周期，局部放疗28次，肺门、纵隔肿物粒子植入术，症状未除，经以健脾化痰、滋养肺肾、解毒散结为法，随证选方用药，症状缓解。《医宗金鉴·治诸积大法》中载："形虚病盛先扶正，形证俱实去病疾，大积大聚衰其半，须知养正积自除。"2年后检查发现胸腰椎多发结节状异常信号，考虑转移瘤，遂行放疗，不能耐受而终止。继续中医治疗至今，病情稳定，生活质量良好。

医案6 付某，女，43岁，2015年4月7日初诊。

患者于2014年12月体检发现右肺下叶占位病变，后就诊于天津肿瘤医院，2014年12月21日行"右肺下叶切除术"，术后化疗2周期，药用吉西他滨＋顺铂方案，化疗后出现骨髓抑制，注射重组人粒细胞刺激因子，一次150μg，共注射7次。因不能耐药求诊中医。既往甲状腺结节病史。

现症见面部红色丘疹6天，面部浮肿，咽痒，咽堵，生气后加重，嗳气，失眠，入睡困难，大便溏薄，乏力，自化疗后月经淋漓不净，舌质红，苔白微腻，脉细数尺弱。

中医诊断：肺积。痰气郁结，湿热内蕴。

西医诊断：右肺下叶腺癌术后，化疗后骨髓抑制。

治法：行气化痰，清热利湿，佐以补益肝肾。

处方：半夏厚朴汤合二至丸加味。清半夏 10g，厚朴 10g，紫苏梗 10g，甘草 6g，赤芍 12g，丹皮 10g，茜草 12g，女贞子 10g，旱莲草 15g，忍冬藤 20g，泽泻 10g，首乌藤 15g，炒薏苡仁 15g，佛手 10g，浙贝母 15g，鹿角胶 10g，生龙骨 25g，生牡蛎 25g。共 14 剂，每日 1 剂，早晚各一次。

二诊：2015 年 4 月 21 日。药后咽痒、咽堵明显减轻，面部丘疹减退，因丧父出现入睡难加重，活动后心悸，阵发低热（37.5℃），现月经行至第 2 天，大便调，舌质淡红，苔薄白，脉细小数。

处方：柴胡 9g，黄芩 10g，半夏 9g，太子参 12g，柏子仁 10g，厚朴 7g，紫苏梗 7g，女贞子 12g，首乌藤 15g，合欢花 10g，旱莲草 15g，地榆 12g，茜草 12g，酸枣仁 15g，阿胶 8g，金荞麦 12g。共 14 剂，每日 1 剂，早晚各一次。

三诊：2015 年 5 月 5 日。药后热退，体温 36.8℃，面部红色丘疹已消，药后 3 剂月经止，因服益血生胶囊现继续下血。刻下见咽堵，有异物感，嗳气，胸痛，思虑较重，入睡困难，时有咽痒，干咳，复查血常规：白细胞 4.8×10⁹/L，舌质淡红，苔薄白，脉弦细。

处方：半夏 10g，厚朴 7g，茯苓 15g，紫苏叶 10g，甘草 6g，女贞子 10g，旱莲草 15g，首乌藤 15g，酸枣仁 15g，猫爪草 15g，浙贝母 15g，金荞麦 15g，合欢花 10g，生地黄炭 10g，棕榈炭 10g，茜草炭 10g。共 14 剂，每日 1 剂，早晚各一次。

四诊：2015 年 5 月 19 日。近日无发热，无汗出，睡眠好转，月经将至，未先期，时有咽堵，胃脘胀痛，舌质淡红，苔薄白，脉弦细。

处方：酸枣仁 15g，知母 8g，川芎 9g，茯神 15g，柏子仁 10g，女贞子 10g，旱莲草 15g，麦冬 10g，猫爪草 15g，茜草 12g，延胡索 12g，八月札 10g，木蝴蝶 5g，龙葵 12g，首乌藤 15g，白花蛇舌草 15g。共 14 剂，每日 1 剂，早晚各一次。

五诊：2016 年 1 月 13 日。经行气短，嗳气，前胸时痛，生气后加重，多梦，面部雀斑增多，双膝酸痛，舌质淡红，苔薄白，脉弦滑小数。

处方：柴胡 9g，炒白芍 12g，当归 10g，炒白术 10g，茯苓 12g，炙甘草 6g，丹参 15g，郁金 10g，怀牛膝 15g，紫苏梗 10g，独活 12g，桔梗 10g，猫爪草 15g，半枝莲 15g，刺五加 15g，杜仲 12g。共 30 剂，每日 1 剂，早晚各一次。

六诊：2016 年 11 月 2 日。时有咽干，干咳，纳可，眠安，舌质淡红，苔薄白，脉细小弦。胸部 CT：左肺下叶小结节 3 枚，均小于 3mm，右肺上叶结节 4mm。甲状腺彩超：甲状腺多发小结节。甘油三酯 2.68mmol/L。

处方：北沙参 12g，百合 10g，浙贝母 15g，薏苡仁 15g，连翘 12g，露蜂房 6g，八月札 10g，姜黄 8g，麦冬 6g，当归 10g，女贞子 10g，龙葵 12g，生牡蛎 20g，合欢花 10g，绞股蓝 10g，夏枯草 15g。共 30 剂，每日 1 剂，早晚各一次。

七诊：2017 年 7 月 11 日。心烦，易急躁，晨起眼睑浮肿，手胀，烘热汗出，时有干咳，上月月经后期 10 天，舌质淡红，苔薄白，脉弦细。复查胸部 CT：未见明显异常。

处方：柴胡 9g，炒白芍 12g，当归 10g，茯苓 12g，川芎 9g，栀子 8g，丹皮 10g，女贞子 10g，猫爪草 15g，姜黄 8g，浙贝母 15g，龙葵 12g，旱莲草 15g，浮小麦 30g，木蝴蝶 3g，泽泻 10g。共 28 剂，每日 1 剂，早晚各一次。

八诊：2018 年 3 月 28 日。后背窜痛，嗳气，腰痛，月经后期，2 月未至，余无不适，舌质淡暗，苔薄白，脉滑小数。

处方：柴胡 9g，炒白芍 15g，当归 10g，炒枳壳 10g，炙甘草 6g，香附 12g，延胡索 15g，川楝子 6g，葛根 15g，杜仲 15g，桑寄生 15g，猫爪草 15g，佛手 10g，酸枣仁 15g，白花蛇舌草 15g，怀牛膝 15g。共 30 剂，每日 1 剂，早晚各一次。

九诊：2019 年 1 月 20 日。口苦，入睡困难，寒热往来，月经后期 10 余天，大便调，舌质红，苔薄黄，脉弦细小数。

处方：柴胡 9g，黄芩 10g，半夏 10g，竹茹 10g，茯苓 12g，益母草 15g，柏子仁 10g，首乌藤 15g，酸枣仁 15g，生龙骨 20g，生牡蛎 20g，合欢花 10g，浙贝母 15g，姜黄 6g，当归 10g，蜜远志 6g，白花蛇舌草 15g。共 30 剂，每日 1 剂，早晚各一次。

十诊：2019 年 6 月 30 日。巅顶胀痛，晨起口苦，心烦易怒，舌质淡红，苔薄白，脉沉弦数。血压偏高 150/90mmHg。

处方：天麻 12g，钩藤 15g，夏枯草 15g，菊花 12g，刺蒺藜 12g，蔓荆子 12g，黄芩 10g，川牛膝 15g，石菖蒲 15g，浙贝母 15g，莪术 6g，半枝莲 12g，女贞子 10g，旱莲草 15g，八月札 10g，猫爪草 15g。共 30 剂，每日 1 剂，早晚各一次。

十一诊：2020 年 1 月 30 日。胃脘胀满，嗳气，失眠，入睡难，舌质红，苔薄白，脉沉滑小数。复查胸部 CT：无明显异常。

处方：柴胡 9g，炒白芍 12g，枳实 10g，甘草 6g，厚朴 10g，紫苏梗 10g，合欢花 12g，佛手 10g，首乌藤 15g，刺五加 15g，浙贝母 15g，猫爪草 15g，郁金 10g，鸡内金 15g，酸枣仁 15g，白花蛇舌草 15g。共 30 剂，每日 1 剂，早晚各一次。

按语：本案患者因体检发现占位病变，行手术切除及化疗治疗，化疗 2 次不能耐受而用中药治疗。初诊根据四诊资料，辨证属痰气郁结、湿热内蕴，治以行气化痰、清热利湿，佐以补益肝肾为法，方用半夏厚朴汤和二至丸加味治疗。后治以疏肝解郁、化痰散结等法治疗近 5 年，病情稳定，未见复发与转移，生活质量良好，根据患者每诊主症不同，随时调整治法，选方用药，佐以化痰解毒散结之品，不离仲景先师"观其脉症，知犯何逆，随证治之"之旨意。

医案 7　孙某，女，58 岁，2012 年 6 月 17 日初诊。

患者于半年前因干咳，检查胸部 CT 发现右肺占位病变。2012 年 2 月在中国人民解放军总医院行右肺叶部分切除术，术后病理诊断为右肺腺癌。术后未行放化疗。

现症见形体瘦弱，纳少，面色萎黄，活动量大时气短，腰痛，二便调，舌质淡，舌体胖大，苔薄白，脉细弱。

中医诊断：肺积。脾肺气虚。

西医诊断：右肺腺癌术后。

治法：健脾益气，和胃散结。

处方：四君子汤加味。黄芪 15g，党参 12g，炒白术 10g，茯苓 12g，炙甘草 6g，炒山药 15g，麦冬 10g，川续断 12g，桑寄生 12g，白英 12g，金荞麦 12g，炒薏苡仁 12g，女贞子 12g，焦三仙各 12g。共 14 剂，每日 1 剂，早晚各一次。

二诊：2012 年 7 月 8 日。药后较前有力，气短减轻，纳食增加，二便调，近日因丧父，眠少，舌质淡红，苔薄白，脉细。

处方：上方去川续断、白英，加浙贝母 12g，当归 10g，制首乌 12g。共 14 剂，每日 1 剂，早晚各一次。

三诊：2012 年 12 月 30 日。上方效不更方，续服 5 个月。现症见双膝疼痛，足踝肿痛，纳可，眠安，无咳嗽，气短，便溏，日 2 次，舌质淡红，苔薄白，脉细小弦。

处方：黄芪 15g，炒白术 10g，茯苓 12g，炙甘草 6g，党参 12g，怀牛膝 15g，猫爪草 15g，浙贝母 15g，女贞子 10g，炒薏苡仁 15g，鸡血藤 15g，当归 10g，独活 12g，干姜 6g，炒山药 15g。共 14 剂，每日 1 剂，早晚各一次。

四诊：2013 年 11 月 17 日。夜寐不实，纳可，无咳嗽咳痰，大便调，舌质淡红，苔薄白，脉弦细。

处方：党参 12g，炒白术 12g，茯苓 10g，陈皮 6g，当归 10g，薏苡仁 15g，金荞麦 12g，白英 15g，猫爪草 15g，黄精 10g，紫苏梗 10g，女贞子 12g，当归 10g，焦三仙各 12g，炙甘草 6g。共 14 剂，每日 1 剂，早晚各一次。

五诊：2014 年 8 月 17 日。自述近期蔬菜进食较少，反复口腔溃疡，纳可，无咳嗽，二便调，舌质淡红，少苔，脉细数。

处方：炒山药 15g，丹皮 10g，泽泻 12g，茯苓 12g，熟地黄 10g，知母 6g，山萸肉 6g，黄连 5g，吴茱萸 3g，砂仁 3g，石斛 15g，猫爪草 15g，鸡内金 15g，白花蛇舌草 15g，女贞子 12g，土茯苓 12g。共 14 剂，每日 1 剂，早晚各一次。

六诊：2015 年 12 月 6 日。自上月卵巢囊肿手术后自觉脐下较硬，悸动不安，纳可，二便调，眠安，舌质淡红，苔薄白，脉沉滑。

处方：桂枝 7g，炒白芍 12g，炒白术 12g，茯苓 12g，炙甘草 6g，蜜远志 6g，百合 10g，女贞子 12g，黄精 10g，焦三仙各 12g，当归 10g，半枝莲 12g，浙贝母 15g，炒山药 15g。共 14 剂，每日 1 剂，早晚各一次。

七诊：2017 年 1 月 15 日。近半月心悸，下肢无力，纳谷欠馨，时有恶心，大便日行 2 次，舌质淡红，苔薄白，脉细数。

处方：黄芪 12g，党参 10g，麦冬 10g，当归 10g，炒白术 10g，茯苓 12g，炙甘草 6g，木香 5g，刺五加 15g，浙贝母 15g，鸡内金 12g，丹参 15g，猫爪草 12g，金荞麦 12g，怀牛膝 15g，生姜 3 片。共 14 剂，每日 1 剂，早晚各一次。

八诊：2017 年 10 月 15 日。近日自觉四肢窜痛，腰痛，纳可，眠安，无咳嗽，咳痰，舌质淡嫩，苔薄白，脉弦细数。

处方：柴胡 9g，炒白芍 12g，炒枳壳 10g，炙甘草 6g，浙贝母 12g，猫爪草 15g，延胡索 10g，川续断 15g，黄精 12g，杜仲 12g，鸡内金 12g，白花蛇舌草 15g，葛根 12g，当归 10g，金荞麦 12g，女贞子 12g。共 14 剂，每日 1 剂，早晚各一次。

九诊：2018 年 6 月 3 日。时有头晕乏力，纳可，二便调，无咳嗽，舌质淡红，苔薄白，脉细数。

处方：黄芪 15g，党参 12g，麦冬 10g，五味子 9g，黄精 12g，焦三仙 12g，杜仲 12g，炒山药 15g，浙贝母 12g，猫爪草 12g，女贞子 12g，白花蛇舌草 15g，当归 10g，熟地黄 10g，半枝莲 12g。共 14 剂，每日 1 剂，早晚各一次。

十诊：2019 年 9 月 21 日。纳可，眠安，无明显不适，舌质淡红，苔薄白，舌中苔剥，脉沉滑小数。

处方：党参 10g，炒白术 10g，茯苓 12g，炙甘草 6g，百合 12g，石斛 15g，浙贝母 15g，猫爪草 15g，半夏 9g，陈皮 6g，薏苡仁 15g，黄精 12g，女贞子 10g，白花蛇舌草 15g，当归 10g，半枝莲 12g。共 14 剂，每日 1 剂，早晚各一次。

按语：本案患者因干咳半年就诊，后确诊为右肺腺癌，行手术切除。患者平素形体瘦弱，多因饮食不节，或劳伤心脾，脾失健运，胃失和降，水湿痰浊内聚，痰贮肺络，肺失宣降，痰凝气滞，导致气血瘀阻，毒聚邪留，郁结胸中，渐成肿块。《灵枢·百病始生》指出："湿气不行，凝血蕴里而不散，津液涩渗，著而不去，而积皆成矣。"元代李杲《脾胃论·脾胃盛衰论》说："百病皆由脾胃衰而生也。"《医宗必读·积聚》谓："积之成也，正气不足，而后邪气，踞之。"

患者平素形体瘦弱，因饮食劳倦损伤脾胃，导致气血生化之源不足，脾为肺之母，母病及子，加之手术伤气，故见面色萎黄，活动量大气短；脾虚日久肾气亦亏，则见腰痛，舌质淡，舌体胖大，苔薄白，脉细弱，为脾肺两虚之象。辨证为脾肺气虚之肺积，治以健脾益气，和胃散结为法，方以四君子汤加味。

肺癌患者由于手术之后元气大伤，脾胃受损；脾胃为气血生化之源，脾胃升降适宜，则阴阳平和，故在扶正培本药中多配伍调理脾胃药物，如健脾和胃之白术、薏苡仁、山药、砂仁、陈皮、木香、甘草等。

补法在癌症患者治疗中，因虚而立，故虚用补有效；若病实无虚，误用补药，反会助邪，因此临床用补，需掌握时机，分辨邪正比例，恰到好处地处理祛邪与扶正的关系，做到"祛邪不伤正，扶正则达邪"。

此案患者治以健脾补肺益肾，养阴解毒散结为大法，选方灵活加减化裁，连续服药七年余，患者病情稳定，电话随访未见复发及转移，生活质量良好。

第二节　乳腺癌

一、定义

乳腺癌是指发生在乳腺上皮组织的恶性肿瘤，以外上象限常见。其发生与家族遗传、月经初潮早、高龄初产、未经产、闭经晚、电离辐射、乳腺囊性增生、避孕药使用和营养状态等有关。根据临床表现和古代医籍的描述，乳腺癌归属于"乳岩"的范畴。

二、中医对乳腺癌的认识

中医学认为，乳癌病是由于机体为七情所伤，引起体内气血失调、脏腑功能紊乱，导致邪毒内蕴、气滞血瘀、痰浊交结、滞于乳中所成，以乳腺肿块为主要表现，晚期可见累累如堆栗，坚硬如岩，故称为"乳岩"。

三、治疗原则

乳腺癌的中医治疗，早期以攻为主，中期攻补兼施，晚期以补为主。疏肝理气，健脾补肾，调理冲任，清热散结为其主要治则。乳腺癌早期以手术切除为主，中晚期宜采用包括手术、化疗、放疗、内分泌治疗、靶向治疗、中医药及生物免疫调节等在内的综合治疗。在确定治疗方案前必须对疾病分期、手术情况、个体差异等进行综合评价。

四、中医治疗

（一）辨证论治

1. 肝郁气滞证

主症：乳房肿块，时觉胀痛，情绪忧郁或急躁，心烦易怒，苔薄白或薄黄，脉弦滑。

治法：疏肝理气，化痰散结。

方药：逍遥散加减。柴胡、白芍、瓜蒌、茯苓、白术、郁金、夏枯草、白花蛇舌草、丝瓜络、香附、皂角刺、浙贝母。

2. 热毒蕴结证

主症：乳房肿块，增大迅速，疼痛，间或红肿，甚则溃烂、恶臭，或发热，心烦口干，便秘，小便短赤，舌暗红，有瘀斑，苔黄腻，脉弦数。

治法：清热解毒，活血化瘀。

方药：五味消毒饮合桃红四物汤加减。金银花、桃仁、红花、赤芍、菊花、蒲公英、紫花地丁、地黄、连翘、夏枯草、半枝莲、皂角刺。

3. 冲任失调证

主症：乳房肿块，月经前胀痛明显，或月经不调，腰腿酸软，烦劳体倦，五心烦热，口干咽燥，舌淡，苔少，脉细无力。

治法：调理冲任，补益肝肾。

方药：青栀四物汤加减。青皮、栀子、当归、地黄、白芍、川芎、香附、女贞子、龟甲、菟丝子、枸杞子。

4. 气血两虚证

主症：乳房肿块，与胸壁粘连，推之不动，头晕目眩，气短乏力，面色苍白，消瘦纳呆，舌淡，脉沉细无力。

治法：益气养血，解毒散结。

方药：益气养荣汤加减。党参、白术、茯苓、炙甘草、陈皮、川芎、熟地黄、白芍、黄芪、丹参、白花蛇舌草、蚤休、香附、鹿角霜。

5. 脾胃虚弱证

主症：纳呆或腹胀，便溏或便秘，舌淡，苔白腻，脉细弱。

治法：健脾和胃理气。

方药：六君子汤加减。党参、白术、茯苓、陈皮、半夏、鸡内金、麦芽、甘草。

6. 肝肾阴虚证

主症：头晕目眩，腰膝酸软，目涩梦多，咽干口燥，大便干结，月经紊乱或停经，舌红，苔少，脉细数。

治法：滋补肝肾。

方药：一贯煎合杞菊地黄丸加减。枸杞子、麦冬、沙参、黄精、熟地黄、女贞子、山茱萸、冬虫夏草、菊花。

（二）中成药

1. 参一胶囊

每次 2 粒，每日 2 次。用于乳腺癌化疗气血亏虚证的辅助治疗。

2. 贞芪扶正胶囊

每次 5 粒，每日 3 次。用于乳腺癌化疗气滞血瘀证的辅助治疗。

3. 平消胶囊

每次 4~8 粒，每日 3 次。用于乳腺癌化疗、放疗肝郁气滞证的辅助治疗。

4. 香菇多糖注射液

每周 1~2 次，每次 2 支（2mg），加入 250mL 生理盐水或 5% 葡萄糖注射液中静脉滴注。可用于乳腺癌放疗、化疗、手术的辅助治疗。恶性胸腔积液的患者可用香菇多糖 3~5mg 溶于生理盐水 40mL 中注入胸腔内，每周 1 次，连续 2 周为一疗程，共 2 个疗程。

五、临床验案

医案 1 李某，女，79 岁，2013 年 2 月 6 日初诊。

患者 2012 年无明显诱因触及左乳肿物，自诉"枣"大小，无疼痛，质硬，固定，呈进行性增大。就诊于沧州市中心医院，双乳彩超示：左乳外上限实质性占位性病变；左腋窝下淋巴结肿大。结合临床检查，考虑左乳癌。于 2012 年 11 月 14 日全麻下行左乳肿物切除＋左乳癌改良根治术。术后病理：左乳癌（大汗腺样癌），瘤体 1.1cm × 0.8cm，癌细胞 ER（－），PR（－），CerbB－2（＋＋），腋下淋巴结转移共 18 枚，可见脉管癌栓。术后口服卡培他滨 3 个月，因副作用较大而停药，为求进一步治疗，来我门诊予以中医药治疗。

现症见头晕，乏力，心悸，气短，面色萎黄，时有恶心，纳差，大便溏，日行 1 次，多梦，舌质淡红，苔薄白，脉细弱。

中医诊断：乳岩。心脾两虚，气血不足。

西医诊断：乳腺癌术后、化疗后。

治法：养心健脾，益气养血，佐以解毒祛邪。

处方：益气养荣汤加减。黄芪 20g，党参 12g，炒白术 12g，当归 10g，熟地黄 12g，炒白芍 12g，浙贝母 12g，茯苓 15g，女贞子 10g，白花蛇舌草 15g，炒麦芽 20g，丹参 15g，黄精 12g，刺五加 15g，蜜远志 6g，炙甘草 6g。共 14 剂，每日 1 剂，早晚各一次。

二诊：2013 年 2 月 21 日。药后头晕，乏力减轻，纳食渐增，无恶心呕吐，时有心悸，气短，大便成形，日行 1 次，舌质淡红，苔薄白，脉弦细。

处方：上方去黄精、蜜远志，加莲子 15g，柏子仁 10g。共 14 剂，每日 1 剂，早晚各一次。

三诊：2013 年 10 月 13 日。患者精神佳，时有胸闷，气短，心烦易急，夜间多梦，入睡困难，嗳气不爽，大便畅，舌质红，苔薄白，脉弦细小数。

处方：柴胡 9g，炒白芍 12g，炒枳壳 12g，香附 12g，陈皮 6g，甘草 6g，郁金 10，丹参 15g，川芎 6g，八月札 10g，首乌藤 15g，酸枣仁 15g，佛手 10g，浙贝母 15g，猫爪草 15g，姜黄 6g。共 14 剂，每日 1 剂，早晚各一次。

四诊：2014 年 12 月 26 日。左胸部手术区有散发丘疹，色淡红，略痒，隐痛，心烦易急，口苦，大便偏干，舌质淡红，苔薄黄，脉弦数。

处方：柴胡 9g，黄芩 12g，栀子 10g，八月札 10g，龙胆草 5g，薏苡仁 12g，甘草 6g，忍冬藤 15g，浙贝母 15g，赤芍 12g，牡丹皮 10g，甘草 6g，地黄 10g，王不留行 15g，丝瓜络 12g，姜黄 6g。共 14 剂，每日 1 剂，早晚各一次。

五诊：2015 年 4 月 30 日。家属代述：左胸壁出现巴掌大疱疹样红斑，隐隐作痛，纳可，二便调，眠安。

处方：太子参 10g，炒白术 10g，丝瓜络 15g，郁金 10g，蜈蚣 1 条，白花蛇舌草 15g，紫花地丁 10g，夏枯草 15g，猫爪草 12g，姜黄 6g，薏苡仁 15g，土茯苓 12g，焦三仙各 12g，鸡内金 15g，红景天 10g，王不留行 15g。共 14 剂，每日 1 剂，早晚各一次。

六诊：2015 年 11 月 4 日。左手麻木疼痛，左胸皮肤局部红肿，无疼痛，舌质淡暗，苔白微腻，脉滑小弦。

处方：赤芍 12g，丹皮 10g，当归 10g，忍冬藤 10g，黄柏 10g，薏苡仁 15g，浙贝母 15g，地丁 15g，焦三仙各 15g，首乌藤 15g，茯苓 12g，猫爪草 12g，姜黄 8g，蜜远志 8g，白花蛇舌草 12g。共 14 剂，每日 1 剂，早晚各一次。

紫草 15g，黄柏 10g，赤芍 10g，丹皮 10g，黄连 6g，姜黄 10g。研末外敷。

七诊：2016 年 3 月 9 日。左手麻木不仁，头晕，左胸皮疹疼痛减轻，色淡红，曾去皮肤科及北京中医医院就诊，诊为带状疱疹，纳可，二便调，舌质紫暗，有瘀斑，脉沉滑小数。

处方：黄芪 12g，当归 10g，川芎 10g，赤芍 12g，丹皮 10g，蜈蚣 1 条，红花 10g，鸡血藤 15g，猫爪草 12g，焦三仙各 12g，葛根 12g，桑枝 12g，丝瓜络 12g，丹参 15g。共 14 剂，每日 1 剂，早晚各一次。

八诊：2016 年 4 月 13 日。左上肢麻木不仁，隐隐作痛，持物不利，复查肌电图：左侧桡浅神经损害，左侧正中神经肘以下损害。左上肢超声示：左侧锁骨下区实性肿物，不除外恶性可能，转移性癌待除外，左侧臂丛神经肿胀增粗。肿瘤标志物：人附睾蛋白4为90.1pmol/L，铁蛋白295.9μg/L，神经元特异性烯醇化酶20.59ng/L，非小细胞肺癌相关抗原89.5ng/mL。收住康复科给予理疗处理。请肿瘤内科会诊，不除外①乳腺癌术后复发转移，②原发性肺癌转移，建议穿刺取病理明确来源，可考虑局部放疗，姑息对症治疗。舌质紫暗，苔薄白，脉沉弦。

处方：浙贝母15g，当归10g，姜黄8g，赤芍12g，炒白芍12g，延胡索15g，鸡血藤15g，蜈蚣2g，全蝎3g，露蜂房5g，猫爪草15g，黄精12g，焦三仙各15g，三七3g，生龙骨、生牡蛎各25g。共14剂，每日1剂，早晚各一次。

九诊：2016年7月7日。患者仍左手肿胀疼痛，屈伸不利，口干，乏力。实验室检查示白细胞减少。左肩皮肤红疹如巴掌大，色淡红。6月16日住放疗科行放疗9次，因患者不能耐受，停止放疗。舌质淡红，苔薄白，脉细小数。其间，本人在北京进修学习，持患者左胸部照片及主诉请教李泉旺主任，李主任考虑为乳腺癌术后转移，佩吉特病不除外，建议取局部皮肤进行病理检查。后与家属沟通，家属拒绝取病理，继续中药保守治疗。经查阅资料，佩吉特病临床亦无最佳治疗方案。请教我院病理科李胜水主任，据经验考虑佩吉特病。

处方：南沙参15g，百合12g，炒白芍15g，石斛15g，鸡血藤15g，蜈蚣1条，怀牛膝12g，女贞子10g，地榆12g，猫爪草12g，姜黄8g，浙贝母12g，延胡索15g，焦三仙各12g，薏苡仁12g，桑枝20g。共14剂，每日1剂，早晚各一次。

十诊：2016年12月22日。口干，大便干，左上肢麻木、疼痛无力，面色淡少泽，易急躁，入睡难，舌质暗红，少苔，脉细。

处方：麦冬10g，玄参12g，生地黄12g，赤芍12g，丹皮10g，忍冬藤15g，鸡血藤15g，焦三仙各15g，蜈蚣2条，全蝎3g，桑枝20g，首乌藤15g，延胡索15g，柏子仁12g。共14剂，每日1剂，早晚各一次。

十一诊：2017年5月3日。左上肢疼痛麻木不仁，活动不利，左手不能屈伸，左胸部皮疹色暗红，疹片增大，伴有丘疹，隐痛，入睡难，口服吗啡片止痛，大便干，舌质暗红，少苔，脉沉滑小数，左脉弱。

处方；炒白芍 15g，炙甘草 6g，桑枝 20g，浙贝母 15g，北沙参 12g，百合 12g，当归 10g，石斛 15g，薏苡仁 15g，蜈蚣 1 条，柏子仁 10g，生白术 20g，生地黄 12g，丹参 15g，延胡索 15g，丹皮 12g。共 14 剂，每日 1 剂，早晚各一次。

十二诊：2017 年 10 月 17 日。近日头晕，晕倒 1 次，左上肢仍麻木疼痛，手抖，左手无力，四末欠温，左胸皮疹色红，有溃破渗液，大便偏干，舌质红，少苔，脉细弦数。

处方：黄芪 15g，太子参 12g，麦冬 10g，五味子 6g，当归 10g，鸡血藤 15g，葛根 15g，石斛 15g，阿胶 8g，怀牛膝 15g，浙贝母 12g，百合 10g，丹皮 10g，炒白芍 15g，桂枝 7g，黄精 10g。共 14 剂，每日 1 剂，早晚各一次。

十三诊：2018 年 2 月 20 日。左侧上肢疼痛，麻木不仁，活动受限，左胸皮疹色红、溃破渗液，皮疹向右乳延伸，口干，大便干，乏力，现服吗啡 8 片/次，3 次/日。舌质暗红，少苔，左脉细弱，右脉沉弦小数。

处方：玄参 12g，麦冬 10g，生地黄 12g，百合 12g，玉竹 12g，北沙参 15g，鸡血藤 15g，浙贝母 15g，延胡索 15g，蜈蚣 1 条，生白术 20g，全蝎 7g，当归 10g，姜黄 8g，首乌藤 15g，鸡内金 12g。共 14 剂，每日 1 剂，早晚各一次。

十四诊：2018 年 6 月 10 日。头晕，乏力，口干，心悸，大便干结，前胸疱疹色淡红、溃破，舌质暗红，无苔，左脉细涩无力，右脉细弦。

处方：黄芪 15g，南沙参 15g，石斛 15g，百合 12g，生山药 15g，黄精 12g，柏子仁 10g，当归 10g，生白术 15g，麦冬 10g，鸡血藤 15g，延胡索 15g，女贞子 12g，葛根 12g，忍冬藤 15g，桑枝 15g。共 14 剂，每日 1 剂，早晚各一次。

按语：此案患者因触及乳腺肿物，经检查确诊为乳腺癌，行手术治疗，术后口服化疗药物不能耐受，后寻中医药治疗。

乳腺癌是危害妇女健康的主要恶性肿瘤，在中医文献中未见乳腺癌之病名，但有类似乳腺癌的记载，属于中医"乳岩""乳石痈"的范畴，其发生与正气不足和七情内伤关系较密切。正气内虚，脏腑功能失调，是罹患本病的主要基础；七情内伤，郁结伤脾，是形成本病的主要原因。患者老年女性，平素心烦易急，怒伤肝，肝失疏泄，肝郁气滞；加之肝肾不足，气血虚弱，冲任二脉空虚，气血运行失常，以致冲任失调，气滞血凝，久则聚痰酿毒，相互搏结于乳中而成癌瘤。

患者高龄术后，加之化疗，出现头晕乏力，心悸气短，纳差，舌质淡红，苔薄白，脉细弱等症，辨证为心脾两虚、气血不足之证，治以益气养血，养心健脾，佐以解毒祛邪为法。方以益气养荣汤加味，后用加味逍遥散加减治疗，病情尚稳定。

中药治疗2年后出现刀口处皮肤散发丘疹，后逐渐成片加重，虽未行病理活检，但请专家会诊，考虑乳腺癌术后皮肤转移，为罕见的佩吉特病，西医无较好治疗方法。患者老年女性，加之手术、口服化疗药物，正气亏虚，因虚得病，因虚致实，实以气滞、血瘀、痰凝、毒聚为主，出现全身属虚，局部邪实的病机。采取益气养阴、解毒活血、散瘀定痛为大法，调治3年半后病逝。中医治疗为患者减轻了病痛，延长了生命周期。

医案2 李某，女，55岁，2015年11月18日初诊。

患者于2015年4月出现右侧乳房跳痛，触及结节，钼靶示：右乳腺占位性病变。5月初在沧州中西医结合医院行右乳癌根治术，术后病理：右乳浸润性导管癌。免疫组化：ER（－）、PR（－）、HER－2（－）。术后在天津肿瘤医院化疗8周期（具体用药不详），现在我院放疗5次。

现症见失眠，入睡困难，脱发，口干，身痒，荨麻疹，耳鸣，纳可，二便可，舌质红，苔白腻，脉细弦。

中医诊断：乳岩。肝肾阴虚，虚阳上扰。

西医诊断：乳腺癌术后。

治法：滋补肝肾，清心除烦，解毒散结。

处方：酸枣仁汤合二至丸加味。赤芍12g，牡丹皮10g，薏苡仁15g，首乌藤15g，酸枣仁15g，合欢皮12g，麦冬10g，生龙骨、生牡蛎20g，合欢花10g，蜜远志6g，柴胡9g，黄芩10g，清半夏10g，炒枳实7g，当归10g，女贞子10g。共14剂，每日1剂，早晚各一次。

二诊：2015年12月2日。眠差，入睡困难，时口中乏味，口干，身痒，荨麻疹，时耳鸣，大便调，舌质红，苔白腻，脉细弦。

处方：赤芍 12g，牡丹皮 10g，薏苡仁 15g，首乌藤 15g，酸枣仁 15g，合欢皮 12g，麦冬 10g，生龙骨、生牡蛎25g，合欢花 10g，蜜远志 6g，柴胡 9g，黄芩 10g，清半夏 10g，炒枳实 7g，当归 10g。共 14 剂，每日 1 剂，早晚各一次。

三诊：2015 年 12 月 16 日。放疗处皮肤瘙痒色红，眠差，入睡困难，服阿普唑仑，二便可，舌质红，苔白腻，脉弦细。

处方：牡丹皮 10g，栀子 10g，淡豆豉 10g，柴胡 9g，炒白芍 12g，当归 10g，炒白术 10g，茯苓 15g，薄荷 6g，首乌藤 15g，生龙骨、生牡蛎25g，合欢花 12g，酸枣仁 20g，珍珠母 30g，薏苡仁 15g，白花蛇舌草 15g，蜜远志 6g。共 14 剂，每日 1 剂，早晚各一次。

四诊：2015 年 12 月 30 日。药后颈部痒减，已脱皮，面色少泽，时烘热汗出，入睡难，右耳鸣，舌质红，苔白，脉细弦尺减。

处方：女贞子 10g，墨旱莲 15g，百合 10g，地黄 10g，牡丹皮 10g，当归 10g，首乌藤 15g，生龙骨、生牡蛎各 25g，刺五加 15g，酸枣仁 15g，合欢花 10g，川芎 9g，知母 6g，白花蛇舌草 15g，黄连 5g，阿胶 6g。共 14 剂，每日 1 剂，早晚各一次。

五诊：2016 年 3 月 16 日。眠差好转，后背痛消，偶有耳鸣，舌质红，苔薄黄，脉沉弦。

处方：柴胡 10g，黄芩 10g，清半夏 10g，生龙骨、生牡蛎25g，首乌藤 15g，刺五加 15g，柏子仁 10g，合欢皮 15g，浙贝母 15g，石菖蒲 12g，郁金 10g，白花蛇舌草 15g，浮小麦 10g，酸枣仁 15g，八月札 10g，丝瓜络 12g。共 14 剂，每日 1 剂，早晚各一次。

六诊：2016 年 7 月 7 日。头沉，眠不实，入睡困难，思虑重，右耳鸣，二便可，舌质淡暗，苔白，脉沉滑小数。

处方：黄连 6g，竹茹 10g，清半夏 10g，陈皮 6g，炒枳实 7g，合欢皮 15g，首乌藤 15g，生龙骨、生牡蛎各 25g，丝瓜络 12g，酸枣仁 15g，女贞子 10g，墨旱莲 15g，猫爪草 12g，蜜远志 8g，浮小麦 30g。共 14 剂，每日 1 剂，早晚各一次。

七诊：2016 年 9 月 17 日。近日遇事出现入睡困难，烘热，紧张易汗出。舌质淡红，苔薄白，脉细小弦。

处方：百合 12g，地黄 12g，浮小麦 30g，炙甘草 6g，大枣 10g，煅龙骨、煅牡蛎 25g，八月札 10g，猫爪草 15g，郁金 10g，首乌藤 18g，柏子仁 12g，浙贝母 12g，丝瓜络 5g，当归 10g，女贞子 10g，墨旱莲 15g，白花蛇舌草 15g。共 14 剂，每日 1 剂，早晚各一次。

八诊：2017 年 3 月 2 日。右锁骨上疼痛，自触及小结节，足凉，舌质淡红，苔薄白，脉沉弦尺减。

处方：葛根 20g，炒白芍 15g，炙甘草 6g，浙贝母 15g，首乌藤 18g，刺五加 15g，片姜黄 8g，红景天 10g，蜈蚣 2g，蜜远志 8g，石菖蒲 12g，秦艽 12g，杜仲 12g，没药 5g，乳香 5g，丝瓜络 15g。共 14 剂，每日 1 剂，早晚各一次。

九诊：2017 年 5 月 11 日。口干，脱发，时烘热汗出，舌质红，苔薄白，脉细小弦。

处方：北沙参 12g，石斛 15g，百合 10g，麦冬 10g，地黄 10g，浮小麦 30g，八月札 10g，制何首乌 12g，丝瓜络 15g，猫爪草 15g，片姜黄 8g，半枝莲 15g，白花蛇舌草 15g，桑葚 12g，女贞子 10g，墨旱莲 12g。共 14 剂，每日 1 剂，早晚各一次。

十诊：2017 年 11 月 8 日。眠差则头痛，两颞明显，舌质淡暗，苔薄白，脉细弦。

处方：酸枣仁 15g，知母 6g，川芎 9g，茯神 15g，柏子仁 10g，葛根 15g，石菖蒲 12g，刺五加 15g，合欢花 10g，猫爪草 12g，丝瓜络 15g，浙贝母 12g，片姜黄 10g，八月札 10g，生龙骨、生牡蛎 20g。共 14 剂，每日 1 剂，早晚各一次。

十一诊：2018 年 1 月 3 日。左乳胀满，无口干，眠差，眠不实，思虑重，舌质暗红，脉弦细。

处方：牡丹皮 10g，栀子 6g，柴胡 7g，赤芍 12g，当归 10g，炒白术 10g，茯苓 12g，丝瓜络 15g，橘核 10g，八月札 12g，生龙骨、生牡蛎各 20g，女贞子 12g，墨旱莲 15g，露蜂房 5g，浙贝母 15g，合欢花 12g，柏子仁 10g。共 14 剂，每日 1 剂，早晚各一次。

十二诊：2018 年 5 月 8 日。无口苦，面色萎黄，早醒，醒后难以入睡，舌质暗红，苔薄白，脉细小弦尺减。

处方：黄连 6g，阿胶 8g，炒白芍 12g，地黄 12g，麦冬 10g，首乌藤 15g，酸枣仁 15g，合欢花 12g，浙贝母 15g，女贞子 10g，墨旱莲 15g，刺五加 15g，煅龙骨、煅牡蛎各 25g，猫爪草 12g，当归 10g。共 14 剂，每日 1 剂，早晚各一次。

十三诊：2018 年 12 月 11 日。心悸，眠差好转，无头晕，大便调，舌质红，苔薄白，脉沉滑尺减时结。

处方：桂枝 10g，炒白芍 15g，炙甘草 6g，当归 10g，柏子仁 10g，煅龙骨、煅牡蛎各 20g，刺五加 15g，首乌藤 15g，麦冬 6g，猫爪草 15g，丹参 15g，龙葵 12g，葛根 12g，白花蛇舌草 15g，酸枣仁 15g，浮小麦 30g，百合 10g。共 21 剂，每日 1 剂，早晚各一次。

十四诊：2019 年 7 月 23 日。右耳鸣甚，无其他明显不适，舌质淡红，苔薄白，脉细弦。

处方：柴胡 9g，赤芍 12g，当归 12g，白术 15g，茯苓 12g，薄荷 6g，女贞子 12g，浙贝母 15g，姜黄 8g，石见穿 15g，益智仁 10g，磁石 15g，黑芝麻 12g，甘草 6g，桑葚 12g，女贞子 10g，墨旱莲 15g，酸枣仁 15g。共 21 剂，每日 1 剂，早晚各一次。

十五诊：2020 年 1 月 4 日。眠差，入睡困难，右耳鸣，舌质淡红，苔薄白，脉沉弦尺减。

处方：酸枣仁 15g，知母 6g，川芎 6g，茯神 15g，柏子仁 10g，刺五加 15g，合欢花 12g，石菖蒲 15g，首乌藤 15g，浙贝母 15g，郁金 6g，猫爪草 15g，女贞子 10g，墨旱莲 15g，丝瓜络 15g，白花蛇舌草 15g。共 30 剂，每日 1 剂，早晚各一次。

按语：此案患者因乳房跳痛发现右乳房肿块，确诊为乳腺癌，行乳腺癌根治术，免疫组化为三阴型，术后化疗 8 周期，放疗期间寻中医药治疗。

根据脏腑经络学说，乳头属足厥阴肝经，肝脉布络胸胁，宜疏泄条达。郁怒伤肝，肝失疏泄则胸胁脉络气机不利。乳房属胃，脾胃相互表里，脾伤则运化无权而痰浊内生，以致无形之气郁与有形之痰浊互相交凝，经络痞塞，日积月累，结滞乳中而成本病。肾为元气之根，冲任之本。肾气充盛则冲任脉盛，冲任之脉上贯于乳，下濡胞宫。冲为血海，任主胞胎，冲任之脉系于肝肾，肝肾不足，冲任失调而致气血两虚，气血运行不畅而致气滞血凝，阻于乳中而成癌瘤。《外科正宗》曰："忧郁伤肝，思虑伤脾，积想在心，所愿不得志者，致经络痞塞，聚结成核。"

患者平素忧怒抑郁，情志失调，损伤肝脾；天癸已竭，肝肾亏虚，加之放射线热毒伤阴，阴虚生内热，故见虚烦不眠，口周干燥；发为血之余，肾其华在发，肝血不足，肾精亏虚，故见脱发；舌质红，苔白，脉弦细，为肝肾亏虚、虚火扰心之象。首诊结合病史，四诊合参，辨证为肝肾阴虚，虚阳上扰之乳岩；治以滋补肝肾、清心除烦，解毒散结为法，方以酸枣仁汤和二至丸加味。药后睡眠好转，方以滋补肝肾、清心除烦、解毒散结为法，遣方用药，至今服药近5年，病情稳定，未见复发与转移。

酸枣仁汤出自医圣张仲景《金匮要略》，原书主治"虚劳虚烦不得眠"。方中重用酸枣仁，养肝血、安心神，为主药。心肝之血滋养有源，阴生阳潜，则失眠与一切阴虚阳浮之征皆可自除。

此案患者其病理免疫组化检查结果为雌激素受体（ER）、孕激素受体（PR）和原癌基因HER-2均为阴性的乳腺癌。这类乳腺癌占所有乳腺癌病理类型的10%~20%，无须内分泌药物治疗，预后较其他类型差，远处转移风险较高。患者恰逢绝经期后，患病后得知病理类型特殊，整天疑心重重，精神压力较大，失眠时好时重。在服用中药同时，每诊见其必劝导。久之熟悉后，也会有所批评。患者自诉："每次诊病前1~2天入睡困难，来诊后受到批评说教，回家心情好转，睡眠亦快。"心理疏导对于肿瘤患者怡畅情志，缓解心理压力，心、身、病同治是非常有必要的。

目前乳腺癌的治疗趋势为综合治疗与个体化治疗结合，随着医学模式的转变，逐渐重视生活质量在疗效评价中的地位。中医药在具有"对因治疗"作用同时，更具有调整人体脏腑、气血功能活动和整体功能，提高人体对社会和自然环境的适应能力的特点。实践证明，辨证施治使用中药，可逆转并减轻毒副作用，降低复发转移率，延长生存期，提高生活质量。

医案3　刘某，女，72岁，2017年4月26日初诊。

患者1月前因胸痛、憋气住院治疗，检查发现右乳占位，钼靶显示：68mm×31mm×57mm，大小不均匀回声肿物，边界不清。穿刺活检示：右乳黏液腺癌。胸部 CT 示：右肺胸膜下实性结节。冠脉造影提示：LAD、LCD、RCA 管壁多发钙化斑。因患者高龄，既往高血压病 30 年，冠心病病史 12 年，乳腺外科建议保守治疗。

现症见右乳肿物如鸡蛋大小，胸痛气短，咳嗽咳痰，形体肥胖，驼背严重，纳可，大便调，舌质淡红，苔薄白，左脉沉滑小数，右脉弦滑小数。

中医诊断：乳岩。痰瘀阻络。

西医诊断：右乳癌。

治法：宽胸化痰，通络散结。

处方：瓜蒌薤白半夏汤加味。瓜蒌 12g，半夏 10g，郁金 10g，薤白 5g，葛根 15g，钩藤 15g，炒枳实 7g，猫爪草 15g，丝瓜络 15g，延胡索 15g，丹参 15g，姜黄 8g，浙贝母 15g，薏苡仁 15g，橘核 10g，王不留行 15g。共 14 剂，每日 1 剂，早晚各一次。

二诊：2017 年 5 月 10 日。患者未至，其女代述，药后胸痛、气短明显减轻，咳痰减少，舌脉未及。曾查 p53 抗癌基因 <1%。

处方：上方去姜黄，加当归 10g。加服西黄胶囊 2 粒/次，2 次/日。共 14 剂，每日 1 剂，早晚各一次。

三诊：2017 年 7 月 5 日。腰腿疼痛，右乳肿块时痛，触及肿物如前，外观无红肿，无胸痛及憋气，舌质淡红，苔薄白，脉沉滑小数时结。

处方：瓜蒌 15g，半夏 6g，郁金 10g，姜黄 8g，浙贝母 15g，薏苡仁 15g，丹参 15g，丝瓜络 15g，海藻 12g，露蜂房 5g，生牡蛎 30g，赤芍 12g，连翘 12g，半枝莲 15g，鸡内金 12g，八月札 10g。共 14 剂，每日 1 剂，早晚各一次。

四诊：2018 年 1 月 1 日。气短，活动后加重，自汗，口干，眼睑浮肿，触诊右乳肿块较前变小，外观无红肿，夜尿频数，夜行 4～5 次。舌质红，苔薄黄，脉沉弦滑数时结。

处方；瓜蒌 12g，半夏 10g，薤白 5g，桂枝 10g，丹参 15g，浙贝母 15g，猫爪草 15g，姜黄 8g，丝瓜络 15g，橘核 10g，郁金 9g，鸡内金 12g，夏枯草 15g，红景天 12g，煅龙骨、煅牡蛎各 20g。共 14 剂，每日

1 剂，早晚各一次。

五诊：2018 年 4 月 12 日。家属代述：少有气短，视物模糊，自触右乳房肿物，现如枣大。

处方：瓜蒌 12g，薤白 5g，半夏 10g，石斛 15g，菊花 10g，猫爪草 12g，露蜂房 5g，橘核 10g，桑螵蛸 10g，丝瓜络 15g，王不留行 15g，白花蛇舌草 15g，浙贝母 15g，丹参 15g，薏苡仁 15g，姜黄 6g。共 30 剂，每日 1 剂，早晚各一次。

六诊：2018 年 12 月 6 日。心烦易怒，耳聋，眵多，夜尿频，右乳肿物无明显肿大，外观无红肿，舌质红，苔薄白，脉滑小数。

处方：瓜蒌 12g，半夏 10g，薤白 5g，炒枳实 9g，丝瓜络 15g，郁金 9g，猫爪草 15g，龙葵 12g，菊花 12g，丹参 15g，八月札 10g，王不留行 10g，益智仁 12g，半枝莲 12g，夏枯草 15g，浙贝母 15g。共 30 剂，每日 1 剂，早晚各一次。

七诊：2019 年 7 月 1 日。其女代述，视物模糊，腰酸，无胸闷气短，纳可，二便调。

处方：菊花 12g，石斛 15g，丹皮 10g，炒山药 12g，熟地黄 12g，茯苓 10g，泽泻 10g，木贼 10g，夏枯草 15g，杜仲 15g，桑寄生 15g，猫爪草 15g，露蜂房 5g，龙葵 15g，姜黄 5g，浙贝母 15g，怀牛膝 12g。共 30 剂，每日 1 剂，早晚各一次。

八诊：2020 年 1 月 22 日。患者未至，家属代述，气短，少有烧心，二便调，右乳肿块缩小如黄豆粒大小。

处方：柴胡 9g，炒枳实 12g，炒白芍 12g，甘草 6g，丹参 15g，葛根 15g，瓦楞子 15g，黄连 5g，吴茱萸 3g，浙贝母 15g，猫爪草 15g，莪术 6g，降香 6g，橘核 10g，太子参 15g，丝瓜络 15g。共 30 剂，每日 1 剂，早晚各一次。

按语：此案患者因胸痹住院检查发现右乳占位性病变，经穿刺活检确诊为右乳黏液腺癌，因患者高龄，既往有冠心病病史 12 年，冠脉造影检查冠状动脉多处狭窄斑块。考虑手术风险，故采用中医药治疗。

患者平素忧怒抑郁，情志失调，肝郁气逆犯脾，脾失健运，加之嗜食肥甘厚味，形体肥胖，则痰湿内生；患有胸痹多年，冠脉狭窄，气滞、血瘀，痰湿相互搏结于乳络而成乳癌。晋代葛洪《肘后备急方》

中提出："痛结肿坚如石，或如大核，色不变，或作石痛不消。""若发肿至坚而有根者，名曰石痈。"朱丹溪曰："厚味所酿，以致厥阴之气不行，故窍不得通而汁不得出。"

患者形体肥胖，平素性情急躁，肥人多痰多湿，郁怒伤肝，气滞血瘀，痰阻经络而成肿物；痰为阴邪，其性黏滞，停于心胸，胸阳窒塞，络脉阻滞，故胸痛气短；脾为生痰之源，肺为贮痰之器，脾虚运化无权，痰湿内停，故咳嗽咳痰；舌质淡红，苔白腻，脉弦滑数为痰瘀内阻之征。首诊依据病史，四诊合参，辨证为痰瘀阻络之乳岩，治以宽胸化痰，通络散结为法，方以瓜蒌薤白半夏汤加味。二诊胸痛气短明显减轻。

服用中药3年，总以宽胸化痰、解毒散结为法贯穿始终，冠心病病情稳定，未见加重，生活自理；乳房肿块现缩小如黄豆粒大。该案胸痹在先，乳岩在后，黏液腺癌可辨为痰湿瘀毒，病机相同，治疗相近，体现了中医"异病同治""慢病缓图"的治疗理念。

医案4 刘某，女，53岁，2014年7月7日初诊。

患者2006年6月发现左乳肿物，就诊于沧州市中心医院，确诊为乳腺癌，病理类型：浸润性导管癌。行左乳癌根治术，术后化疗6周期（具体用药不详）。2013年4月因腰腿痛就诊，经检查诊为"腰椎，左股骨多发骨转移"，后行放疗28次。为求中医药治疗前来就诊。

现症见腰痛，下肢肌肉痛，周身酸沉，气短，乏力，自汗，头晕，失眠，入睡难，1周前曾高热1次，纳可，二便调，舌质淡红，苔薄白，脉细弱。

中医诊断：乳岩。脾肾亏虚，毒瘀阻络。

西医病名：乳腺癌骨转移。

治法：健脾补肾，解毒散瘀。

处方：生脉散加味。黄芪15g，太子参10g，麦冬10g，五味子6g，怀牛膝15g，千年健10g，杜仲12g，猫爪草15g，酸枣仁12g，炒白芍15g，延胡索15g，蜈蚣1条，刺五加15g，丝瓜络12g，合欢花10g，浮小麦30g，煅牡蛎20g，川续断15g，姜黄8g。共14剂，每日1剂，早晚各一次。

二诊：2014 年 8 月 7 日。药后头汗多，时头痛，时有下肢窜痛，腰痛，晚餐后腹胀，舌质淡红，苔薄白，脉沉滑。

处方：夏枯草 15g，浙贝母 15g，龙胆草 6g，蔓荆子 12g，菊花 10g，蒲黄 10g，五灵脂 10g，刺五加 15g，怀牛膝 15g，薏苡仁 15g，杜仲 12g，桑寄生 15g，鸡血藤 15g，独活 12g，首乌藤 15g，酸枣仁 15g。共 14 剂，每日 1 剂，早晚各一次。

三诊：2014 年 12 月 2 日。晨起口干口苦，腰骻疼痛，晨起手僵痛，下肢凉，舌质淡红，苔薄白，脉沉滑尺减。

处方：柴胡 10g，黄芩 10g，半夏 10g，前胡 10g，怀牛膝 15g，独活 12g，秦艽 10g，刺五加 15g，鸡血藤 15g，狗脊 10g，石斛 15g，蜈蚣 1 条，川续断 15g，杜仲 15g，络石藤 15g，首乌藤 15g。共 14 剂，每日 1 剂，早晚各一次。

四诊：2015 年 6 月 8 日。时有腰痛，乏力，纳可，二便调。复查骨扫描：腰椎、胸椎、股骨多处骨转移。

处方：当归 10g，炒白芍 15g，熟地黄 12g，杜仲 15g，狗脊 12g，川续断 15g，鸡血藤 15g，怀牛膝 15g，桑寄生 15g，蜈蚣 1 条，猫爪草 15g，露蜂房 5g，延胡索 15g，郁金 10g，白花蛇舌草 15g，女贞子 12g。共 14 剂，每日 1 剂，早晚各一次。

五诊：2015 年 11 月 29 日。心烦易急，善太息，头痛，入睡难，下肢关节痛，舌红，苔薄白，脉细弦数。

处方：柴胡 9g，炒白芍 12g，当归 10g，炒白术 10g，茯苓 12g，丹皮 10g，栀子 9g，薄荷 6g，蔓荆子 12g，石菖蒲 12g，延胡索 15g，杜仲 15g，丝瓜络 15g，蜈蚣 1 条，秦艽 12g，生龙骨、生牡蛎各 20g。共 14 剂，每日 1 剂，早晚各一次。

六诊：2016 年 1 月 11 日。乏力减轻，身痛较前减轻，口黏，口苦，腰以下无汗，舌质暗红，苔薄白，脉滑小弦。

处方：柴胡 9g，黄芩 10g，半夏 10g，党参 12g，秦艽 12g，威灵仙 12g，薏苡仁 15g，伸筋草 15g，地龙 10g，蜈蚣 1 条，杜仲 12g，浙贝母 12g，鸡血藤 15g，独活 12g，露蜂房 5g，猫爪草 15g。共 14 剂，每日 1 剂，早晚各一次。

七诊：2016 年 4 月 24 日。复查骨扫描示：全身骨多处浓聚灶。住院放疗 21 次，出院后现口干，咽干，鼻干，咽痒，胸闷，嗳气，舌质淡暗，苔薄黄，脉细数。

处方：南沙参 12g，麦冬 10g，石斛 15g，百合 10g，丹参 15g，菊花 10g，女贞子 10g，旱莲草 15g，怀牛膝 15g，焦三仙各 12g，生地黄 12g，天花粉 12g，浙贝母 12g，柏子仁 12g，桑寄生 15g，蜈蚣 1 条。共 14 剂，每日 1 剂，早晚各一次。

八诊：2016 年 11 月 28 日。咳嗽，咽痛，舌痛，咳痰色黄，口干，乏力，左胁疼痛，舌质暗红，苔薄白，脉沉滑。

处方：瓜蒌 15g，浙贝母 15g，菊花 12g，石斛 15g，百合 10g，黄精 12g，薏苡仁 15g，甘草 6g，麦冬 10g，半夏 10g，黄连 6g，木蝴蝶 5g，生地黄 12g，地龙 10g，鱼腥草 15g，杜仲 12g。共 14 剂，每日 1 剂，早晚各一次。

九诊：2017 年 3 月 29 日。周身不舒，自汗，乏力，口干舌燥，耳鸣，视物模糊，健忘，大便不畅。舌质淡暗，苔薄白，脉沉滑。复查骨扫描示：胸骨、肋骨、腰椎多处骨转移。西药加服卡培他滨片。

处方：枸杞 10g，菊花 10g，浮小麦 30g，麦冬 10g，党参 12g，五味子 6g，石斛 15g，女贞子 10g，旱莲草 15g，露蜂房 5g，薏苡仁 15g，厚朴 10g，杜仲 12g，姜黄 8g，益智仁 10g，生白术 20g。共 14 剂，每日 1 剂，早晚各一次。

十诊：2017 年 9 月 6 日。口干口苦，恶心，头晕，嗳气，腹胀，下肢浮肿，眼睑浮肿，小便短少，大便不畅 2～3 日一行，舌质淡暗，苔薄白，脉沉弦尺减。复查：CEA53. 17ng/mL（↑），CA153U/mL（＞300）。血常规：血红蛋白 98g/L。

处方：柴胡 9g，黄芩 12g，半夏 10g，炒枳实 10g，当归 10g，猫爪草 15g，太子参 12g，紫苏梗 10g，木香 6g，砂仁 4g，浙贝母 15g，姜黄 6g，生白术 15g，杜仲 15g，柏子仁 12g，泽泻 15g。共 14 剂，每日 1 剂，早晚各一次。

十一诊：2018 年 3 月 11 日。患者口干口苦，恶心呕吐，乏力，左肩疼痛，抬举不利，复查 CT：肩胛骨转移，右侧股骨头坏死。舌质暗红，苔白微腻，脉沉滑。

处方：柴胡 9g，黄芩 10g，半夏 10g，太子参 12g，薏苡仁 15g，葛根 15g，鸡血藤 15g，焦三仙各 15g，鸡内金 15g，红景天 10g，女贞子 10g，蜈蚣 3g，全蝎 3g，姜黄 8g，黄精 10g，刺五加 15g。共 14 剂，每日 1 剂，早晚各一次。

十二诊：2018 年 10 月 31 日。舌僵，言语不利，吞咽不畅，自汗，心悸，头热，咽干，下肢痛，入睡难，大便偏干，舌质红，无苔，裂纹舌，脉细尺减。复查脑核磁：颅内多发转移瘤。

处方：酸枣仁 15g，知母 8g，川芎 6g，茯神 12g，柏子仁 10g，阿胶 6g，黄连 6g，炒白芍 15g，生地黄 12g，首乌藤 15g，蜈蚣 2g，全蝎 3g，浮小麦 30g，夏枯草 15g，煅龙骨、煅牡蛎各 20g。共 14 剂，每日 1 剂，早晚各一次。

按语：骨肿瘤是指发生于骨及骨的附属组织的肿瘤。早在《灵枢·刺节真邪》即有"有所结，深中骨，气因于骨，骨与气并，日以益大，则为骨疽"的记载。明·薛己《外科枢要》说："若伤肾气，不能荣骨而为肿者，其自骨肿起，按之坚硬，名曰骨瘤。"《医宗金鉴·外科心法要诀·瘿瘤》曰："骨瘤尤宜补肾散坚，行瘀利窍，调元肾气丸主之。"

此患者根据四诊资料，结合乳腺癌病史，以及现代影像学检查，诊断为乳腺癌骨转移瘤，辨证为脾肾亏虚，毒瘀阻络，治以健脾补肾、解毒散瘀为法，方以生脉散加味治疗。2 年后加重，继以放疗，结合养阴补肾、解毒散瘀治疗，最后出现脑转移而放弃治疗，中药先后治疗 4 年半之久，为患者减轻了病痛及放疗的副作用，延长了生存期，提高了生活质量。

医案 5 田某，女，51 岁，2016 年 6 月 13 日初诊。

患者 2 年前触及左乳有枣样肿物，就诊于当地医院，查乳腺彩超：左乳肿物大小约 4cm×5cm。2014 年 7 月在沧州市中心医院行左乳癌根治切除术，术后病理示：浸润性导管癌。术后化疗 6 周期（具体用药不详），自化疗后月经未至，头晕，乏力。

现症见头晕乏力，时有心悸，气短；脱发，面色淡少泽，足跟麻木，纳可，寐安，二便调，近 2 年实验室检查示白细胞低下，服用升白药物效果欠佳。舌质淡暗，苔薄白，脉细小数。血常规：Hb115g/L，

WBC2.7×10^9/L。

中医诊断：失荣。气血双亏。

西医诊断：①乳腺癌术后化疗后；②骨髓抑制。

治法：益气养血，健脾益肾。

处方：八珍汤加味。党参12g，炒白术10g，茯苓12g，炙甘草6g，当归10g，熟地黄12g，炒白芍12g，黄芪15g，麦冬10g，五味子6g，杜仲15g，地榆15g，女贞子10g，鸡血藤15g，枸杞10g，益智仁10g。共14剂，每日1剂，早晚各一次。

二诊：2016年6月13日。药后头晕，乏力明显减轻，仍足跟麻木，心悸，气短未作，纳可，眠安，二便调，舌质淡暗，苔薄白，脉细弦。血常规：WBC3.1×10^9/L。

处方：上方去杜仲、五味子，加菟丝子12g，怀牛膝15g。共14剂，每日1剂，早晚各一次。

三诊：2017年1月11日。时有烘热汗出，面色红润，无头晕、乏力，脱发已减轻，纳可，二便调，舌质淡红，苔薄白，脉滑小数。血常规：WBC4.0×10^9/L。

处方：黄芪15g，党参10g，麦冬10g，当归10g，炒白芍12g，生地黄12g，鸡血藤15g，浮小麦30g，百合12g，怀牛膝15g，女贞子10g，菟丝子12g，地榆15g，猫爪草15g，炒麦芽15g，姜黄8g。共14剂，每日1剂，早晚各一次。

四诊：2018年4月4日。时有头晕，气短，寐不实，易醒，纳可，二便调，舌质淡嫩，苔薄白，脉细小弦。复查乳腺肿瘤标志物、胸腹部CT，未见异常。血常规：WBC2.83×10^9/L。

处方：黄芪15g，党参10g，麦冬10g，五味子6g，当归10g，熟地黄10g，炒白术10g，茯苓12g，女贞子10g，菟丝子12g，刺五加15g，地榆15g，鸡内金15g，黄精10g，桑椹12g，怀牛膝15g。共30剂，每日1剂，早晚各一次。

五诊：2019年2月18日。时有乏力，烘热汗出，无头晕及心悸，纳可，眠安，大便调，舌质淡暗，苔薄白，脉沉滑尺减。血常规：白细胞3.11×10^9/L。

处方：女贞子10g，旱莲草15g，浮小麦30g，百合10g，生地黄

12g，地榆 15g，鸡血藤 15g，防风 10g，川牛膝 15g，夏枯草 15g，杜仲 12g，首乌藤 15g，姜黄 6g，浙贝母 15g，橘核 10g，丝瓜络 15g。共 30 剂，每日 1 剂，早晚各一次。

六诊：2020 年 1 月 7 日。困倦，时有乏力，无头晕及心悸，纳可，眠安，二便调，舌质淡暗，苔薄白，脉沉滑。复查乳腺彩超、乳腺肿瘤标志物、胸腹部 CT 均未见异常。头部 CT 示：左侧额叶腔隙梗死灶。血常规：Hb106g/L，WBC4.46×10^9/L。

处方：黄芪 20g，生晒参 9g，炒白术 10g，升麻 6g，当归 10g，陈皮 6g，柴胡 6g，女贞子 12g，川芎 6g，地榆 15g，浙贝母 15g，丝瓜络 15g，八月札 10g，杜仲 15g，猫爪草 15g，半枝莲 12g。共 30 剂，每日 1 剂，早晚各一次。

按语：此案患者自触乳腺肿物就诊，行手术切除，术后行化疗 6 周期。自术后化疗后 2 年白细胞低下，而寻中医治疗。

《素问·上古天真论》云："女子七七，任脉虚，太冲脉衰少，天癸竭，地道不通。"患者 49 岁发病，冲任亏虚，冲任隶属于肝肾，为气血之海，肝肾不足，冲任失调则气血运行不畅，气滞血凝，阻于乳络而发为本病。《疡疬经验全书》曰："乳岩乃阴极阳衰，血无阳安能散，致血渗入心经而生此疾。"患者因正虚而邪入致病，经手术创伤气血受损，加之化疗药物的损害，伤及脾肾，正气更损，气血亏虚，血虚不荣，故见头晕乏力，脱发，足跟麻木，时有心悸气短，白细胞下降。化疗后绝经，舌质淡暗，苔薄白，脉细小数，为气虚夹瘀之象。辨证为气血双亏之失荣病，治以益气养血、健脾益肾为法，方以八珍汤加味，药后诸症减轻。

此案患者长期白细胞低下，为化疗后主要毒副作用骨髓抑制。骨髓抑制主要指白细胞下降，血小板减少及贫血等症，临床主要表现为面色萎黄或苍白，唇甲色淡，疲乏无力，头晕眼花，心悸失眠，手足麻木等，在中医学属于血虚证范畴。

脾胃为后天之本，为气血生化之源，气机升降之枢纽，运化水谷，化生精微，洒陈六腑，调和五脏，乳癌术后各个阶段均应顾护胃气。而肾得脾之补济才能滋养诸脏，李东垣《脾胃论》曰："真气又名元气，乃先身生之精气，非胃气不能滋之。"肾为先天之本，元气之根，肾主骨生髓，肝肾同源，乳腺癌术后肝肾亏虚，无以灌注冲任，在益气健脾的同时调补肝肾，培补真气，有助于调整体脏腑、阴阳、气血的平衡，有利于患者元气、正气的恢复。

患者至今间断服药近 4 年，每诊药后白细胞上升，诸症缓解。患者每次就诊常说："一服药就全身舒适。"术后 6 年，病情稳定，未见复发与转移。

第五章
消化系统肿瘤

第一节　食管癌

一、定义

食管癌是发生于下咽部到食管与胃结合部，起源于食管新膜上皮细胞和腺上皮细胞的恶性肿瘤。食管癌的病因目前尚不清楚，大多数学者认为与地域因素、饮食习惯及遗传易感性等有关。

根据临床表现和古代医籍的描述，食管癌归属于"噎膈""噎食症"的范畴。

二、中医对食管癌的认识

中医学认为，噎膈的发生不外忧思气结，七情所伤，痰气交阻，痰瘀互结；或过食辛热、膏粱厚味、吸烟饮酒，湿阻内生，津伤血燥；或年老体弱，脏腑虚衰，血竭津枯，形成气滞、痰阻、血瘀三种邪气阻滞食道，日久生癌，阻塞食管。疾病性质为本虚标实，病位在食管。

三、治疗原则

食管癌早期以标实为主，中医治疗重在疏肝解郁，化痰散结，和胃降逆，佐以润燥；中期虚实夹杂，应攻补兼施；晚期正气亏虚，应健脾补肾，益气养阴，养血生津，兼以祛邪。

四、中医治疗

（一）辨证论治

1. 痰气互阻证

主症：食入不畅，吞咽不顺，时有嗳气不舒，胸膈痞闷，伴有隐痛，口干，舌淡质红，苔薄白，脉弦细。

治法：开郁降气，化痰散结。

方药：旋覆代赭汤合四逆散加减。柴胡、枳壳、白芍、旋覆花、代赭石、法半夏、郁金、陈皮、山豆根、草河车等。

2. 血瘀痰滞证

主症：吞咽困难，胸背疼痛，甚则饮水难下，食后即吐，吐物如豆汁，大便燥结，小便黄赤，形体消瘦，肌肤甲错，舌质暗红少津，或有瘀斑瘀点，苔黄白，脉细涩或细滑。

治法：祛瘀散结，化痰解毒。

方药：血府逐瘀汤加减。当归、生地黄、桃仁、红花、枳壳、赤芍、川芎、桔梗、柴胡、急性子、半夏、全瓜蒌等。

3. 阴虚内热证

主症：进食哽噎不下，咽喉干痛，潮热盗汗，五心烦热，大便秘结，舌干红少苔，或有裂纹，脉细数。

治法：滋阴润燥，清热生津。

方药：一贯煎合人参养胃汤加减。沙参、麦冬、生地黄、石斛、玉竹、当归、川楝子、地骨皮、知母、鳖甲等。

4. 气虚阳微证

主症：饮食不下，泛吐清水或泡沫，形体消瘦，乏力短气，面色苍白，形寒肢冷，面足浮肿，舌质淡，脉虚细无力。

治法：益气养血，温阳开结。

方药：当归补血汤合桂枝人参汤加减。黄芪、当归、干姜、党参、白术、熟地黄、白芍、桂枝、急性子、半夏等。

（二）中成药

1. 西黄丸

每次 3~5g，每日 2~3 次。用于晚期食管癌热毒内攻，痰血内结者。

2. 开郁顺气丸

每次 1 丸，每日 3 次。用于食管癌气滞痰凝者。

3. 六神丸

每次 10~15 粒，每日 4 次。用于食管癌热毒偏盛，症见吞咽梗阻、胸骨后疼痛者。

4. 六味地黄丸

每次 1 丸，每日 2~3 次。用于食管癌癌前病变、食管癌及放化疗后证属肝肾阴虚者。

5. 新癀片

每次 2~4 片，每日 3 次。用于食管癌证属瘀热内盛者。

6. 通关口服液

每次 2~4 支，每日 3~4 次。用于食管癌梗阻者。

五、临床验案

医案 1 卢某，女，52 岁，2015 年 2 月 3 日初诊。

患者 2009 年 6 月因胸骨后疼痛、消瘦就诊于沧州中西医结合医院，经胃镜检查，确诊为食管癌；术后病理类型为鳞状上皮细胞癌，术后行化疗 6 周期（具体用药不详）。现复查胃镜：慢性非萎缩性胃炎，吻合口炎。

现症见胃脘嘈杂，后背疼痛，纳差食少，反复感冒，眠差早醒，眼干，咽中有痰，畏寒，形体瘦弱，40kg/162cm，面色淡暗，晨起即便，大便溏薄。舌质淡红，苔白、有苔藓，脉细数。

中医诊断：胃痛。脾胃虚寒，毒瘀阻络。

西医诊断：食管癌术后，化疗后。

治法：健脾益气，解毒散瘀。

处方：参苓白术散加味。木香5g，砂仁2g，陈皮8g，党参10g，炒白术 10g，茯苓 15g，延胡索 15g，焦三仙各 15g，蒲公英 15g，炒山药 15g，猫爪草 10g，白扁豆 15g，瓦楞子 15g，海螵蛸 10g，石斛 15g，当归 10g，浙贝母 10g，菟丝子 10g。共 14 剂，每日 1 剂，早晚各一次。

二诊：2015 年 3 月 3 日。欲感冒，眠差早醒，无胃痛，大便 3 日 1 行，停药后晨起即便。舌质淡红，有苔藓，脉细。

处方：上方去延胡索、海螵蛸、浙贝母、砂仁，加补骨脂 12g，佛手 10g，丹参 15g，蜜远志 8g，肉桂 3g。共 14 剂，每日 1 剂，早晚各一次。

三诊：2015 年 3 月 24 日。腹凉，脐周不适，时下坠，自汗，周身发紧，舌质淡红，苔剥，脉细。

处方：桂枝 10g，炒白芍 10g，饴糖 10g，干姜 6g，吴茱萸 3g，炙甘草 6g，焦三仙各 15g，鸡内金 15g，莪术 6g，延胡索 12g，浮小麦 30g，当归 10g，煅龙骨、煅牡蛎各 25g，炒山药 15g，黄芪 15g，党参 10g。共 14 剂，每日 1 剂，早晚各一次。

四诊：2015 年 12 月 6 日。腹凉，纳多腹胀，眠差，眠后不解乏，左胸胀闷，泛酸，大便不成形，舌面白斑，舌质淡红，苔薄白，脉细。

处方：黄芪 15g，太子参 10g，炒白术 10g，当归 10g，蜜远志 6g，木香 6g，瓦楞子 15g，焦三仙各 15g，鸡内金 10g，薏苡仁 15g，紫苏梗 10g，乌药 10g，片姜黄 5g，石斛 15g，百合 10g，乌贼骨 10g，炒枳壳 10g，威灵仙 10g。共 14 剂，每日 1 剂，早晚各一次。

五诊：2016 年 8 月 29 日。视物模糊，眼干，泛酸，夜间明显，眠差多梦易醒，晨起手胀，腰酸，大便调，舌质淡红，苔薄白，脉细数。

处方：石斛 15g，菊花 12g，瓦楞子 15g，海螵蛸 15g，炒山药 15g，熟地黄 12g，木贼 12g，刺五加 15g，杜仲 15g，续断 12g，蜜远志 8g，鸡血藤 15gg，当归 10g，酸枣仁 12g，吴茱萸 3g，焦三仙各 10g。共 14 剂，每日 1 剂，早晚各一次。

六诊：2016 年 12 月 22 日。前胸后背胀满，排便不畅，纳后胃脘胀满，舌质淡红，苔中苔藓，脉细弦。

处方：清半夏 10g，厚朴 9g，紫苏梗 10g，炒枳实 10g，白术 20g，麦冬 6g，莱菔子 12g，片姜黄 8g，焦三仙各 12g，木香 6g，浙贝母 12g，瓦楞子 15g，生姜 10g，鸡内金 12g，党参 10g，威灵仙 12g。共 14 剂，每日 1 剂，早晚各一次。

七诊：2017 年 8 月 23 日。晨起乏力，纳后四肢无力，头晕，血压低，纳可，眠差易醒，小便急，泛酸，自汗，舌质淡，苔薄白，脉细弱。

处方：黄芪 20g，生晒参 10g，麦冬 10g，五味子 6g，升麻 6g，当归 10g，炒白术 10g，柴胡 6g，陈皮 6g，刺五加 15g，益智仁 15g，瓦楞子 15g，煅龙骨 20g，黄精 10g，炒山药 12g，杜仲 12g，阿胶 8g。共 14 剂，每日 1 剂，早晚各一次。

八诊：2018 年 2 月 7 日。呃逆，嗳气甚，晨起 4 点即便，眠差早醒，泛酸，小腹胀满，舌痛，眼干涩。舌质淡红，苔薄白，脉细弦。

处方：木香 6g，砂仁 4g，陈皮 8g，清半夏 10g，太子参 12g，炒白术 10g，茯苓 12g，炙甘草 6g，石斛 15g，首乌藤 15g，瓦楞子 15g，黄连 3g，肉桂 1g，焦三仙各 12g，紫苏梗 10g，佛手 10g，高良姜 6g。共 14 剂，每日 1 剂，早晚各一次。

九诊：2018 年 9 月 10 日。眠差，易醒多梦，脑鸣，头昏沉，纳可，大便不成形，排便无力。舌质淡红，苔薄白，脉细小数。

处方：黄芪 30g，生晒参 10g，炒白术 10g，茯苓 10g，葛根 15g，黄精 12g，蜜远志 6g，石菖蒲 12g，焦三仙各 15g，鸡内金 15g，炒枳壳 12g，女贞子 12g，柏子仁 12g，刺五加 15g，浙贝母 15g，当归 10g，瓦楞子 15g，牛膝 12g。共 14 剂，每日 1 剂，早晚各一次。

十诊：2019 年 10 月 29 日。时有烧心反酸，纳可，大便调，眠差，舌质暗红，苔剥，脉沉滑尺减。

处方：黄芪 15g，太子参 15g，生白术 15g，当归 10g，瓦楞子 15g，木香 5g，石斛 15g，百合 10g，乌贼骨 10g，浙贝母 12g，绞股蓝 12g，焦三仙各 12g，鸡内金 12g，甘草 6g，女贞子 12g，威灵仙 12g。共 14 剂，每日 1 剂，早晚各一次。

十一诊：2020 年 1 月 14 日。行走气短，眠浅易醒，醒后难以入睡多梦，呃逆，舌质淡红，少苔，脉细小弦。

处方：黄连 4g，阿胶 5g，炒白芍 15g，地黄 12g，旋覆花 10g，首乌藤 15g，酸枣仁 15g，甘草 6g，合欢花 10g，蜜远志 6g，焦三仙各 12g，鸡内金 12g，百合 10g，炒山药 15g，刺五加 12g，黄精 12g，肉桂

1g。共 21 剂，每日 1 剂，早晚各一次。

十二诊：2020 年 3 月 24 日。纳后腹胀，眠差，入睡难，无头晕，神疲，恶心，形瘦，面色萎黄，大便不畅，时溏，舌质淡红，苔薄白，脉细小数。复查腹部 CT 示：结肠内多发积气积便。

处方：太子参 15g，生白术 15g，鸡内金 15g，焦三仙各 15g，厚朴 10g，佛手 12g，茯苓 12g，当归 10g，莪术 6g，肉苁蓉 15g，炒枳实 12g，怀牛膝 15g，柏子仁 10g，蜜远志 6g，猫爪草 12g，威灵仙 12g，黄芪 15g，麦冬 10g。共 14 剂，每日 1 剂，早晚各一次。

按语：此案患者因胸骨后疼痛、消瘦就诊，经医院检查诊断为食管癌，行手术及化疗。术后 5 年因胃痛、纳少继续中医药治疗。

患者为中学教师，平素忧思郁怒，忧思伤脾，脾伤则气结，水湿失运，湿聚酿痰，痰气相搏，阻于食管；恼怒伤肝，肝伤则气郁，久则致血瘀，瘀血阻滞食管，气滞、血瘀、痰浊三者互结，致膈咽不通，饮食不下而噎膈。本病既有邪实的一面，即气滞、痰阻、血瘀；又有本虚的一面，即津枯血燥，病理性质为本虚标实。其病位在食管。而食管咽至胃，为饮食之通道，属胃气所主，所以其病变脏腑关键在胃，又与肝脾肾有密切关系，故肝脾肾三脏亦是本病的重要病变脏腑。《太平圣惠方》载："寒温失宜，食饮乖度，或恚怒气逆，思虑伤心，致使阴阳不和，胸膈痞塞，故名膈气也。"

患者脾胃素虚，病后胃气未复，脾胃虚寒，中阳不运，寒从内生；胃虚气逆，扰乱中宫，则胃脘嘈杂，胃失温煦加之久病入络，不通则痛，则后背疼痛；脾弱不能运化水谷精微，故形体消瘦、纳差；脾主四肢，阳气虚衰，不能达于四肢，则畏寒；脾运失司，湿从内生则便溏，即起即便；舌质淡红，苔薄白，脉细弱为中焦虚寒之象。首诊结合病史，四诊合参，辨证为脾胃虚寒，毒瘀阻络之胃痛。治以健脾益气，解毒散瘀为法，方以参苓白术散加味。二诊药后症减，后以健脾益肾，养阴散结为法，调理 5 年余，病情稳定，未见复发与转移。

此案患者食管癌术后至今已 11 年，后采用中医巩固治疗，能够防止复发转移，改善症状，提高生存质量，延长生存时间。

医案 2 刘某，男，70 岁，2018 年 3 月 5 日初诊。

患者 2017 年 10 月出现胃痛，伴胃胀，反酸，烧心，在当地医院检查胃镜示：食管肿物，慢性浅表性胃炎。病理结果：鳞状细胞癌（距门齿 30cm 的食管），中低分化。超声内镜检查：考虑侵犯较深，不建议行内镜下手术切除，2017 年 12 月 14 日行放疗 30 次，口服卡培他滨 1 周期。既往有脑梗死病史。

现症见食多、过快则前胸哽噎，纳少，烧心反酸，消瘦，乏力，大便调，舌质暗红，苔薄白，脉沉滑小数。

中医诊断：噎膈。毒瘀内阻，脾胃虚弱。

西医诊断：食管癌放疗后。

治法：软坚化痰，健脾和胃，养阴生津。

处方：通幽汤加味。当归 10g，生地黄 12g，桃仁 10g，红花 9g，升麻 10g，太子参 15g，炒白术 10g，三棱 6g，莪术 6g，乌贼骨 10g，麦冬 10g，蒲公英 15g，土茯苓 15g，鸡内金 15g，炒麦芽 15g，威灵仙 12g。共 21 剂，每日 1 剂，早晚各一次。

二诊：2018 年 3 月 26 日。家属代述：药后纳食增加，进食较前通畅，面色淡，时有乏力、烧心、反酸减轻，大便调，舌脉未及。

处方：黄芪 15g，党参 10g，麦冬 10g，五味子 6g，当归 10g，熟地黄 10g，焦三仙各 15g，瓦楞子 15g，桃仁 9g，升麻 10g，姜黄 8g，土茯苓 12g，红景天 12g，百合 12g，威灵仙 12g，露蜂房 5g。共 30 剂，每日 1 剂，早晚各一次。

三诊：2018 年 7 月 25 日。患者未至，家属代述：咳嗽，咳痰色白，乏力，纳可，进食无哽噎，大便干结，舌脉未及。

处方：瓜蒌 15g，半夏 15g，厚朴 10g，茯苓 12g，甘草 6g，姜黄 8g，黄芪 15g，党参 10g，麦冬 10g，五味子 6g，生白术 15g，蜜紫菀 12g，猫爪草 15g，藤梨根 12g，黄精 12g，薏苡仁 15g。共 30 剂，每日 1 剂，早晚各一次。

四诊：2019 年 1 月 23 日。家属代述：大便干结，2～3 日一行，纳可，无腹胀，无乏力，无恶心呕吐，既往有习惯性便秘病史多年。

处方：玄参 12g，麦冬 10g，生地黄 12g，浙贝母 15g，姜黄 6g，鸡内金 15g，党参 10g，生白术 15g，当归 10g，威灵仙 12g，桃仁 10g，红景天 12g，白花蛇舌草 15g，郁李仁 12g，女贞子 10g，炒麦芽 15g。共

30 剂，每日 1 剂，早晚各一次。

五诊：2019 年 7 月 28 日。家属代述：近日自觉乏力，纳可，眠安，进食无哽噎，大便干结。

处方：黄芪 30g，生晒参 10g，麦冬 10g，黄精 12g，生白术 15g，当归 10g，桃仁 10g，生地黄 10g，熟地黄 10g，升麻 15g，莪术 6g，百合 10g，玄参 12g，威灵仙 12g，女贞子 10g，半枝莲 15g。共 30 剂，每日 1 剂，早晚各一次。

六诊：2019 年 12 月 7 日。家属代述：乏力，纳可，无烧心，大便干。

处方：黄芪 20g，太子参 15g，生白术 15g，当归 10g，黄精 12g，莪术 6g，威灵仙 12g，半夏 9g，浙贝母 15g，桃仁 12g，女贞子 12g，白花蛇舌草 15g，焦三仙各 12g，鸡内金 15g，杜仲 15g，露蜂房 5g。共 30 剂，每日 1 剂，早晚各一次。

七诊：2020 年 1 月 14 日。反应迟钝，健忘，纳可，眠安，大便干。

处方：桃仁 10g，莪术 6g，威灵仙 12g，赤芍 12g，当归 10g，熟地黄 10g，生地黄 10g，麦冬 10g，黄芪 15g，焦三仙各 12g，鸡内金 15g，生白术 15g，黄精 10g，白花蛇舌草 15g，半枝莲 15g，石见穿 12g，益智仁 10g，郁李仁 10g。共 30 剂，每日 1 剂，早晚各一次。

八诊：2020 年 2 月 24 日。家属代述：便秘 4~5 日一行，需服通便药，纳可，眠安，无烧心反酸。

处方：玄参 12g，麦冬 12g，生地黄 10g，柏子仁 10g，当归 10g，桃仁 10g，莪术 8g，浙贝母 15g，郁李仁 10g，半枝莲 15g，露蜂房 5g，威灵仙 12g，鸡内金 15g，炒麦芽 15g，生白术 30g，肉苁蓉 15g，火麻仁 10g，炒枳实 10g。共 30 剂，每日 1 剂，早晚各一次。

九诊：2020 年 2 月 24 日。患者未至，家属代述：反应迟钝，大便干结，4~5 日一行，纳可，眠安，无烧心反酸，进食吞咽顺利。

处方：玄参 12g，麦冬 12g，生地黄 12g，当归 10g，桃仁 10g，升麻 15g，柏子仁 10g，莪术 8g，肉苁蓉 15g，炒枳实 10g，生白术 30g，鸡内金 15g，威灵仙 12g，半枝莲 15g，焦槟榔 10g，浙贝母 15g。共 30 剂，每日 1 剂，早晚各一次。

按语：患者以进食哽噎伴胃痛为主症，确诊为食管癌，行放疗，口服化疗药物，同时应用中医药治疗。

患者老年男性，其子车祸伤亡，儿媳改嫁，其孙离异，长期忧思、郁怒、烦闷，忧思则伤脾，脾伤则气结，水湿失运，湿聚酿痰，痰气相搏，阻于食管；恼怒则伤肝，肝伤则气郁，久则血瘀，瘀血阻滞食管，气滞、血瘀、痰浊三者互结，阻于食管，膈咽不通，饮食不下而成噎膈。陈无择《三因极一病证方论》中指出："喜怒不常，忧思过度，恐虑无时，郁而生涎，涎与气搏，升而不降，逆害饮食，与五膈同，但此在咽嗌，故名五噎。"《明医指掌》称："膈病多起于忧郁，忧郁则气结于胸臆而生痰，久则痰结成块，胶于上焦，道路狭窄，不能宽畅，饮则可入，食则难入，而病已成矣。"

气滞、血瘀、痰浊互结，阻于食管，故见进食哽噎；忧思恼怒，必伤肝脾，运化失职，肝气犯胃，胃失和降；加之放射线损伤，毒热伤阴，耗损正气，气血失调，脾胃不运，故见纳少、烧心反酸；舌质暗红，苔薄白，脉沉滑小数为毒瘀内阻，脾胃虚弱之哽噎病。此案患者老年男性，发病至中晚期，加之生活贫困，失去手术机会，行放疗、口服化疗，正气大伤，余邪留恋，此时治疗应扶正祛邪兼施，单纯祛邪则正气更为损伤，反致癌瘤速增或转移；单纯扶正又有留邪之弊。临证时辨清脏腑阴阳气血盛衰，治以软坚化瘀、健脾和胃、养阴生津为法，方以通幽汤加味。二诊后诸皆减，以此法选方处药，至今治疗 2 年余，病情稳定，生活质量良好。

第二节　胃癌

一、定义

胃癌是发生于胃黏膜上皮组织的恶性肿瘤。部位以胃体、胃窦和幽门常见。其发生可能与饮食习惯、生活环境、幽门螺杆菌（HP）感染等因素有关。根据临床表现和古代医籍的描述，胃癌归属于"噎膈""反胃""积聚"范畴。

二、中医对胃癌的认识

中医学认为，胃癌是以脾虚为主要病机之一，可有热毒、湿阻、痰凝、气滞、血瘀等证为标的本虚标实之病，其发生、发展还可涉及肝、肾等多个脏腑功能失调。

三、治疗原则

中医治疗胃癌的原则：早期以攻为主，中期攻补兼施，晚期以补为主。

四、中医治疗

（一）辨证论治

1. 肝气犯胃证

主症：胃脘胀满，时时隐痛，窜及两胁，呃逆嗳气，吞酸嘈杂，舌淡红或暗红，苔薄白或薄黄，脉沉或弦。

治法：疏肝理气，和胃降逆。

方药：柴胡疏肝散加减。柴胡、枳壳、郁金、半夏、川芎、丹参、白芍、甘草、当归、白英、藤梨根等。

2. 胃热伤阴证

主症：胃内灼热，口干欲饮，胃脘嘈杂，食后脘痛，五心烦热，大便干燥，食欲不振，舌红，少苔或苔黄少津，脉弦细数。

治法：清热养阴，润燥和胃。

方药：玉女煎加减。麦冬、沙参、天花粉、玉竹、半夏、陈皮、淡竹叶、生石膏、知母、藤梨根、白花蛇舌草等。

3. 气滞血瘀证

主症：胃脘刺痛，心下痞硬，脘腹胀满，饥不欲食，呕吐宿食或呕吐物如赤豆汁，便血，肌肤甲错，舌紫暗，脉沉细涩。

治法：理气活血，祛瘀止痛。

方药：失笑散或膈下逐瘀汤加减。桃仁、红花、甘草、赤芍、川芎、柴胡、枳壳、川牛膝、五灵脂、蒲黄、干蟾皮、石见穿、藤梨根、山楂、乌药等。

4. 痰湿凝结证

主症：胸满闷，面黄虚胖，呕吐痰涎，腹胀便溏，痰核瘰疬，舌淡红，苔滑腻，脉滑。

治法：健脾燥湿，化痰散结。

方药：二陈汤加减。法半夏、陈皮、茯苓、白术、枳壳、郁金、浙贝母、全瓜蒌、炒薏苡仁、山慈菇、白英、白豆蔻等。

5. 脾胃虚寒证

主症：胃脘冷痛，喜温喜按，宿谷不化或泛吐清水，面色㿠白，肢冷神疲，便溏浮肿，苔白滑或白腐，脉沉无力。

治法：温中散寒，健脾和胃。

方药：附子理中汤加减。附子、党参、白术、干姜、炙甘草、高良姜、吴茱萸、半夏、陈皮、龙葵、白英、茯苓、炒薏苡仁、焦山楂、焦神曲、丁香、厚朴等。

6. 气血亏虚证

主症：全身乏力，心悸气短，头晕目眩，面色无华，脘腹肿块或硬结，形瘦，虚烦不寐，自汗盗汗，舌淡苔白，脉细弱或虚大无力。

治法：补气养血，化瘀散结。

方药：十全大补汤加减。熟地黄、白芍、当归、川芎、人参、黄芪、白术、茯苓、炙甘草、莪术、丹参、炒杏仁、陈皮、枸杞子、菟丝子等。

（二）中成药

1. 增生平片

每次4~8片，每日2次，或遵医嘱。3个月为一疗程。适用于胃癌术后或围化疗期的辅助治疗。

2. 复方斑蝥胶囊

每次3粒，每日3次。3个月为一疗程。适用于胃癌术后或晚期胃癌证属瘀毒内阻、气阴两虚者。

3. 得力生注射液

每次 40~60mL，稀释于 5% 葡萄糖注射液 500mL，静脉滴注，每日 1 次。每疗程首次用量减半，并将药液稀释到 1:20，每分钟不超过 15 滴。如无不良反应，半小时以后可按每分钟 30~60 滴的速度滴注，如出现局部刺激，可锁骨下静脉穿刺或 PICC 置管。每疗程 42 天，或遵医嘱。

静脉刺激的预防：使用得力生注射液前用地塞米松 5mg 加生理盐水 20mL，静脉注射，或得力生 20~30mL，与常规剂量的酚妥拉明联用。

4. 消癌平注射液

每次 40mL，加入生理盐水中静脉滴注，每日 1 次。15 天为一疗程。适用于胃癌术后、围化疗期或晚期胃癌患者。

5. 艾迪注射液

每次 50~100mL，加入 0.9% 氯化钠注射液或 5%~10% 葡萄糖注射液 400~450mL 中静脉滴注，每日 1 次。与放、化疗合用时，疗程与后者同步。手术前后使用本品，10 天为一疗程；介入治疗，10 天为一疗程；单独使用，15 天为 1 周期，间隔 3 天，2 周期为一疗程；晚期恶病质，连用 30 天为一疗程，或视病情而定。

6. 康艾注射液

每日 40~60mL，分 1~2 次，用 5% 葡萄糖或 0.9% 生理盐水 250~500mL 稀释后缓慢静脉注射或滴注。30 天为一疗程，或遵医嘱。

五、临床验案

医案 1 高某，男，65 岁，2015 年 5 月 23 日初诊。

患者 2015 年 1 月因胃脘胀满不适，就诊于天津肿瘤医院，查胃镜示：贲门占位。在该院行胃癌全切术，术后病理：贲门中分化腺癌，浸出浆膜。术后化疗 4 周期（药用替加氟加奥沙利铂）。

现症见胃脘胀满，反酸，胃脘嘈杂不适，口干，口吐黏涎，口气重浊，乏力，消瘦，大便干结，舌质红，苔薄白厚腻，脉沉滑数。5 月 21 日复查腹部 CT 示：肝胃韧带区肿大淋巴结。化验癌胚抗原（CEA）示 150ng/mL。

中医诊断：反胃。脾胃虚弱，湿浊中阻。

西医诊断：胃癌术后化疗后。

治法：健脾化浊，和胃降逆，佐以解毒散结。

处方：香砂六君子汤加味。太子参10g，炒白术10g，茯苓10g，陈皮8g，半夏10g，木香6g，炒枳实7g，瓦楞子15g，当归10g，佛手10g，焦三仙各15g，鸡内金15g，女贞子10g，炒山药15g，露蜂房5g，莪术8g，薏苡仁15g，石斛15g，白花蛇舌草15g。共15剂，每日1剂，早晚各一次。

二诊：2015年6月8日。药后胃胀减轻，纳食增加，少有反酸，呕吐痰涎，大便仍干，患者未至，家属代述。

处方：上方去佛手、白术，加龙葵15g，紫苏梗7g，郁李仁10g。共14剂，每日1剂，早晚各一次。

三诊：2015年6月22日。家属代述，药后胃胀明显减轻，纳食如常，大便不畅，日行1次，矢气少，舌苔厚腻变薄。复查CEA 99ng/mL。

处方：党参10g，炒白术10g，茯苓15g，木香6g，陈皮6g，半夏10g，炒枳实10g，厚朴10g，炒莱菔子15g，龙葵15g，浙贝母15g，薏苡仁15g，露蜂房6g，姜黄10g，蜈蚣2g，焦三仙各15g。共14剂，每日1剂，早晚各一次。

四诊：2015年10月8日。家属代述：药后诸症减轻，体重增，时有嗳气，反酸，大便调。复查胃镜显示：①残胃吻合口炎，②胃癌术后。腹部CT示：肝胃韧带稍肿大淋巴结。化验CEA 76ng/L。

处方：黄连5g，吴茱萸3g，半夏10g，厚朴9g，瓦楞子15g，蒲公英15g，威灵仙12g，薏苡仁15g，浙贝母12g，白花蛇舌草15g，姜黄8g，炒枳壳10g，猫爪草12g，焦三仙各15g，紫苏梗9g，生姜10g。共30剂，每日1剂，早晚各一次。

五诊：2016年6月26日。家属代述：恶心，反酸，纳可，大便调。复查胃镜：反流性食管炎；吻合口增生改变，残胃多发糜烂。CEA 151ng/mL，加服西药替吉奥胶囊，中成药西黄胶囊。

处方：砂仁4g，干姜6g，吴茱萸3g，瓦楞子15g，桂枝10g，紫苏叶10g，法半夏10g，乌贼骨10g，焦三仙各15g，鸡内金12g，高良姜

6g，旋覆花 10g，浙贝母 15g，蒲公英 15g。共 30 剂，每日 1 剂，早晚各一次。

六诊：2017 年 1 月 19 日。家属代述，口中咸，纳可，无明显不适，复查 CEA 正常。已停西药 2 个月。

处方：炒山药 12g，熟地黄 12g，丹皮 12g，茯苓 12g，焦三仙各 15g，鸡内金 15g，益智仁 12g，浙贝母 12g，猫爪草 15g，生姜 12g，砂仁 5g，姜黄 8g，威灵仙 12g，八月札 10g，乌贼骨 10g，莪术 6g。共 30 剂，每日 1 剂，早晚各一次。

七诊：2018 年 7 月 31 日。患者自诉，烧心，反酸明显，无腹胀痛，纳可，大便调，舌质淡暗，苔薄白，脉滑小弦。复查 CEA（癌胚抗原）330.5ng/mL。

处方：太子参 15g，炒白术 10g，茯苓 10g，甘草 6g，当归 10g，黄连 5g，吴茱萸 3g，瓦楞子 15g，乌贼骨 10g，浙贝母 15g，姜黄 8g，威灵仙 12g，薏苡仁 12g，土茯苓 15g，石见穿 15g，露蜂房 5g。共 14 剂，每日 1 剂，早晚各一次。

八诊：2018 年 9 月 15 日。纳后胃脘胀满，嗳气，畏食生冷，乏力，烧心反酸明显，口中酸，舌质淡暗，苔薄白，舌体胖边轻痕，脉沉滑。

处方：黄芪 20g，党参 12g，炒白术 10g，茯苓 10g，木香 6g，瓦楞子 15g，姜黄 8g，砂仁 3g，高良姜 6g，紫苏梗 10g，乌贼骨 10g，厚朴 10g，威灵仙 12g，浙贝母 15g，焦三仙各 12g，生姜 3 片。共 30 剂，每日 1 剂，早晚各一次。

九诊：2019 年 3 月 20 日。时有胃胀，嗳气，烧心反酸，口苦，舌质淡舌体胖，苔白微腻，脉沉滑，复查腹部 CT 示：胃后肝前占位。CEA 示 531ng/mL。给予加服替吉奥胶囊。

处方：太子参 12g，炒白术 12g，茯苓 12g，甘草 6g，陈皮 8g，半夏 9g，砂仁 4g，黄连 5g，吴茱萸 3g，紫苏梗 10g，露蜂房 6g，莪术 8g，瓦楞子 15g，乌贼骨 10g，白花蛇舌草 15g，薏苡仁 15g，浙贝母 12g，杜仲 15g。共 14 剂，每日 1 剂，早晚各一次。

十诊：2019 年 8 月 18 日。患者家属代述：消瘦，乏力，神疲欲寐，无明显烧心，反酸，CEA 300ng/mL；腹部 CT 示：腹部淋巴结多发转移增大。

处方：黄芪15g，太子参15g，炒白术10g，茯苓12g，当归10g，升麻10g，猫爪草15g，威灵仙12g，莪术6g，八月札10g，女贞子12g，半枝莲15g，石见穿12g，露蜂房5g，焦三仙各12g，黄精12g。共30剂，每日1剂，早晚各一次。

十一诊：2020年2月4日。患者家属代述：后背时痛，时有烧心反酸，纳可，二便调。

处方：黄芪15g，太子参15g，炒白术10g，炒枳壳10g，紫苏梗10，焦三仙各15g，瓦楞子15g，威灵仙12g，乌贼骨10g，浙贝母15g，半枝莲15g，红景天10g，砂仁4g，陈皮8g，延胡索15g，炒白芍15g。共30剂，每日1剂，早晚各一次。

按语：胃癌在中医文献中没有此名，但类似记载多见于"胃反""翻胃""积聚""胃脘痛"等疾病中。其病因多为外感六淫，内伤七情，饮食失调，正气不足，损伤脾胃，气结痰凝所致。胃癌的病变在脾胃，与肝肾两脏密切相关。胃主受纳，脾主运化，若损伤脾胃，则运化失常。肝主疏泄，肝郁气滞，影响脾胃气机的升降；疾病日久，脾肾阳虚，无法腐熟水谷，均致饮食停留。气滞血瘀、痰湿内阻是本病的主要病理特点。患者胃癌术后，复加化疗，脾胃气虚，胃失和降，则胃脘胀满，嘈杂不舒；中阳不足，不能运化水谷，水湿不运，则泛酸，呕吐痰涎；脾胃为后天之本，脾胃虚弱，气血无源，故口干，乏力，消瘦；口气重浊，大便干结，为腑气不通，郁久化热之象；舌质红，苔白厚腻，脉沉滑数，为脾虚兼有湿浊化热之征。辨证为脾胃虚弱，湿浊中阻，治以健脾化浊，和胃降逆，佐以解毒散结，方用香砂六君子汤加味治疗。患者手术时已到晚期，化疗后癌胚抗原仍高，腹部淋巴结肿大；联合口服2次化疗药，中药以健脾和胃、解毒散结为法，巩固治疗5年余，病情稳定，生活质量较高，延长了患者的生存期。

医案2 李某，女，26岁，2013年6月16日初诊。

患者近2月出现胃脘隐痛伴泛酸，晨起易饥，心烦易怒，善太息，脱发，舌质红，苔白腻，脉弦细数。月经调，产后1年半，7天前查胃镜示：胃癌。病理报告：印戒细胞癌。

家族史：其祖父、父亲、姑姑均患胃癌，手术加化疗后生存不足

1年。

中医诊断：胃痛。肝胃不和证。

西医诊断：胃癌，印戒细胞癌。

治法：疏肝和胃，降逆止痛。

处方：加味逍遥散合左金丸加减化裁。柴胡10g，炒白芍15g，炒枳壳12g，当归10g，薄荷10g，茯苓12g，女贞子12g，黄连6g，吴茱萸3g，焦三仙各15g，猫爪草15g，浙贝母15g，薏苡仁15g，白花蛇舌草15g，栀子6g，乌贼骨10g。共14剂，每日1剂，早晚各一次。

建议尽快手术治疗。

二诊：2013年7月2日。带药去昆明7日游，现自觉胃中发空，腹胀不适，时有泛酸，胃痛消。舌质淡红，苔白微腻，脉滑。建议外科手术治疗，患者因见其亲人患病痛苦，拒绝手术。

处方：半夏10g，苍术10g，陈皮6g，厚朴10g，茯苓10g，浙贝母15g，莪术6g，藤梨根15g，薏苡仁15g，猫爪草15g，土茯苓15g，炒枳实7g，紫苏梗10g，瓦楞子15g，炒麦芽20g，甘草6g。共14剂，每日1剂，早晚各一次。

三诊：2013年11月27日。时有泛酸，无胃脘胀痛，纳可，眠安，大便调，舌质淡红，苔薄白，脉沉滑小数。

处方：党参10g，炒白术10g，茯苓12g，木香6g，陈皮8g，姜黄6g，莪术6g，藤梨根12g，猫爪草15g，炒薏苡仁15g，白花蛇舌草15g，女贞子12g，焦三仙各15g，瓦楞子15g，露蜂房5g，甘草6g。共14剂，每日1剂，早晚各一次。

四诊：2014年8月31日。时有胃痛，纳多则胃脘胀满，易困倦，舌质淡红，苔薄白，脉弦细。

处方：柴胡9g，炒白芍15g，炒枳实10g，甘草6g，延胡索15g，佛手10g，露蜂房6g，莪术8g，白花蛇舌草15g，姜黄10g，紫苏梗10g，薏苡仁15g，土茯苓15g，藤梨根12g，鸡内金15g，生姜10g。共14剂，每日1剂，早晚各一次。

五诊：2015年6月18日。口干口苦，心烦，无恶心及胃痛，纳可，二便调，舌质淡红，苔白微腻，脉滑小数。

处方：柴胡9g，黄芩10g，半夏10g，石斛15g，猫爪草15g，藤梨根 12g, 焦三仙各 12g, 八月札 10g, 郁金 10g, 薏苡仁 15g, 炒枳壳 9g, 蒲公英 15g, 土茯苓 12g, 甘草 6g。共 14 剂, 每日 1 剂, 早晚各一次。

六诊: 2016 年 6 月 6 日。口黏, 无胃脘胀痛, 无烧心反酸, 纳可, 二便调, 舌质淡红, 苔薄白, 脉弦细小数。

处方: 柴胡 9g, 炒白芍 12g, 炒枳壳 10g, 炙甘草 6g, 郁金 10g, 三棱 6g, 莪术 6g, 薏苡仁 15g, 威灵仙 12g, 鸡内金 12g, 蒲公英 15g, 浙贝母 15g, 猫爪草 12g, 露蜂房 6g, 瓦楞子 15g, 生姜 10g。共 14 剂, 每日 1 剂, 早晚各一次。

七诊: 2017 年 5 月 16 日。纳少不欲食, 胃脘胀满, 手胀, 周身酸重, 今晨出现烧心, 舌质红, 苔薄黄, 脉滑小弦数。

处方: 柴胡 9g, 黄芩 10g, 半夏 10g, 薏苡仁 15g, 炒枳实 10g, 木香 6g, 瓦楞子 15g, 焦三仙各 12g, 猫爪草 15g, 葛根 15g, 露蜂房 6g, 厚朴 9g, 泽泻 12g, 生姜 12g。共 14 剂, 每日 1 剂, 早晚各一次。

八诊: 2018 年 3 月 11 日。面色淡, 少泽, 空腹胃痛, 无烧心, 纳可, 大便调, 舌质淡暗, 苔白微腻, 脉沉弦。复查胃镜: 胃底部占位, 较前增大, 现已服中药近 5 年, 建议患者手术治疗。

处方: 太子参 15g, 炒白术 10g, 茯苓 10g, 炙甘草 6g, 陈皮 6g, 当归 10g, 延胡索 15g, 砂仁 4g, 炒麦芽 15g, 威灵仙 12g, 女贞子 10g, 姜黄 8g, 薏苡仁 15g, 土茯苓 12g, 白花蛇舌草 15g, 半夏 9g。共 14 剂, 每日 1 剂, 早晚各一次。

九诊: 2018 年 5 月 30 日。于 5 月 9 日在天津肿瘤医院检查并手术治疗, 行远端胃切除 + 淋巴结清扫 + 大网膜切除 + 胃肠吻合术, 术后病理回报: 远端胃低分化腺癌伴印戒细胞癌, 侵犯全层至周围脂肪组织; 区域淋巴结未见癌转移。现面色淡, 少泽, 乏力, 消瘦, 反酸, 咽干, 纳少, 大便调, 舌质淡嫩, 苔薄白, 脉沉细数。

处方: 黄芪 15g, 党参 10g, 麦冬 10g, 五味子 6g, 黄精 12g, 女贞子 10g, 菟丝子 12g, 当归 10g, 乌贼骨 10g, 地榆 12g, 鸡内金 15g, 炒麦芽 15g, 浙贝母 12g, 百合 10g, 阿胶 6g, 莪术 6g。共 14 剂, 每日 1 剂, 早晚各一次。

十诊: 2018 年 7 月 15 日。现服化疗药 1 周期(替吉奥胶囊)后, 面色萎黄, 乏力, 纳少, 双下肢无力, 脱发, 舌质淡暗, 苔薄白, 脉细弱。化验血常规：血红蛋白 90g/L，白细胞 2.9×10^9/L。

处方：黄芪 15g，太子参 12g，炒白术 10g，茯苓 12g，当归 10g，桂枝 10g，女贞子 10g，菟丝子 10g，地榆 15g，炒薏苡仁 15g，姜黄 8g，黄精 12g，鸡内金 15g，阿胶 6g，木香 5g，炙甘草 9g。共 14 剂，每日 1 剂，早晚各一次。

十一诊：2019 年 6 月 3 日。后背时痛，口苦，口黏，无烧心，反酸，大便调，舌质红，苔薄黄腻，脉滑小数。复查胃镜：吻合口胃黏膜慢性炎症。

处方：半夏 9g，黄连 3g，黄芩 10g，生姜 12g，延胡索 15g，苍术 10g，佩兰 12g，蒲公英 12g，浙贝母 15g，白及 8g，薏苡仁 15g，威灵仙 12g，莪术 5g，三棱 5g，猫爪草 12g，甘草 6g。共 14 剂，每日 1 剂，早晚各一次。

十二诊：2020 年 1 月 9 日。乏力，周身酸痛，空腹反酸，大便溏薄，日行 1 次，舌质淡暗，苔薄白，脉细小数。

处方：黄芪 20g，生晒参 10g，炒白术 10g，茯苓 12g，炒山药 15g，炒扁豆 15g，莲子 15g，葛根 15g，乌贼骨 10g，杜仲 12g，半枝莲 15g，威灵仙 12g，炒麦芽 15g，八月札 10g，瓦楞子 15g，炙甘草 6g。共 14 剂，每日 1 剂，早晚各一次。

按语：此案患者为青年女性，因胃痛伴反酸 2 月而查胃镜，诊断为胃癌。详细询问病史及家族史，其祖父、姑姑、父亲均患胃癌，均行手术后化疗不足一年而病故。临床医学研究证实胃癌有家族聚集性，个体易感性与代谢酶基因的易感性有关，其外源性因素为幽门螺杆菌。

中医文献中没有胃癌病名，类似记载有"胃脘痛""反胃""积聚"等。胃癌的病因有内外之分，内因主要有情志不遂、忧思恼怒，久病失治、误治，脏腑功能失调；外因主要是指饮食失节或感受外邪。

患者婚后 2 年，产一女，平素心烦易怒，情志不遂，肝气郁结，横逆犯胃，致使中焦失运，久则气滞血瘀，津聚成痰，日久而生肿块。肝郁气滞，不得疏泄，则横逆犯胃乘脾；肝胃不和则胃脘胀痛；气郁不舒，胃失和降则胸闷气短；气郁日久化火则心烦易怒，易饥，反酸；脱发为血虚之象；舌质红，苔白腻，脉弦细数，为肝郁气滞化热夹湿之征。

辨证为肝胃不和证，治以疏肝和胃、降逆止痛，佐以解毒散结为法，方用加味逍遥散和左金丸加减。谨守病机，随症加减，调治5年，病情稳定，复查肿物增长不明显，劝说患者继续手术治疗。始终未手术是因患者目睹三位直系亲人遭遇，本着服用中药生存一年就知足的愿望开始服药。首诊后携药外出旅游，嘱其保持心情舒畅，坚持服药。中药治疗5年后劝其行手术治疗，手术时未见远端转移。术后口服化疗药物，继续以健脾和胃、解毒散结为法调理，病情稳定，生活起居工作如常人。

医案3 张某，男，51岁，2016年1月26日初诊。

2015年患者因腹痛4个月，就诊于沧州市中心医院，查腹部CT：胃小弯侧深大溃疡伴胃壁增厚，周围多发淋巴结，腹膜后多发小淋巴结。胃镜示：胃溃疡。病理检查：胃体腺癌。在沧州市人民医院行根治性全胃切除术。既往高血压6年。

现症见胃痛乏力1月，形体消瘦，眠可，大便调，舌质淡，舌体胖大，脉细弱。

中医诊断：胃痛。脾胃气虚，寒湿凝聚。

西医诊断：胃癌术后。

治法：健脾和胃，理气散寒，解毒散结。

方药：香砂六君子汤加味。

处方：木香6g，砂仁4g，清半夏10g，陈皮8g，延胡索12g，浙贝母12g，薏苡仁15g，威灵仙10g，白花蛇舌草15g，生姜3片，焦三仙15g，鸡内金10g，当归10g，黄精12g，炒山药15g，瓦楞子15g，猫爪草15g。共14剂，每日1剂，早晚各一次。

二诊：2016年2月18日。药后胃痛未作，体重增，无恶心，较前有力，时头晕，无烧心反酸，大便调，舌质淡红，苔薄白，脉沉细。

处方：上方去威灵仙，加藤梨根12g，紫苏梗10g，红景天15g。共30剂，每日1剂，早晚各一次。

三诊：2016年3月30日。面部胸背部时生疮，无胃痛，自觉气上攻，恶心，舌质暗红，苔白腻，脉细涩尺减。复查：腹腔淋巴结略大，0.8cm×0.4cm，1.2cm×0.4cm。

处方：旋覆花 10g，代赭石 15g，麦冬 6g，清半夏 10g，厚朴 10g，浙贝母 15g，薏苡仁 15g，姜黄 8g，莱菔子 15g，木香 6g，陈皮 10g，茯苓 15g，党参 10g，炙甘草 10g，焦三仙 15g，生姜 3 片，猫爪草 15g，藤梨根 15g，鸡内金 12g。共 21 剂，每日 1 剂，早晚各一次。

四诊：2016 年 10 月 16 日。乏力气短，面色萎黄，形瘦，少有气短，食快哽噎，无烧心反酸，纳可，二便可。舌质淡，苔薄白，脉细。复查胃镜未见异常，彩超示胆囊饱满。

处方：黄芪 15g，党参 10g，麦冬 10g，五味子 6g，瓦楞子 15g，浙贝母 12g，片姜黄 8g，黄精 12g，焦三仙各 15g，鸡内金 12g，佛手 10g，土茯苓 15g，猫爪草 15g，八月札 10g，桃仁 10g，紫苏梗 10g。共 21 剂，每日 1 剂，早晚各一次。

五诊：2017 年 7 月 19 日。气短，上午犯困，入睡难，无烧心反酸，大便调，舌质淡嫩，苔薄白，脉沉缓小弦。

处方：桂枝 10g，薤白 5g，清半夏 6g，葛根 15g，当归 10g，川芎 9g，丹参 15g，女贞子 10g，刺五加 15g，首乌藤 15g，酸枣仁 12g，猫爪草 12g，鸡内金 12g，威灵仙 12g，浙贝母 15g，石菖蒲 12g。共 30 剂，每日 1 剂，早晚各一次。

六诊：2018 年 11 月 11 日。无胃胀，眠差，早醒，醒后难再寐，气短，无烧心，大便调，舌质淡嫩，苔白，脉沉滑。

处方：黄芪 20g，党参 10g，炒白术 10g，茯苓 12g，当归 10g，蜜远志 6g，木香 6g，刺五加 15g，土茯苓 15g，片姜黄 8g，猫爪草 12g，威灵仙 10g，炒薏苡仁 12g，酸枣仁 15g，菟丝子 12g，益智仁 10g。共 30 剂，每日 1 剂，早晚各一次。

七诊：2019 年 4 月 6 日。晨起纳后半小时烧心，无口干无乏力，眠可，大便调，舌质淡嫩，苔薄白，脉细小弦。实验室检查：血红蛋白 111g/L，白细胞计数 3380 个/L。

处方：黄芪 15g，党参 10g，炒白术 12g，茯苓 12g，当归 10g，炒山药 12g，陈皮 6g，木香 6g，女贞子 10g，紫苏梗 10g，焦三仙各 12g，威灵仙 12g，莪术 6g，地榆 15g，半枝莲 15g，蜜远志 6g。共 30 剂，每日 1 剂，早晚各一次。

八诊：2020 年 3 月 8 日。面色少淡，贫血貌，纳谷不馨，纳后恶心，心悸，气短，时胃胀，乏力，下肢无水肿，舌质淡嫩，苔薄白，脉细小弦。复查胃镜未见明显变化，彩超示肝胆胰脾均正常，胸部CT未见异常。

处方：黄芪20g，党参15g，麦冬10g，五味子6g，当归10g，熟地黄10g，女贞子15g，炒白芍10g，杜仲15g，牛膝15g，威灵仙10g，黄精10g，炒山药15g，焦三仙各15g，陈皮6g，鸡内金15g，莪术6g，白花蛇舌草15g。共30剂，每日1剂，早晚各一次。

按语：此案患者因胃痛4个月就诊，经胃镜及腹部CT检查确诊为胃癌，行胃癌根治术胃全切术。术后体质较弱，未行化疗而求中医药治疗。

患者素体虚弱，脾胃虚寒，或劳倦过度，久病脾胃受伤，均致中焦受纳运化无权，水谷留滞，客邪不去，气机不畅，血行瘀滞，结而成块。《素问·至真要大论》指出："太阳之胜，凝溧且至……寒厥入胃，则内生心痛。"《医宗必读·积聚》载："积之成者，正气不足，而后邪气踞之。"《医宗必读·反胃噎膈》云："大抵气血亏虚，复因悲思忧恚，则脾胃受伤……脾胃虚伤，运化失职，不能腐熟五谷，变化精微，朝食暮吐，暮食朝吐，食虽入胃。复反而出，反胃所由成也。"

胃痛日久不愈，脾胃阳虚，纳运不健，胃失温煦，中寒内生，寒凝血瘀，故胃脘隐痛；脾胃虚寒，水谷精微不能正常运化吸收，肌肉四肢失于濡养，故消瘦、乏力；舌质淡，苔白根腻，脉沉滑为中焦虚寒，寒湿凝结之象。初诊结合病史，四诊合参，辨证为脾胃气虚，寒湿凝聚之胃痛；治以健脾和胃，理气散寒，解毒散结为法，方以香砂六君子汤加味。二诊药后胃痛消，乏力减，体重增，后继宗健脾和胃、益气解毒之法，方以六君子汤、归脾汤、生脉散、理中汤、逍遥散等为基础方加减化裁，至今治疗4年余，病情稳定。

胃脘痛的基本病理是脾胃纳运升降失常，气血瘀阻，即所谓"不通则痛"。治疗上多用通法，使气血调畅，纳运复常，则其痛自已。清·高士宗所说："通之之法，各有不同，调气以和血，调血以和气，通也；上逆者使之下行，中结者，使之旁达，亦通也；虚者助之使通，寒者温之使通。"胃痛多兼气滞，所以常用辛香理气药，一般应中病即止，不可过剂，更不宜长服，以免耗气伤阴。使用苦寒、攻下剂，既要注意其适应证，又要掌握好剂量，也不宜久服。

外科手术仍是目前胃癌的主要治疗方法，只要患者全身状况许可，又无明确远处转移者，均应手术探查，争取手术。术后中医药治疗以益气、活血、解毒为主，提高免疫功能，减少复发转移，延长生存期。

医案 4 王某，男，58 岁，2009 年 5 月 25 日初诊。

患者于半年前出现反酸，嗳气，就诊于当地医院，行食管钡餐造影检查，提示贲门炎症。口服抗炎药物治疗 6 天未见缓解，2008 年 11 月 14 日就诊于中国人民解放军总医院，行胃镜检查提示：贲门部小弯侧有溃疡病变，大小约 2cm×3cm，表面不平，坏死及出血糜烂。取活检，病理检查为低分腺癌，于 2018 年 11 月 21 日行胃食管部分切除，胃食管弓下吻合术，病理检查提示：胃贲门小弯侧溃疡型低分化腺癌，部分为印戒细胞癌，部分为黏液腺癌，肿瘤大小为 2cm×2cm×1cm，癌侵及胃壁浅肌层，并累及食管下端。术后未化疗。出院诊断：贲门癌。患者既往熬夜多，应酬较多。化验血糖 6.33mmol/L，癌胚抗原 1.37ng/mL；血压 130/90mmHg。

现症见反酸，嗳气，胸骨后烧灼感，晨起胃痛，纳可，眠不实易醒，大便偏干，舌质淡暗，苔薄黄，脉弦滑。

中医诊断：反胃。胆胃郁热，胃气上逆。

西医诊断：胃贲门腺癌术后。

治法：疏肝利胆，和胃降逆。

处方：柴芩温胆汤加味。柴胡 10g，法半夏 9g，黄芩 12g，炒枳实 10g，竹茹 10g，陈皮 8g，生姜 3 片，浙贝母 15g，煅瓦楞 20g，厚朴花 10g，八月札 10g，黄连 5g，藤梨根 12g，猫爪草 15g，焦三仙各 12g。共 14 剂，每日 1 剂，早晚各一次。

二诊：2009 年 6 月 10 日。药后反酸，嗳气明显减轻，多梦减，仍诉胃脘嘈杂不适，胸骨后隐痛，肠鸣，纳可，舌质暗红，苔薄白，脉细弦。

处方：太子参 12g，炒白术 10g，茯苓 10g，浙贝母 12g，煅瓦楞 15g，蒲公英 12g，厚朴花 6g，猫爪草 15g，砂仁 3g，玉米须 15g，藤梨根 15g，郁金 10g，延胡索 15g，三棱 5g，莪术 5g，甘草 6g。共 14 剂，每日 1 剂，早晚各一次。

三诊：2009 年 12 月 11 日。晨起反酸，胃脘隐痛，口黏，恶心，时有腹胀，少寐，大便调，舌质暗红，苔薄白，脉滑小数。

处方：黄连 9g，吴茱萸 3g，浙贝母 15g，煅瓦楞 15g，海螵蛸 15g，炒薏苡仁 15g，鸡内金 15g，藤梨根 12g，延胡索 15g，郁金 10g，砂仁 3g，厚朴 10g，炒麦芽 15g，猫爪草 12g，八月札 10g，首乌藤 15g。共 14 剂，每日 1 剂，早晚各一次。

四诊：2010 年 5 月 6 日。患者偶有晨起烧心，食凉则舒，眠浅易醒，多梦，大便偏干，2 日一行，舌质淡红，苔白微腻，脉滑有力。

处方：黄连 6g，吴茱萸 2g，煅瓦楞 15g，海螵蛸 12g，柏子仁 12g，半夏 9g，炒枳实 10g，竹茹 10g，浙贝母 15g，茯苓 12g，土茯苓 12g，蒲公英 15g，猫爪草 15g，首乌藤 15g，藤梨根 12g，甘草 6g。共 14 剂，每日 1 剂，早晚各一次。

五诊：2011 年 6 月 5 日。无明显不适，舌质淡红，苔薄白，脉细弦。

处方：太子参 12g，炒白术 10g，茯苓 10g，陈皮 6g，柏子仁 10g，黄连 6g，吴茱萸 2g，浙贝母 12g，藤梨根 12g，蒲公英 15g，猫爪草 12g，八月札 10g，焦三仙各 12g，炒山药 10g，薏苡仁 12g，甘草 6g。共 14 剂，每日 1 剂，早晚各一次。

六诊：2012 年 3 月 21 日。时有胃脘隐痛，无烧心反酸，纳可，眠安，二便调，舌质淡红，苔薄白，脉滑小数。

处方：党参 10g，炒白术 10g，茯苓 12g，甘草 6g，延胡索 15g，煅瓦楞 15g，蒲公英 15g，藤梨根 12g，生姜 3 片，炒薏苡仁 15g，鸡内金 12g，半枝莲 12g，吴茱萸 2g，黄连 6g，猫爪草 12g，麦冬 10g。共 14 剂，每日 1 剂，早晚各一次。

七诊：2013 年 5 月 16 日。晨起反酸，胸部烧灼感，咽堵，大便黏滞不爽，舌质淡暗，苔薄白，脉滑小数。

处方：太子参 12g，炒白术 10g，炒枳实 10g，生白术 10g，炒薏苡仁 15g，煅瓦楞 15g，浙贝母 15g，藤梨根 12g，猫爪草 12g，莪术 6g，炒谷芽 15g，郁金 10g，鸡内金 12g，黄连 5g，吴茱萸 2g，甘草 6g。共 14 剂，每日 1 剂，早晚各一次。

八诊：2013 年 10 月 29 日。时有烧心，泛酸，嗳气，纳差，体重略减，大便日行 2 次，舌质淡暗，苔薄白，脉细弦小数。复查胃镜及病理示：胃幽门型黏膜慢性萎缩性胃炎，局部呈高级别上皮内瘤变，范围约 2cm×1.2cm。

处方：黄芪 20g，太子参 12g，炒白术 10g，茯苓 12g，炙甘草 6g，干姜 6g，煅瓦楞 15g，海螵蛸 10g，鸡内金 12g，炒麦芽 15g，砂仁 4g，木香 5g，陈皮 6g，莪术 8g，土茯苓 15g，藤梨根 15g。共 14 剂，每日 1 剂，早晚各一次。

九诊：2014 年 1 月 23 日。时有餐后，胃脘嘈杂不适，偶有晨起烧心，大便黏滞，肠鸣，眠安，舌质暗红，苔薄白，脉滑小弦，1 月 13 日在 301 医院消化康复病区住院，诊断为残胃癌、胃癌术后、胃癌早期 ESD 术后增生。病理诊断：胃体远端前壁型黏膜慢性炎症，部分腺体肠化、增生，部分腺体呈低级别上皮内瘤变。

处方：太子参 12g，炒白术 10g，茯苓 12g，木香 5g，佛手 10g，炒薏苡仁 15g，紫苏梗 10g，炒枳实 7g，焦三仙各 15g，当归 10g，藤梨根 12g，露蜂房 5g，莪术 8g，八月札 10g，炒山药 15g，生姜 2 片。共 14 剂，每日 1 剂，早晚各一次。

十诊：2014 年 9 月 18 日。手足疼痛阵作，足底凉，少有反酸，大便偏干，舌质淡暗，苔薄白，脉沉弦。

处方：桂枝 10g，炒白芍 15g，细辛 3g，黄芪 15g，党参 10g，当归 10g，没药 3g，煅瓦楞 15g，乌贼骨 12g，黄连 5g，吴茱萸 3g，莪术 10g，鸡血藤 15g，猫爪草 12g，生白术 20g，甘草 6g。共 14 剂，每日 1 剂，早晚各一次。

十一诊：2015 年 8 月 4 日。时有烧心反酸，口苦，大便干结，3~4 日一行，失眠，早醒，醒后难以入睡，舌质淡暗，苔薄白，脉滑小数。复查胃镜：吻合口处不规则充血，反流性食管炎，残胃炎。

处方：黄连 6g，吴茱萸 3g，白及 10g，煅瓦楞 15g，蒲公英 15g，浙贝母 15g，薏苡仁 15g，猫爪草 12g，龙葵 12g，生白术 20g，焦三仙各 12g，白花蛇舌草 12g，首乌藤 15g，生白术 20g，乌贼骨 10g。生姜 2 片。共 14 剂，每日 1 剂，早晚各一次。

十二诊：2016 年 8 月 29 日。口黏，反酸夜间明显，头昏头沉，视物模糊，耳鸣，入睡困难，大便偏干，2 日一行，舌质淡红，苔薄白，脉滑小数。

处方：柴胡 10g，黄芩 12g，法半夏 12g，胆南星 8g，天麻 10g，天麻 10g，石菖蒲 15g，郁金 10g，竹茹 10g，茯苓 15g，炒枳实 12g，煅瓦楞 15g，黄连 5g，吴茱萸 2g，生白术 20g，薏苡仁 15g，生龙骨 20g，生牡蛎 20g。共 14 剂，每日 1 剂，早晚各一次。

十三诊：2016 年 12 月 10 日。外感后咳嗽，恶心，时有烧心反酸，大便调，舌质淡暗，苔薄白，脉沉滑。2016 年 11 月 10 日住 301 医院复查，胃镜及病理示：胃交界性黏膜慢性炎症伴腺体肠化、增生，部分区域腺体呈高级别上皮内肿瘤改变。行残胃黏膜内癌 ESD 术。

处方：旋覆花 12g，法半夏 10g，代赭石 10g，陈皮 8g，紫苏梗 10g，茯苓 12g，煅瓦楞 15g，土茯苓 12g，猫爪草 15g，白花蛇舌草 15g，海螵蛸 10g，木蝴蝶 4g，薏苡仁 15g，生姜 3 片，露蜂房 5g。共 14 剂，每日 1 剂，早晚各一次。

十四诊：2017 年 11 月 7 日。头晕头沉，下肢酸软无力，耳鸣，反酸，无嗳气，大便调，复查胃镜：残胃炎。

处方：天麻 12g，半夏 10g，炒白术 10g，茯苓 12g，瓦楞子 15g，蒲公英 15g，浙贝母 12g，姜黄 8g，猫爪草 15g，乌贼骨 10g，鸡内金 12g，炒麦芽 15g，怀牛膝 15g，益智仁 10g，威灵仙 12g，莪术 6g。共 14 剂，每日 1 剂，早晚各一次。

十五诊：2018 年 3 月 2 日。时有口苦，反酸，纳可，偶有反流，眠安，大便调，舌质淡红，苔薄白，脉弦细。

处方：太子参 12g，炒白术 10g，茯苓 10g，木香 6g，陈皮 8g，砂仁 4g，半夏 10g，炒枳壳 10g，鸡内金 15g，浙贝母 15g，蒲公英 15g，威灵仙 12g，佛手 10g，白花蛇舌草 15g，姜黄 8g，生姜 2 片。共 14 剂，每日 1 剂，早晚各一次。

十六诊：2019 年 7 月 30 日。头昏蒙，面部油，口中多唾，反酸，大便黏滞不爽，两足肿胀，舌质红，苔白厚腻略黄，脉沉滑小数。

处方：苍术 10g，半夏 9g，厚朴 10g，陈皮 8g，薏苡仁 15g，佩兰 10g，藿香 12g，车前子 12g，石菖蒲 15g，郁金 10g，木瓜 12g，土茯苓 15g，竹茹 10g，蒲公英 15g，煅瓦楞 15g，浙贝母 15g。共 14 剂，每日 1 剂，早晚各一次。

十七诊：2020年3月3日。头晕，时有烧心反酸，纳可，眠浅，大便不畅质偏干，日行一次，舌质淡红，苔白微腻，脉沉滑。

处方：天麻10g，半夏9g，生白术15g，泽泻12，茯苓10g，甘草6g，葛根15g，黄连5g，吴茱萸3g，浙贝母15g，首乌藤15g，石菖蒲12g，郁金10g，白花蛇舌草15g，薏苡仁15g，厚朴9g。共14剂，每日1剂，早晚各一次。

按语：胃癌的病因有内外之分，内因主要有情志不遂、忧思恼怒、久病失治、误治，脏腑功能失调；外因主要是指饮食失节或感受外邪。胃癌的病变在脾胃，与肝肾两脏密切相关。此案患者从事行政工作，平素熬夜较多，应酬亦多。熬夜日久，劳倦过度，久则脾胃受伤；应酬过多，饮食失当，恣食肥甘厚腻，损伤脾胃，运化功能失常，饮食停留，终至尽吐而出。《景岳全书·反胃》曰："以酷饮无度，伤于酒湿，或以纵食生冷，败其真阳……总之无非内伤之甚，致损胃气而然。"

患者以反酸、嗳气为主症，经胃镜检查诊断为贲门腺癌；手术后仍反酸，嗳气，胸骨后烧灼感，晨起胃痛，寐差易醒，大便偏干，舌质淡暗，苔薄黄，脉弦滑。反酸、嗳气为饮食不节，过食肥甘厚味，损伤脾胃，痰湿内聚，郁热互结，胃浊不降之故；胸骨后烧灼感，胃痛，夜寐不实，大便偏干为胆热内郁，胃失和降所致；舌质淡暗，苔薄黄，脉弦滑，为胆胃郁热之象。

首诊辨证为胆胃郁热，胃之上道之反胃病，治以疏肝利胆、和胃降逆为法，方用柴芩温胆汤加味治疗，药后诸症减轻。柴芩温胆汤是宋代陈无择《三因极一病证方论》中温胆方中加柴胡、黄芩而成，有疏肝行气、清利湿热、利胆和胃，除烦止呕之功。此方酌加解毒散结、理气抑酸之品而奏效。

第三节　大肠癌

一、定义

大肠癌是发生在大肠黏膜上皮的恶性肿瘤，有结肠癌、直肠癌之分，是消化道最常见的恶性肿瘤。其发生与饮食因素（如高脂肪、低纤维饮食及霉变食物等）有关，或由大肠慢性疾病恶变而成。根据临床表现和古代医籍的描述，大肠癌归属于"积聚""肠风""脏毒""肠蕈"及"锁肛"等范畴。

二、中医对大肠癌的认识

《医宗必读》中说："积之成也，正气不足，而后邪气踞之。"中医认为大肠癌是在人体正气不足，阴阳失调的基础上，复加饮食所伤、情志失调、邪毒内侵诸因素，导致脏腑、经络气血功能失调，引起气滞、血瘀、痰凝、热毒、湿邪蕴久积聚，互相交结于大肠，乃致肿瘤形成。其病位主要在脾与大肠，涉及肝、肾诸脏腑，总属本虚标实之证。

三、治疗原则

中医治疗大肠癌早期以攻为主，中期攻补兼施，晚期以补为主。益气温阳，养阴生津，清热解毒，祛湿化瘀是治疗大肠癌的总原则。

四、中医治疗

（一）辨证论治

1. 脾虚气滞证

主症：腹胀肠鸣，腹部窜痛，纳呆，神疲乏力，面色萎黄，大便稀溏，舌质淡红，苔薄腻，脉弦滑。

治法：健脾理气。

方药：香砂六君子汤加减。木香、砂仁、党参、半夏、炒白术、茯苓、陈皮、八月札、枳壳、乌药、绿萼梅、野葡萄藤、蛇莓等。

2. 湿热蕴结证

主症：腹胀腹痛，里急后重，肛门灼热，大便黏滞恶臭或黏液血便，口渴少，舌红，苔黄腻，脉滑数。

治法：清热利湿解毒。

方药：白头翁汤合槐角丸加减。槐花、地榆、白头翁、败酱草、红藤、马齿苋、黄柏、苦参、薏苡仁、黄芩、赤芍等。

3. 瘀毒内阻证

主症：腹胀痛拒按，腹部可扪及包块，里急后重，便下黏液脓血，舌质紫暗有瘀斑，苔薄黄，脉弦或涩。

治法：行气活血，化瘀解毒。

方药：膈下逐瘀汤加减。当归、红花、桃仁、赤芍、丹参、地黄、川芎、薏苡仁、半枝莲、藤梨根、败酱草、红藤、白花蛇舌草等。

4. 脾肾阳虚证

主症：腹痛绵绵，喜温喜按，消瘦乏力，面色少华，畏寒肢冷，胃纳减少，大便溏薄，次数频多或五更泄泻，舌淡，苔薄白，脉沉细。

治法：温补脾肾。

方药：理中丸合四神丸加减。制附子、党参、白术、茯苓、薏苡仁、补骨脂、诃子、肉豆蔻、吴茱萸、干姜、陈皮、五味子等。

5. 肝肾阴虚证

主症：五心烦热，头晕目眩，低热盗汗，口苦咽干，腰酸腿软，便秘，舌红，少苔或无苔，脉细弦或细数。

治法：滋养肝肾，清热解毒。

方药：知柏地黄丸加减。地黄、熟地黄、知母、黄柏、白芍、丹皮、山茱萸、五味子、麦冬、泽泻、沙参、枸杞子、野葡萄藤、半枝莲等。

6. 气血两虚证

主症：神疲乏力，面色苍白，头晕目眩，唇甲色淡，食欲不振，反复便血，脱肛，便溏，舌质淡，苔薄，脉细弱。

治法：补气养血。

方药：党参、当归、茯苓、黄芩、熟地黄、白芍、川芎、升麻、白术、丹参、陈皮、八月札、大枣、甘草、红藤、野葡萄藤、藤梨根等。

（二）中成药

1. 肿节风片

每次 3~5 片，每日 3 次。2 个月为一疗程。

2. 平消片

每次 4~8 片，每日 3 次。3 个月为一疗程。本品偏温燥，胃热阴虚者慎用。

3. 犀黄丸

每次 3g，每日 2 次。3 个月为一疗程。

4. 鸦胆子乳剂

每次 30mL，加 5% 葡萄糖注射液 500mL，静脉滴注，每分钟 30~50 滴。1 个月为一疗程。

5. 复方苦参注射液

每次 10~25mL，加入 5% 葡萄糖注射液 500mL 中静脉滴注，每日或隔日 1 次。2~4 周为一疗程。

6. 华蟾素注射液

每次 2~4mL（2/5~4/5 支），肌内注射，每日 2 次；或每次 10~20mL（2~4 支），用 5% 的葡萄糖注射液 500mL 稀释后静脉滴注，每日 1 次。用药 7 天，休息 1~2 天，4 周为一疗程。用于中晚期肿瘤。

7. 艾迪注射液

每次 50~100mL，加入 0.9% 氯化钠注射液或 5%~10% 葡萄糖注射液 500mL，静脉滴注，每日 1 次。与放、化疗合用时，疗程与放、化疗同步。手术前后使用，10 天为一疗程；介入治疗后使用，10 天为一疗程；单独使用，15 天为 1 周期，间隔 3 天，2 周期为一疗程；恶病质患者，30 天为一疗程，或视病情而定。

8. 康艾注射液

每日 40~60mL，分 1~2 次，用 5% 葡萄糖或 0.9% 生理盐水 250~500nL 稀释后慢速静脉注射或滴注。30 天为一疗程，或遵医嘱。

9. 益肾健脾冲剂

每次 1 包，每日 2 次。2 个月为一疗程。

五、临床验案

医案 1 葛某，男，46 岁，2015 年 8 月 4 日初诊。

患者因大便带血就诊于我院，经肠镜检查确诊为结肠癌，2014 年 1

月在我院行结肠癌根治术，术后病理为：混合性腺癌。术后化疗 8 周期（具体用药不详）。

刻下见腹部胀气，腹部畏寒怕冷，面色黑灰暗少泽，无烧心泛酸，纳可，二便调，舌质淡胖，苔薄白，脉沉弦尺减。3 年前因胆结石摘除胆囊。

中医诊断：肠覃。中焦虚寒。

西医诊断：结肠癌术后化疗后。

治法：温中散寒，健脾和胃。

处方：香砂六君子汤加味。党参 12g，炒白术 10g，茯苓 12g，砂仁 5g，木香 5g，陈皮 8g，紫苏梗 10g，半夏 9g，桂枝 10g，干姜 6g，小茴香 10g，吴茱萸 3g，土茯苓 12g，焦三仙各 12g，炙甘草 6g。共 14 剂，每日 1 剂，早晚各一次。

二诊：2015 年 8 月 18 日。药后腹胀明显减轻，腹凉消，近日自觉双目干涩，头沉，入睡难，大便日行 2 次，舌质淡嫩，苔薄白，脉弦细。

处方：上方去土茯苓、小茴香、半夏、乌药、干姜、加菊花 10g，石斛 15g，刺五加 15g，蜜远志 8g，生姜 10g。共 14 剂，每日 1 剂，早晚各一次。

三诊：2016 年 9 月 26 日。近日大便溏薄，日行 3 ~ 4 次，时有腹痛，久坐腰痛，面色淡暗，舌质淡胖，苔薄白，脉沉尺减。

处方：干姜 8g，补骨脂 12g，吴茱萸 5g，肉豆蔻 6g，党参 12g，茯苓 12g，炒山药 15g，炒扁豆 15g，焦三仙各 15g，当归 10g，菟丝子 12g，陈皮 8g，益智仁 10g，炒白术 10g，杜仲 15g，猫爪草 12g。共 28 剂，每日 1 剂，早晚各一次。

四诊：2017 年 10 月 22 日。今日腹泻，大便溏薄，双膝以下凉甚，入睡难，后背沉重，腰痛，舌质淡嫩，苔薄白，脉沉滑尺减。

处方：附子 10g，干姜 10g，生晒参 10g，桂枝 10g，炒白芍 10g，吴茱萸 5g，肉桂 10g，补骨脂 12g，葛根 15g，刺五加 15g，煅龙骨、煅牡蛎各 20g，狗脊 12g，益智仁 12g，土茯苓 12g，怀牛膝 15g。共 7 剂，每日 1 剂，早晚各一次。

五诊：2018 年 12 月 5 日。咽干，痰多色白，易感冒，腰痛，大便调，舌质淡嫩，苔薄白，脉细弦尺减。

处方：黄芪 15g，防风 10g，炒白术 10g，半夏 9g，陈皮 8g，茯苓 12g，炙甘草 6g，炒山药 15g，桂枝 10g，炒白芍 15g，狗脊 12g，炒麦芽 15g，土茯苓 12g，蜜远志 6g，川续断 15g，莲子 12g，猫爪草 15g。共 30 剂，每日 1 剂，早晚各一次。

六诊：2019 年 5 月 19 日。眠不实，多梦易醒，大便不成形，日行 1 次。舌质淡胖，苔薄白边轻痕，脉沉缓滑尺减。

处方：黄芪 15g，生晒参 9g，炒白术 10g，茯苓 12g，炒山药 15g，炒扁豆 15g，刺五加 15g，陈皮 8g，蜜远志 8g，附子 6g，土茯苓 12g，高良姜 6g，菟丝子 12g，焦三仙各 15g，补骨脂 12g，干姜 6g，半枝莲 12g。共 30 剂，每日 1 剂，早晚各一次。

七诊：2020 年 1 月 20 日。肠鸣，腹胀，大便时溏，下肢凉，左肩时痛，早醒，脑鸣，舌质淡暗，苔薄白，脉沉弦尺减。

处方：附子 10g，桂枝 10g，炒白芍 12g，炒白术 10g，葛根 8g，紫苏梗 10g，补骨脂 12g，菟丝子 12g，仙茅 12g，肉豆蔻 5g，干姜 6g，吴茱萸 3g，茯苓 12g，益智仁 12g，土茯苓 12g，蜜远志 6g。共 30 剂，每日 1 剂，早晚各一次。

按语：此案患者因便血经检查确诊为结肠癌，行根治手术，术后化疗 8 周期。后因腹胀而求中医药治疗。

《灵枢·水胀》记述："肠覃何如？岐伯曰：寒气客于肠外，与卫气相搏，气不得荣，因有所系，癖而内着，恶气乃起，瘜肉乃生。"《景岳全书》中提道："凡脾肾不足及虚弱失调之人，多有积聚之病，盖脾虚则中焦不运，肾虚则下焦不化，正气不行则邪滞得以居之。"

素体虚弱，脾肾不足是内因；饮食不节，情志不畅，起居不慎，感受外邪是外因。本病的病位在大肠，发病和脾肾密切相关，脾虚湿毒瘀阻为主要发病机制。本病以湿邪、热毒、瘀滞为标，正气不足为本，二者互为因果，是一种全身属虚、局部属实的疾病。

此案患者因术后腹胀 8 个月就诊，既往行胆囊摘除手术，平素在工地打工，寒温失节，脾胃受伤，阳气不足，升降失常，故腹胀、腹部畏寒怕凉；舌质淡胖，苔薄白，脉沉弦尺减，乃阳虚有寒之象。初诊辨证为中焦虚寒，治以温中散寒、健脾和胃之法，方以香砂六君子汤加味，二诊腹胀明显减轻。因患者平素在外地从事建筑，起居无常，饮食失节，加之过度劳累，就诊5年来，常见脾肾阳虚之象。本着治病必求于本的原则，多以健脾益肾，温阳化湿，佐以解毒散结之法，方用附子理中汤合四神丸加味，稳定了病情，提高了患者的生存质量，预防复发与转移的发生，取得较好的疗效。

医案2 崔某，男，69岁，2016年1月26日初诊。

患者主因排便不规律伴便血2月余，1月前就诊于沧州市中心医院，确诊为结肠癌，并行结肠癌根治手术，术后病理示：（乙状）结肠溃疡型中分化腺癌侵及外膜。既往高血压18年，脉管炎30年，耳膜穿孔20年，右肾结石，结肠息肉。

现症见纳差，乏力，腹胀，头晕，大便干结，舌质淡暗，苔白厚腻，脉濡滑。白细胞3.0×10^9/L。

中医诊断：肠蕈。湿毒内阻。

西医诊断：结肠癌术后。

治法：燥湿运脾，解毒散瘀，佐以补肾养血。

处方：平胃散加味。苍术9g，厚朴8g，清半夏10g，茯苓12g，薏苡仁20g，威灵仙12g，地榆12g，当归10g，焦三仙各15g，鸡内金12g，黄芪15g，黄精12g，炒山药15g，败酱草15g，猫爪草15g，露蜂房5g，菟丝子12g。共15剂，每日1剂，早晚各一次。

二诊：2016年2月16日。药后乏力、头晕减，纳食增，小便黄，大便干。舌质暗红，苔黄微腻，脉滑小数。

处方：上方去威灵仙、黄精、炒山药、菟丝子、露蜂房，加黄连5g，土茯苓12g，白花蛇舌草15g，金钱草15g。共15剂，每日1剂，早晚各一次。

三诊：2016年3月7日。药后口干，大便干。白细胞5.0×10^9/L，舌质暗红，苔黄腻，脉沉滑。

处方：炒枳实10g，厚朴10g，薏苡仁20g，土茯苓15g，莱菔子15g，白花蛇舌草15g，麦冬10g，浙贝母15g，郁李仁12g，姜黄6g，大黄5g，猫爪草15g，焦三仙各12g，鸡内金15g，佩兰12g，半枝莲15g。共14剂，每日1剂，早晚各一次。

四诊：2016 年 7 月 18 日。下肢肿胀，纳后腹胀，反酸，胸闷气短，小便黄，眼干，大便可，下肢疼痛，心电图示：室性早搏，ST 段改变。舌质淡红，苔白腻，脉弦滑数时结。

处方：瓜蒌 15g，薤白 6g，清半夏 10g，炒枳实 7g，丹参 15g，瓦楞子 15g，独活 12g，伸筋草 15g，当归 10g，炒山药 12g，鸡血藤 15g，蜈蚣 1 条，桂枝 10g，金钱草 30g，大腹皮 15g，焦三仙各 15g。共 14 剂，每日 1 剂，早晚各一次。

五诊：2016 年 8 月 14 日。右舌缘疼痛，视物模糊，右耳鸣，口苦，咽哑，腹胀，大便干。舌质淡暗，苔白微腻，脉沉滑小弦。

处方：龙胆草 6g，栀子 10g，柴胡 9g，地黄 12g，黄芩 10g，薏苡仁 15g，炒枳实 10g，厚朴 10g，菊花 12g，木瓜 12g，泽泻 12g，土茯苓 12g，丹参 15g，苍术 10g，金钱草 30g，白花蛇舌草 20g，鸡内金 15g。共 14 剂，每日 1 剂，早晚各一次。

六诊：2017 年 7 月 25 日。晨起腹胀呃逆，小便黄，右耳下肿大，有结节，舌干，眼干，口干，时腰痛，大便调。

处方：玄参 12g，地黄 12g，麦冬 10g，薏苡仁 15g，浙贝母 15g，姜黄 10g，鸡内金 10g，白术 20g，莱菔子 15g，露蜂房 6g，瓜蒌 10g，当归 10g，木香 6g，淡竹叶 10g，海金沙 12g，金钱草 15g，大黄 10g，石见穿 15g。共 14 剂，每日 1 剂，早晚各一次。

七诊：2018 年 11 月 13 日。眼干，舌干，时腰痛，下午小腿有肿胀感，晨起嗳气，大便调。舌质淡暗，苔白微腻，脉滑尺减。

处方：柴胡 9g，黄芩 12g，清半夏 10g，薏苡仁 16g，厚朴 10g，炒枳实 10g，石斛 15g，菊花 12g，木瓜 12g，鸡血藤 15g，杜仲 15g，金钱草 30g，大黄 8g，土茯苓 12g，半枝莲 15g，炒薏苡仁 15g，猫爪草 12g，姜黄 8g。共 14 剂，每日 1 剂，早晚各一次。

八诊：2019 年 8 月 8 日。口干，少有口苦，眼干，头胀，纳后腹胀呃逆，烧心，腰痛，大便干，小便畅，舌质淡暗，苔白微腻，脉沉滑。血压 145/100mmHg。

处方：天麻 10g，钩藤 15g，菊花 12g，夏枯草 15g，黄芩 12g，厚朴 10g，炒枳实 10g，薏苡仁 15g，佩兰 12g，知母 6g，瓦楞子 15g，杜仲 15g，桑寄生 15g，鸡内金 15g，土茯苓 12g，莪术 8g，金钱草 15g，通草 3g。共 30 剂，每日 1 剂，早晚各一次。

九诊：2020 年 3 月 7 日。晨起嗳气腹胀，口干，眼干涩，大便干结不畅，舌质淡红，苔黄腻，脉沉滑数。

处方：炒枳实 12g，厚朴 10g，白术 20g，土茯苓 15g，姜黄 8g，薏苡仁 15g，猫爪草 15g，半枝莲 15g，鸡内金 15g，佩兰 12g，白花蛇舌草 15g，佩兰 12g，白豆蔻 5g，菊花 12g，密蒙花 12g，露蜂房 5g，炒麦芽 15g，黄连 3g。共 14 剂，每日 1 剂，早晚各一次。

按语：此案患者因排便不规律，大便带血就诊，经医院检查确诊为乙状结肠溃疡型中分化腺癌，行结肠癌根治术。患者为乡村医生，考虑年龄较大，体质较弱，白细胞低下，未进行化疗，而求中医药进一步治疗。

患者正气虚损，饮食不节，损伤脾胃，脾胃运化失司，滋生水湿，水湿不化，湿热邪毒蕴结肠道，日久成毒，损伤肠络而发为本病。《医宗金鉴·脏毒论》载："此证有内外阴阳之别。发于外者，有醇酒厚味，勤劳辛苦，蕴注于肛门，两旁肿突，形如桃李，大便秘结，小水短赤，甚者肛门重坠紧闭，下气不通，刺痛如锥……发于内者，兼阴虚湿热下注肛门，内结蕴肿，刺痛如锥……便虚闭。"

脾主运化，喜燥恶湿，湿浊困脾，运化失司则纳差食少；湿困肌肉四肢则见乏力，湿阻气滞则脘腹胀满；湿邪上蒙清窍，加之体虚气血不足，不能上荣于头，故头晕；湿阻肠道，通降失常，故大便干结；脾为湿困，化源不足，毒瘀内阻，新血不生，则白细胞低下；舌质淡暗，苔白腻而厚，脉沉滑为湿毒内阻之象。首诊结合病史，四诊合参，辨证为湿毒内阻之肠蕈，治以燥湿运脾，解毒散瘀，佐以补肾养血为法，方用平胃散加味。二诊药后纳食增，头晕、腹胀症消。继宗祛湿降浊，解毒散结大法，随证加减选方用药，至今治疗 4 年余，病情稳定，复查未见复发与转移。

结直肠属于中医大肠之范畴。大肠为腑，以通为用，以降为顺，其通降功能在饮食物的消化吸收中起着重要作用。其居于腹内，接泌别清浊之浊者，燥化后下于魄门排出体外，故《素问·灵兰秘典论》曰："大肠者，传导之官，变化出焉。"此案患者近 4 年来，若食菜较少或食肉过多则出现舌苔厚腻，大便不爽，故每次方中必加通腑降浊之品。

大肠的通降之性保证了肠道的通畅，杜绝了痰、瘀、毒等有形实邪的产生，从根本上避免了结直肠癌的复发与转移。

医案3 李某，男，55岁，2015年1月19日初诊。

患者因间断大便带血1月余，2014年5月就诊于当地医院，查肠镜示：乙状结肠癌。后在天津肿瘤医院行结肠癌根治手术，术后病理示：乙状结肠低分化腺癌。术后化疗6周期（具有用药不详）。既往高血压5年，吸烟史30余年。

现症见下肢沉重无力3个月，纳差，手指麻木，遇凉加重，眼干，耳鸣，眠差，大便不成形。舌质淡胖苔薄白脉滑。

中医诊断：肠蕈。脾虚湿蕴。

西医诊断：结肠癌术后化疗后。

治法：健脾祛湿，和胃降逆，佐以解毒散结。

处方：六君子汤合平胃散加味。苍术9g，炒白术10g，清半夏10g，炒枳实10g，荷叶15g，太子参10g，茯苓15g，焦三仙各15g，鸡血藤15g，蜈蚣1g，菊花10g，益智仁12g，木香6g，陈皮6g，薏苡仁15g，猫爪草15g，莲子15g，刺五加15g。共14剂，每日1剂，早晚各一次。

二诊：2015年2月5日。耳鸣，视物模糊，纳可，无腹痛腹胀，眠差，早醒，醒后难以入睡，后背沉重，大便次频，健忘。舌质暗红，苔薄白，脉弦滑。

处方：益智仁12g，菊花10g，石菖蒲12g，牡丹皮10g，泽泻12g，茯苓12g，炒山药15g，首乌藤15g，熟地黄10g，白扁豆15g，薏苡仁15g，猫爪草12g，土茯苓12g，焦三仙各12g，露蜂房5g，生姜10g。共20剂，每日1剂，早晚各一次。

三诊：2015年7月15日。胸闷气短，少痰，色白，眼干，视物模糊，耳鸣，眠可，舌质淡胖，苔薄白，脉滑时结。

处方：清半夏10g，瓜蒌12g，薤白5g，郁金10g，菊花12g，石斛15g，薏苡仁15g，土茯苓15g，石菖蒲15g，白花蛇舌草15g，丹参15g，猫爪草12g，陈皮8g，焦三仙各15g，蜜远志6g，莲子15g。共14剂，每日1剂，早晚各一次。

四诊：2015年10月28日。咳嗽咳痰，乏力，舌质淡暗，苔薄白，脉细数。复查胸部 CT：右肺上叶磨玻璃样高密度影，右肺上叶局限性肺气肿。实验室检查：总胆固醇 5.7mmol/L。

处方：瓜蒌 15g，浙贝母 15g，薏苡仁 15g，泽泻 15g，猫爪草 12g，鱼腥草 15g，紫苏叶 7g，丹参 15g，甘草 6g，清半夏 12g，陈皮 8g，蜜紫菀 12g，地龙 10g，连翘 12g，姜黄 8g，酸枣仁 12g。共 7 剂，每日 1 剂，早晚各一次。

五诊：2016 年 4 月 19 日。视物模糊，耳鸣，口黏，无胃胀，易急躁，舌质暗红，苔薄白，脉濡滑。复查胸部 CT 示：右肺上叶炎性病变。

处方：龙胆草 6g，栀子 10g，柴胡 9g，黄芩 10g，清半夏 10g，薏苡仁 15g，菊花 12g，八月札 10g，石菖蒲 12g，钩藤 15g，浙贝母 12g，夏枯草 15g，白花蛇舌草 15g，土茯苓 12g，片姜黄 12g，首乌藤 15g，泽泻 12g，珍珠母 30g。共 14 剂，每日 1 剂，早晚各一次。

六诊：2017 年 2 月 26 日。胸胀，咳痰，大便黏，舌质淡暗，苔薄白，脉沉滑尺减。复查血脂仍偏高，血糖 6.62mmol/L。

处方：天麻 12g，钩藤 15g，菊花 12g，玉米须 15g，石菖蒲 12g，川牛膝 15g，泽泻 15g，荷叶 15g，片姜黄 8，土茯苓 12g，绞股蓝 12g，清半夏 10g，郁金 10g，猫爪草 15g，阿胶 8g，鸡血藤 15g，薏苡仁 15g。共 14 剂，每日 1 剂，早晚各一次。

七诊：2018 年 7 月 10 日。咳嗽，咳痰色白，少有气短，舌质淡暗，苔薄白脉，沉滑尺减。复查胸部 CT：右肺上叶炎症。血糖 6.39mmol/L，甘油三酯 2.36mmol/L。

处方：瓜蒌 15g，清半夏 10g，浙贝母 15g，薏苡仁 15g，地龙 10g，橘红 10g，黄芩 10g，玉米须 15g，绞股蓝 12g，山楂 15g，猫爪草 12g，蜜紫菀 10g，姜黄 8g，连翘 12g，甘草 6g，龙葵 12g。共 14 剂，每日 1 剂，早晚各一次。

八诊：2019 年 1 月 13 日。口黏，口干，咳痰色白，大便不爽，舌质淡红，苔薄白，脉沉滑。

处方：薏苡仁 15g，黄连 6g，黄芩 10g，葛根 15g，瓜蒌 15g，浙贝母 15g，佩兰 12g，甘草 6g，芦根 15g，炒枳实 10g，白术 15g，猫爪草 15g，片姜黄 6，土茯苓 12g，地龙 8g，绞股蓝 15g，清半夏 6g，玉米须

15g。共 14 剂，每日 1 剂，早晚各一次。

九诊：2019 年 10 月 20 日。遇凉易感冒，受风项痛，咳嗽，咳痰色白，晨起口干欲饮，大便干，舌质淡暗，苔白微腻，脉沉滑尺减。

处方：黄芪 15g，防风 10g，白术 15g，蜜紫菀 15g，厚朴 10g，苦杏仁 9g，薏苡仁 15g，麦冬 10g，前胡 12g，甘草 6g，葛根 15g，土茯苓 12g，浙贝母 15g，猫爪草 15g，龙葵 10g，绞股蓝 12g，玉米须 15g。共 30 剂，每日 1 剂，早晚各一次。

按语：此案患者因间断大便带血就诊，经检查确诊为结肠癌，术后化疗后继续中医治疗。

患者平素吸烟嗜酒，恣食膏粱厚味，损伤脾胃，导致脾之运化失职，升降失司，水谷不化为津而成湿。湿郁日久，郁而化热，湿热内生，灼津为痰。湿热流注大肠，聚痰为积，结而为肿。《诸病源候论》认为肠蕈"由寒温失节，致腑脏之气虚弱，而食饮不消，聚结在内，渐染生长，块段盘牢不移动者"。《外科正宗·脏毒论》一书指出："又有生平性情暴急，纵食膏粱或兼补术，蕴毒结于脏腑，炎热流注肛门，结而为肿。"

饮食不节，加之化疗药毒进入人体，脾胃气虚，脾不运化，胃失和降，痰湿内生，浊阴留滞，则纳呆不欲食；痰湿阻于中焦，清浊升降失常，清阳不升，浊气上逆，蒙蔽清窍则头晕、耳鸣；湿性重浊，故下肢沉重无力；脾虚血少，心神失养，故失眠易醒；脾虚湿重，加之药毒损伤，湿气下注，则大便溏薄；舌质淡，舌体胖大，苔白腻，脉沉滑为脾虚湿蕴之征。首诊治以健脾祛湿、和胃降逆，佐以解毒散结为法，方用六君子汤合平胃散加味。后宗健脾祛湿、化痰散结为法，随证选方用药，病情稳定，未见复发与转移。

此案患者手术后，服中药治疗期间，仍烟酒未戒，自认为患病后时日无多，劝其无效。但坚持服药 5 年余，复查胸部 CT 发现右肺上叶磨玻璃样高密度影，虽其后证实为右肺上叶炎症，但前贤谓："脾为生痰之源，肺为贮痰之器。"补益脾胃，达到补肺的目的，此即"培土生金"。故后期用健脾祛湿、化痰散结为法，治病求本，先安未受邪之地。采用中医巩固治疗，从而防止复发转移。

医案4 张某，女，80岁，2015年12月23日初诊。

患者于2015年11月出现大便带血、腹胀就诊我院，经肠镜检查发现升结肠癌，行右半结肠癌根治术，术后病理示：升结肠腺癌。术后半月拔管时突发腹痛，出现急性腹膜炎，病情危重，后转入ICU治疗，住院期间服用中药。出院后家属考虑高龄，未行化疗，继续服用中药治疗。

现症见腹胀，乏力，胸背疼痛，胃脘嘈杂，大便溏薄，舌质暗红，苔薄白，脉沉滑。

中医诊断：肠蕈。脾胃气虚，寒湿阻滞。

西医诊断：结肠癌术后。

治法：健脾和胃，行气止痛。

处方：香砂六君子汤合丹参饮加减化裁。党参10g，炒白术10g，木香6g，陈皮10g，茯苓15g，丹参15g，檀香4g，砂仁5g，延胡索15g，炒白芍15g，瓦楞子15g，焦三仙各15g，鸡内金15g，薏苡仁15g，炙甘草6g。共14剂，每日1剂，早晚各一次。

二诊：2016年1月25日。药后胸痛减轻，胃脘不适，纳后嗳气，时烧心，大便不成形，量少，时腹下坠。右腹时痛，舌质淡红，苔薄白，脉沉滑。

处方：陈皮8g，清半夏10g，砂仁4g，党参10g，炒白术10g，茯苓12g，炙甘草6g，瓦楞子15g，焦三仙各15g，延胡索12g，补骨脂12g，炒薏苡仁15g，干姜5g，炒山药15g，紫苏梗10g，猫爪草12g，炒枳实8g。共10剂，每日1剂，早晚各一次。

三诊：2016年4月12日。夜间口苦，多唾，右腹时痛，时胃胀呃逆，头晕心悸乏力，易急躁，夜尿5~6次，大便不畅次频，舌质暗红，苔白根腻。

处方：柴胡9g，炒白芍12g，炒枳壳12g，炙甘草6g，葛根15g，益智仁12g，八月札10g，黄芩10g，清半夏10g，莱菔子12g，紫苏梗10g，猫爪草12g，延胡索12g，薏苡仁15g，焦三仙各15g，鸡内金12g，生姜15g，当归10g。共10剂，每日1剂，早晚各一次。

四诊：2016年5月15日。胃脘触痛，右胁明显，纳后嗳气，多唾，时头晕，舌质暗红，苔薄白，脉沉滑。

处方：清半夏 10g，厚朴 10g，紫苏梗 10g，延胡索 15g，炒白芍 12g，薏苡仁 12g，蒲公英 10g，猫爪草 12g，鸡内金 12g，高良姜 6g，土茯苓 12g，砂仁 4g，浙贝母 15g，焦三仙各 15g，小茴香 12g。共 14 剂，每日 1 剂，早晚各一次。

五诊：2016 年 6 月 29 日。大便日行 3～4 次，排便时腹痛，腹凉，腰背疼痛，夜尿 4～5 次，夜间汗出，血压 150/90mmHg，舌质暗红，苔白脉细。

处方：附子 6g，桂枝 10g，炒白芍 15g，干姜 6g，延胡索 15g，炒白术 12g，太子参 12g，砂仁 5g，补骨脂 10g，焦三仙各 15g，紫苏梗 10g，土茯苓 12g，杜仲 15g，牛膝 15g，益智仁 15g。共 7 剂，每日 1 剂，早晚各一次。

六诊：2016 年 12 月 27 日。头晕，咳痰量少，眠差，腹凉，左胸闷，舌质暗红，苔根腻，脉沉弦数。血压 130/100mmHg。

处方：天麻 12g，清半夏 10g，砂仁 5g，钩藤 15g，石菖蒲 12g，葛根 12g，川牛膝 15g，首乌藤 15g，杜仲 12g，小茴香 10g，浙贝母 10g，蜜远志 8g，炒枳实 9g。共 7 剂，每日 1 剂，早晚各一次。

七诊：2017 年 8 月 28 日。腰痛，少有腹胀，背痛，下肢浮肿，时盗汗，乏力，烘热汗出，大便不爽。舌质暗红，苔白腻，脉滑尺减。

处方：牡丹皮 10g，茯苓 15g，泽泻 10g，熟地黄 12g，牛膝 15g，杜仲 15g，地骨皮 12g，黄柏 10g，炒枳实 10g，丹参 15g，郁金 10g，葛根 15g，浮小麦 30g，焦三仙各 15g，猫爪草 15g，土茯苓 15g。共 14 剂，每日 1 剂，早晚各一次。

八诊：2018 年 1 月 25 日。夜尿频，下肢浮肿，前胸闷时憋气，眠差入睡难，大便次频，4～5 次/日，排不净感，舌质淡暗，苔白腻，脉滑小弦数。

处方：桂枝 10g，薤白 5g，清半夏 9g，葛根 15g，炒薏苡仁 15g，益智仁 12g，菟丝子 10g，土茯苓 12g，浙贝母 15g，紫苏梗 10g，桑螵蛸 12g，仙茅 12g，茯苓 12g，炒白术 10g，猫爪草 15g，木瓜 12g。共 14 剂，每日 1 剂，早晚各一次。

九诊：2018 年 12 月 16 日。纳差食少，纳后痞满，时头晕，晨起咽中有痰，夜尿频减，傍晚腿肿，大便调。舌质淡暗，苔白腻，脉沉弦小数。

处方：太子参 15g，白术 12g，茯苓 12g，焦三仙各 15g，鸡内金 15g，炒枳壳 10g，炒薏苡仁 15g，杜仲 15g，厚朴 9g，木香 5g，陈皮 8g，猫爪草 15g，片姜黄 8g，佛手 10g，当归 10g，川牛膝 15g，桑螵蛸 12g，益智仁 10g。共 30 剂，每日 1 剂，早晚各一次。

按语：此案患者老年近八旬，因大便带血、腹胀 2 月就诊，经检查确诊为升结肠腺癌，行右半结肠癌根治术，术后半月拔管时突发腹痛，诊断为急性腹膜炎，病情危重，曾请余会诊后服用中药，出院后家属考虑年事已高，身体虚弱，未行化疗，继续服用中药治疗。

患者耄耋之年，脾虚肾亏，肾为先天之本，脾为后天之本，两脏虚损，易招邪毒入侵，更伤正气，邪气留恋，瘀毒留滞肠道，壅蓄不散，大肠传导失司，日久则积生于内，发为癌瘤。《灵枢·五变》云："人之善肠病肠中积聚者……则胃肠恶，恶则邪气留止，积聚乃伤脾胃之间，寒温不次，邪气稍至，蓄积留止，大聚乃起。"《灵枢·百病始生》载："阴络伤则血内溢，血内溢则后血。"元·朱震亨《丹溪心法》提出本病的病位"独在胃与大肠"，认为"肠胃不虚，邪气无从而入"。

患者年高体弱，大病之后，损伤脾胃，寒从内生，脾虚不运，胃纳呆滞，故腹胀，胃脘嘈杂，大便溏薄；脾虚致痰湿内蕴，水谷失运，无力化生气血，故乏力。阴寒内伤，寒凝经络，气血瘀滞，则胁背疼痛；舌质暗红，苔薄白，脉沉滑为痰郁阻滞之象。结合病史，四诊合参，此诊辨证为脾胃气虚、寒湿阻滞之肠蕈，治以健脾和胃、行气止痛为法，方以香砂六君子汤合丹参饮加减化裁。二诊症减，后继以健脾益肾、祛湿解毒为法，随证加减用药。服药四年余，病情稳定，未见复发与转移。

医案 5 张某，女，79 岁，2018 年 8 月 15 日初诊。

患者于 2018 年 6 月因腹痛，大便带血，就诊于当地医院，查肠镜示：右结肠占位。病理报告为黏液腺癌。7 月 9 日行结肠癌根治术；化疗 1 周期（具体用药不详）。自出院后出现腹胀，乏力，家属考虑年事已高，加之化疗反应较大，而求中医药治疗。既往腰椎间盘脱出病史，脑鸣 5 年。

现症见腹胀，乏力，头晕，面色萎黄，纳后恶心，进食流食则腹泻，失眠，入睡困难多年，平素服用安定助眠，尿频，尿痛，舌质淡暗，苔薄白，脉沉滑尺减。

中医诊断：肠蕈。脾虚毒瘀。

西医诊断：结肠癌术后化疗后。

治法：健脾和胃，解毒散结。

处方：归脾汤加味。黄芪 15g，太子参 15g，炒白术 10g，茯苓 10g，木香 6g，蜜远志 6g，当归 10g，鸡内金 10g，焦三仙各 12g，炒山药 15g，竹叶 10g，砂仁 4g，益智仁 10g，土茯苓 15g，紫苏梗 10g，猫爪草 15g。共 7 剂，每日 1 剂，早晚各一次。

二诊：2018 年 8 月 21 日。药后头晕乏力减，晨起腹胀较著，纳后胃胀，大便调，舌质淡暗，苔薄白，脉细弱。

处方：太子参 12g，炒白术 10g，茯苓 10g，木香 5g，砂仁 3g，鸡内金 12g，炒枳壳 10g，当归 10g，厚朴 10g，柏子仁 10g，土茯苓 15g，益智仁 10g，姜黄 8g，黄芪 15g，桂枝 7g，生姜 15g。共 14 剂，每日 1 剂，早晚各一次。

三诊：2018 年 9 月 4 日。药后腹胀消，较前有力，易饥，纳食明显增加，入睡困难，仍服安定，大便调，舌质淡暗，苔白微腻，脉滑。患者自诉怕食生冷，食后泛酸、腹泻，40 年来未食过水果，因服中药 1 月余，现能进食水果。

处方：太子参 15g，炒白术 10g，茯苓 12g，土茯苓 12g，陈皮 8g，半夏 10g，鸡内金 12g，黄精 12g，佛手 10g，紫苏梗 10g，砂仁 4g，猫爪草 15g，白花蛇舌草 15g，当归 10g，生姜 15g。共 14 剂，每日 1 剂，早晚各一次。

四诊：2019 年 3 月 20 日。无腹胀，纳可，听力减退多年，因有每日冲澡习惯，近期易感冒，腰痛，久立加重，大便头干，舌质淡红，苔薄白，脉滑尺减。

处方：黄芪 15g，防风 10g，生白术 15g，益智仁 10g，土茯苓 15g，猫爪草 15g，石菖蒲 12g，姜黄 6g，露蜂房 5g，陈皮 6g，杜仲 15g，狗脊 12g，白花蛇舌草 15g，生薏苡仁 15g，肉苁蓉 15g，炒麦芽 15g。共 14 剂，每日 1 剂，早晚各一次。

五诊：2019 年 7 月 24 日。口苦，口气重，大便不爽，血糖 7.3mmol/L，纳可，眠安，舌质淡暗，苔薄黄，脉弦滑。复查全腹 CT、消化道肿瘤标志物均正常。

处方：柴胡 9g，黄芩 12g，半夏 9g，太子参 15g，生薏苡仁 15g，土茯苓 15g，连翘 12g，生白术 15g，女贞子 10g，玉米须 15g，佩兰 12g，白豆蔻 6g，莪术 6g，浙贝母 15g，厚朴 6g，甘草 6g。共 21 剂，每日 1 剂，早晚各一次。

六诊：2020 年 1 月 9 日。纳可，无腹胀，大便调，近期未感冒，入睡困难，经服安定，舌质淡暗，苔薄白，脉沉弦。复查：血糖 6.56mmol/L，促甲状腺素↑；颈部彩超示：左颈Ⅱ区肿大淋巴结 1.0cm×0.5cm。

处方：太子参 15g，炒白术 10g，茯苓 15g，甘草 6g，炒薏苡仁 15g，炒山药 15g，莲子 15g，陈皮 8g，浙贝母 15g，土茯苓 15g，刺五加 15g，玉米须 15g，莪术 6g，半枝莲 15g，炒麦芽 15g，露蜂房 5g。共 30 剂，每日 1 剂，早晚各一次。

按语：此案患者因腹痛、大便带血就诊，经检查诊断为右结肠黏液腺癌；术后化疗 1 周期后未再次化疗，改为中医药治疗。

患者素体脾胃虚弱，病后中气不足，运化无权，则腹胀，纳后恶心，中气久虚，精微不化，气血亏虚，故头晕，乏力，面色萎黄；进流食则腹泻为脾胃虚寒之象，脾虚心失所养，则入睡困难；尿频尿痛为脾肾虚弱所致；舌质淡暗，苔薄白，脉沉细为脾肾虚弱之征。初诊辨证为脾虚毒瘀之肠蕈病，治以健脾和胃、解毒散结为法，方以归脾汤加味治之。二诊症减，后以健脾益气、解毒祛瘀为法，调理一年余，病情稳定，未见复发转移。

此患者退休前从事妇产科临床工作，平素喜洁净，年近八旬，每天洗澡，反复感冒，自诉一生未服过中药，现服用中药后感冒未发作，精气神十足，没有想到中药这么神奇。作为一名中医人，听到此言感到无比欣慰。

医案 6 朱某，男，57 岁，2016 年 12 月 4 日初诊。

患者 2016 年 4 月发现大便带血，经肠镜检查诊为直肠癌，后在中国医学科学院肿瘤医院行直肠癌根治手术，术后病理：直肠高分化腺癌，浸透肌层。诊断为直肠癌Ⅱ期 T4，术后化疗 6 周期（具体用药不详）；末次化疗 11 月 14 日。术后放疗 25 次。既往胃息肉、前列腺增生、十二指肠球部溃疡。

现症见周身乏力，消瘦，肛门下坠，大便次频且不畅，手足麻木，舌质淡红，苔薄白，脉弱。化验白细胞计数偏低。

中医诊断：肠蕈。脾肾亏虚，中气下陷。

西医诊断：直肠腺癌术后，放化疗后。

治法：健脾益肾，益气养血解毒。

处方：补中益气汤加味。黄芪 20g，生白术 15g，当归 12g，升麻 6g，柴胡 6g，陈皮 8g，炙甘草 6g，女贞子 12g，地榆 15g，木香 5g，焦三仙各 12g，菟丝子 12g，姜黄 8g，白花蛇舌草 15g，炒山药 15g，土茯苓 15g。共 14 剂，每日 1 剂，早晚各一次。

二诊：2016 年 12 月 19 日。药后手麻减，乏力减，形瘦，仍足麻，排便不爽，量少次频，夜尿次频，夜行 5 ~ 6 次，舌质淡红，苔薄白，脉沉滑。

处方：党参 10g，炒白术 10g，茯苓 12g，木香 5g，砂仁 5g，益智仁 12g，菟丝子 12g，鸡血藤 15g，当归 10g，浙贝母 12g，土茯苓 12g，黄芪 15g，桂枝 10g，炒麦芽 15g，补骨脂 10g，炙甘草 6g。共 14 剂，每日 1 剂，早晚各一次。

三诊：2017 年 3 月 22 日。胃脘嘈杂，多梦，身痒，大便溏薄，日行 2 ~ 5 次，矢气频臭秽，夜尿 2 次，舌质淡红，苔薄白，脉细小数。

处方：黄芪 15g，党参 10g，炒白术 10g，茯苓 12g，当归 10g，炒山药 15g，陈皮 8g，蜜远志 8g，防风 10g，砂仁 3g，干姜 6g，吴茱萸 5g，桂枝 10g，刺五加 15g，益智仁 10g，猫爪草 15g。共 14 剂，每日 1 剂，早晚各一次。

四诊：2017 年 6 月 26 日。腹部胀痛，腹凉，遇凉易嗳，鼻流清涕，矢气频，大便溏，日行 3 次，舌质淡暗，苔薄白，脉沉弦尺减。

处方：附子 8g，干姜 10g，炒白术 10g，桂枝 9g，炙麻黄 5g，细辛 3g，吴茱萸 5g，补骨脂 12g，紫苏梗 10g，苍耳子 10，菟丝子 12g，炒山药 15g，姜黄 8g，焦三仙各 12g，延胡索 15，炙甘草 6g。共 14 剂，每日1剂，早晚各一次。

五诊：2018年2月22日。发热38℃，咳嗽，咳痰色黄质黏，反酸，恶心，呃逆，大便干结，尿急，尿频，舌质红，苔白微腻，脉沉弦滑。

处方：柴胡10g，黄芩12g，半夏10g，鱼腥草15g，浙贝母15g，连翘12g，薏苡仁15g，黄连5g，菊花12g，紫苏叶10g，桑叶12g，竹叶12g，地龙10g，猫爪草15g，瓦楞子15g，甘草6g。共7剂，每日1剂，早晚各一次。

六诊：2018年8月5日。胃脘胀满，嗳气，胃脘烧灼感，流涕，咳痰质稀，项痛，时有腹痛，大便日行5~6次，舌质淡红，苔薄白，脉细弦。复查：腹部核磁未见异常。化验癌胚抗原5.59μg/mL，CA199 32.29kU/L。

处方：太子参15g，炒白术10g，茯苓12g，紫苏梗10g，木香5g，砂仁4g，瓦楞子15g，炒薏苡仁15g，葛根15g，浙贝母15g，土茯苓15g，佛手10g，半夏10g，厚朴9g，生姜15g，炒麦芽15g。共14剂，每日1剂，早晚各一次。

七诊：2019年1月22日。下肢瘙痒6天，腹胀肠鸣，矢气频，少有腹痛，多梦，大便日行3~4次，成形，舌质淡红，苔薄白，脉沉滑小数。

处方：黄芪15g，防风10g，赤芍12g，桂枝10g，炒白术10g，炙甘草6g，炒薏苡仁15g，忍冬藤15g，炒山药15g，蜜远志8g，干姜6g，砂仁4g，土茯苓15g，炒扁豆15g，紫苏梗10g，刺五加15g。共21剂，每日1剂，早晚各一次。

八诊：2019年7月7日。时有流涕，喷嚏，纳可，二便调，舌质淡红，苔薄白，脉沉弦。复查肠镜：有一息肉0.4cm，已切除。胃镜：非萎缩性胃炎。颈部彩超：颈动脉斑块。CA199 23kU/L。

处方：太子参15g，生白术15g，茯苓12g，甘草6g，炒枳壳10g，陈皮8g，薏苡仁15g，土茯苓15g，莪术6g，蒲公英15g，三七5g，防风10g，苍耳子10g，焦三仙各12g。共30剂，每日1剂，早晚各一次。

九诊：2020年2月9日。双目干涩，夜尿频数，时有头晕，喷嚏，大便日行3~4次，成形，舌质淡暗，苔薄白，脉细小弦。

处方：石斛15g，菊花10g，丹皮10g，茯苓12g，炒山药15g，熟地黄12g，川牛膝15g，夏枯草15g，薏苡仁15g，土茯苓12g，益智仁

10g，防风 10g，石菖蒲 12g，葛根 15g，苍耳子 10g，露蜂房 5g。共 30剂，每日 1 剂，早晚各一次。

按语：此案患者因大便带血，经检查确诊为直肠癌，行手术、化疗、放疗后继续中医药治疗。

患者既往有胃病史，多因恣食膏粱厚味、酒酪之品，或过食生冷，暴饮暴食，损伤脾胃，滋生水湿，水湿不去，化热而下迫大肠，与肠中槽粕交阻搏击，日久成毒，损伤肠络而发为本病。

此案患者系直肠癌根治术及放化疗后，癌毒内侵致脾之运化不足，升降失司，气虚下陷，固摄失常，故见肛门下坠，大便次频不畅；化疗伤及脾肾，脾主运化，胃主受纳，水谷精微不能正常运化输布，则纳少，乏力，消瘦；肾藏精，主骨生髓，水谷精微不足，精气亏虚，精不化血，气血亏虚，血运无力，加之化疗药毒损伤，故手足麻木，白细胞下降。舌质淡红，苔薄白，脉弱为气血不足之征。首诊结合病史，四诊合参，辨证为脾肾亏虚，气虚下陷之肠蕈；治以健脾益肾，益气养血，解毒散瘀，方用补中益气汤加味。二诊症减，后宗健脾益肾、解毒散结为法，至今治疗三年余。病情稳定，未见复发与转移。

本病病位在肠，但与脾、胃、肝、肾的关系尤为密切。直肠癌早期以湿热，瘀毒邪实为主；晚期、术后及放化疗后，多为正虚邪实，正虚又以脾肾（气）阳虚、气血两虚、肝肾阴虚多见。脾为后天之本，肾为先天之本，补肾的目的是增强脾这一后天之本，气血生化之源，脾胃运化正常才能保证其他脏腑功能的正常。正如李东垣《脾胃论·脾胃盛衰论》中所云："其治肝、心、肾有余不足，或补或泻，惟益脾胃之药为切。"对于手术后已完成辅助治疗的患者，采用中医巩固治疗，能够防止复发转移，改善症状，提高生存质量。

第四节　胰腺癌

一、定义

胰腺癌是原发于胰腺的恶性肿瘤。按病变部位可分为胰头癌、胰体癌、胰尾癌和全胰癌,其中胰头癌占 70% ~ 80%,其次是胰体癌,再次是胰尾癌。其发病与环境中致癌因素及某些胰腺疾病有关。

二、中医对胰腺癌的认识

胰腺癌在传统医学中称谓不一,根据临床表现和古代医籍的描述,胰腺癌归属于"癥积""积聚""黄疸""胁痛"等范畴。《十四经发挥》也有:"脾广三寸,长五寸,掩手太仓,附于脊之第十一椎。"即是对于胰腺的描写。到清代,随着中医解剖学的发展,对胰腺有了进一步的认识,王清任的《医林改错》写道:"津管一物……总提俗名胰子,其体长于贲门右,幽门之左……接小肠""胃外津门左名总提,肝连于其上。"然而,中医对胰腺癌的症状及其病因病机的认识却早在《黄帝内经》时期,以后历代医籍中都有所记载和描述。如《难经·五十五难》中所说:"积者,阴气也,其始发有常处,其痛不离其部,上下有所始终,左右有所穷处。聚者,阳气也,其始发无根本,上下无所留止,其痛无常处,谓之聚。"还根据五脏不同,分为五种积,其中"脾之积为痞气",在胃脘部,覆大如盘,可以出现黄疸,饮食不为肌肤,与胰腺癌有相似之处。此外,隋代巢元方著《诸病源候论》中说:"癥瘕者,皆由寒温不调,饮食不化,与脏气相搏结所生也。"《丹台玉案》也云:"有寒客之则阻不行,有热内生郁而不散,有食积、死血、湿痰结滞妨碍升降,有怒气伤肝木来克土,有伤劳倦、血虚、气虚则运化自迟,皆能作痛。"以上论述指出了胰腺癌的发病可能与饮食失节、七情不遂、寒温失调、诸般内伤等因素有关。

三、治疗原则

胰腺癌早期可行根治术,术后辅以化疗和中医药治疗,但约 80% 的患者就诊时已属中晚期,无法行根治术。为解除梗阻、减轻痛苦和黄疸,常采取姑息性手术和减黄引流手术。胰腺癌手术切除成功率约 15%,术后 5 年生存率约 4%。中晚期胰腺癌患者一般状况较差,加之对化疗药物和放射线不敏感,因此,宜采用包括手术、化疗、放疗、中医药、生物免疫调节在内的综合治疗。一般状况较差、无法耐受放化疗或对放化疗不敏感者可单纯应用中医药治疗。

胰腺癌治疗多以"急则治其标"为原则，以清热解毒、除湿化痰、活血化瘀为法。因脾胃虚弱是胰腺癌发病的根本，故用药不宜过于苦寒或泻下，以防寒凉伤胃，加速病情进展。

四、中医治疗

（一）辨证论治

1. 肝胆湿热证

主症：上腹胀痛，连及两胁，脘痞腹胀，恶心呕吐，口干苦而不欲多饮，身目黄染，或有发热，大便溏薄不爽，小便色深如浓茶，舌红，苔黄腻，脉弦滑数或濡数。

治法：清利湿热。

方药：茵陈蒿汤合黄连解毒汤加减。茵陈蒿、栀子、大黄、黄连、黄柏、黄芩等。

2. 瘀血内阻证

主症：上腹疼痛如锥刺，或包块拒按，痛处不移，呕恶纳呆，形体消瘦，身目黄染，色泽晦暗如烟熏，或呕血、便血，舌质紫暗或有瘀斑，脉弦涩。

治法：化瘀消积。

方药：膈下逐瘀汤加减。丹参、丹皮、桃仁、红花、莪术、三棱、八月札、卷柏、木香、穿山甲、白花蛇舌草等。

3. 寒湿困脾证

主症：上腹部疼痛，偏左或偏右，向腰背部放射，恶心呕吐，食欲不振，神疲乏力，身目俱黄，大便溏薄，小便色黄，舌质淡，苍白腻，脉满缓。

治法：温中化湿。

方药：茵陈术附汤加减。茵陈蒿、白术、制附子、干姜、炙甘草、肉桂等。

4. 正虚邪恋证

主症：上腹胀痛，或触及包块，身目俱黄，恶心呕吐，倦息乏力，纳呆便溏，形体消瘦，腹水肢肿，自汗或盗汗，五心烦热，舌质淡，苔腻，脉细数无力。

治法：益气扶正，化瘀消积。

方药：圣愈汤加减。熟地黄、川芎、人参、当归、黄芪等。

（二）中成药

1. 西黄丸

每次 3g，每日 2 次。用于胰腺癌正气未虚者。

2. 平消胶囊

每次 4~8 粒，每日 3 次。用于胰腺癌毒瘀内结者。

3. 康莱特注射液

每次 200mL 缓慢静脉滴注，每日 1 次。20 天为一疗程。

4. 华蟾素注射液

每次 10~20mL，用 5% 葡萄糖注射液 500mL，稀释后缓慢静脉滴注。每日或隔日 1 次。28 天为一疗程。

5. 艾迪注射液

每次 50~100mL，用 0.9% 氯化钠注射液或 10% 葡萄糖注射液 500mL 稀释后静脉滴注，每日 1 次。10 天为 1 周期，间隔 3 天，2 周期为一疗程。晚期恶病质患者 30 天为一疗程，或视病情而定。

五、临床验案

医案1 李某，女，80 岁，2018 年 5 月 16 日初诊。

患者 2 月前出现左上腹胀痛，恶心，就诊于当地医院，彩超及腹部CT 提示：胰头占位 3.1cm×2.8cm 大小。患者年事已高，家属决定予以中医保守治疗。既往糖尿病病史 30 年。

现症见左腹胀痛，恶心欲吐，纳后痛甚，口苦咽干，乏力，纳后痛甚，大便偏干，舌质淡暗，苔薄黄微腻，脉沉弦滑。

中医诊断：伏梁。肝胃郁热。

西医诊断：胰腺癌。

治法：疏肝利胆，清热解毒，行气止痛。

处方：小柴胡汤加味。柴胡9g，黄芩10g，半夏10g，生晒参10g，大枣15g，生姜15g，延胡索15g，砂仁5g，黄精12g，薏苡仁15g，紫苏叶10g，姜黄8g，猫爪草15g，佛手g，吴茱萸3g，炙甘草6g。共14剂，每日1剂，早晚各一次。

二诊：2018年5月30日。药后腹部胀痛减轻，痛甚恶心，口苦，纳可，大便调，舌质淡暗，苔薄白，脉沉弦。

处方：上方去姜黄、黄精，加细辛3g，炒白芍15g。共14剂，每日1剂，早晚各一次。

三诊：2018年8月19日。晨起胃脘不舒，无腹痛，少有口苦，大便不畅，日行1次，舌质淡暗，苔薄白，脉细弦。

处方：柴胡9g，黄芩10g，清半夏10g，太子参15g，紫苏梗10g，鸡内金15g，炒山药12g，石斛12g，百合12g，姜黄8g，女贞子12g，白花蛇舌草15g，猫爪草15g，焦三仙各15g，甘草6g。共14剂，每日1剂，早晚各一次。

四诊：2018年11月25日。纳差，口干口苦，乏力，后背瘙痒，皮肤黄染，大便不畅，舌质暗红无苔，脉弦细数。建议肝胆外科行胆道支架植入术。

处方：茵陈15g，栀子10g，大黄5g，赤芍12g，丹皮10g，鸡内金15g，黄芩12g，猪苓12g，太子参15g，柴胡6g，郁金10g，猫爪草15g，白花蛇舌草15，焦三仙各12g，浙贝母12g，姜黄6g。共28剂，每日1剂，早晚各一次。

五诊：2019年3月24日。近日时有腹部胀痛，晨起空腹恶心，大便臭秽，大便调，舌质淡暗，少苔，脉细小弦。

处方：炒白芍15g，炙甘草6g，太子参15g，炒白术10g，茯苓12g，陈皮6g，紫苏梗10g，砂仁3g，女贞子12g，莪术6g，醋鳖甲15g，佛手10g，焦三仙各15g，旋覆花10g。共30剂，每日1剂，早晚各一次。

六诊：2019年7月1日。腹胀，时有恶心，口苦，大便不畅，消瘦，舌质淡暗，苔薄白，脉细弦。复查彩超：胰头实质性占位伴主胰管扩张，肿物大小6.6cm×3.5cm，胆囊有沉积物，少量腹水。

处方：柴胡 9g，黄芩 12g，半夏 10g，太子参 15g，甘草 6g，紫苏梗 10g，陈皮 6g，生白术 15g，鸡内金 10g，炒麦芽 15g，三棱 6g，莪术 6g，露蜂房 5g，猫爪草 15g，大腹皮 15g，女贞子 12g。共 30 剂，每日 1 剂，早晚各一次。

按语：本案患者以左上腹胀痛、恶心 2 月余为主症，经检查确诊为胰腺占位性病变。由于患者年事已高，家属采取中医药治疗。

胰腺癌属于中医的"癥瘕""积聚""黄疸""伏梁"等范畴。最早见于《难经·五十六难》，云："心之积，名曰伏梁，起脐上，大如臂，上至心下。久不愈，令人病烦心……脾之积，名曰痞气，在胃脘，覆大如盘。久不愈，令人四肢不收，发黄疸，饮食不为肌肤。"认为其病位在脾，以湿热瘀毒、气血亏虚为主。该患者患消渴病 20 余年，吸烟 60 年，食饮不节，饥饱失宜，烟毒内侵，损伤中焦脾胃，致痰浊凝聚，气滞痰阻，日久痰浊气血互结，结聚成瘤。《太平惠民和剂局方》载："心腹积聚日久，久癥痞块，大如杯碗，黄疸，宿食，朝起呕吐，支满上气，时时腹胀，心下坚结，上来抢心，旁攻两胁，彻背连胸。""腹中疼气癖硬，两胁脐下硬如石，按之痛，腹满不下食。"

气滞痰阻，肝失疏泄，横逆犯胃乘脾，肝胃不和，气机阻滞则左腹疼痛；郁久化热，热郁胆腑，胆热犯胃，胃失和降，故恶心呕吐，纳后痛甚；火热上熏，迫灼津液，则咽干、口苦；热结大肠，则大便偏干；舌质淡暗，苔薄黄微腻，脉沉弦滑为肝胃郁热、湿热内蕴之象。首诊辨证为肝胃郁热之伏梁，治以疏肝利胆、清热解毒、行上止痛为法，方以小柴胡汤加味。二诊症减，后继以本法加减化裁治疗近 1 年 6 个月。患者其女因患宫颈癌来就诊，问其母状况，诉于 2019 年 11 月病故。

胰腺癌的预后较差，即便肿瘤可以切除，但局部复发率仍然很高。手术及放疗只是局部治疗，难以彻底消灭癌细胞，且胰腺癌对化疗欠敏感，故中医药治疗常被认为是胰腺癌的主要治疗措施。

医案 2 刘某，女，60 岁，2012 年 9 月 6 日初诊。

患者因腹胀乏力就诊于当地医院，检查发现肝脏占位性病变，2011 年 3 月 7 日在北京 301 医院行肝癌根治术，术后病理示：肝脏低分化细胞癌。2011 年 7 月发现胰腺转移，在南皮县人民医院放疗 28 次。既往乙肝病史 22 年。

现症见乏力气短，纳少腹胀，大便不成形，日行 2 ~ 3 次。舌质淡红，苔薄白边轻齿痕，脉细小弦。

中医诊断：癥瘕。脾虚肝郁。

西医诊断：肝癌术后，胰腺转移癌放疗后。

治法：健脾益气，疏肝理气，解毒消癥。

处方：六君子汤加减化裁。黄芪 15g，太子参 10g，佛手 10g，白芍 15g，枳壳 10g，香附 10g，陈皮 6g，薏苡仁 15g，鸡内金 12g，厚朴 8g，白术 10g，茯苓 15g，炙甘草 6g，牡蛎 25g，莪术 10g，焦三仙各 15g，猫爪草 15，牛膝 15g，炒山药 15g，续断 12g。共 30 剂，每日 1 剂，早晚各一次。

二诊：2012 年 10 月 9 日。药后纳食增，无腹胀，近日腰痛，乏力，上午明显，大便成形。舌质淡红，苔薄，脉细弦，大便 1 ~ 2 次/日。

处方：黄芪 20g，太子参 10g，炒白术 10g，炒山药 15g，白扁豆 15g，葛根 12g，柴胡 9g，炒白芍 18g，郁金 10g，牛膝 15g，龙牡各 15g，川续断 12g，莪术 9g，鳖甲 12g，猫爪草 15g，露蜂房 5g，茯苓 15g，陈皮 6g，焦三仙各 15g，白花蛇舌草 15g，佛手 10g，合欢花 10g，炙甘草 6g。共 30 剂，每日 1 剂，早晚各一次。

三诊：2012 年 12 月 12 日。无明显不适，二便可，眠可，舌质淡嫩，苔薄白，脉弦细。复查 CT：术后改变，无明显转移。

处方：黄芪 15g，太子参 10g，炒山药 12g，炒白扁豆 12g，藤梨根 10g，浙贝母 12g，猫爪草 15g，白花蛇舌草 15g，焦三仙各 15g，砂仁 5g，郁金 10g，炒薏苡仁 15g，露蜂房 5g，鸡内金 15g，瓦楞子 15g，牛膝 15g，炒白术 10g，虎杖 12g，丹参 15g，醋鳖甲 15g。共 30 剂，每日 1 剂，早晚各一次。

四诊：2013 年 3 月 5 日。胃痛 10 余天，右胁隐痛，时乏力畏寒，纳可，舌质淡红，苔薄白，脉弦。血压 140/100mmHg。

处方：柴胡 10g，炒白芍 15g，当归 10g，延胡索 15g，焦三仙各 15g，鸡内金 15g，杜仲 10g，猫爪草 15g，白花蛇舌草 15g，炒白术 10g，炒山药 15g，炒薏苡仁 15g，牛膝 15g，莪术 8g，黄芪 10g，女贞子 10g，醋鳖甲 15g，天麻 10g，夏枯草 15g，枳壳 10g，生姜 2 片，丹参 15g。共 30 剂，每日 1 剂，早晚各一次。

五诊：2013 年 5 月 30 日。夜间咽干，无咽痛，纳可，无腹胀，舌质淡红，苔薄白，脉细弦。

处方：南沙参 12g，麦冬 10g，郁金 15g，醋鳖甲 15g，莪术 10g，半边莲 15g，白花蛇舌草 15g，炒薏苡仁 30g，延胡索 15g，当归 10g，炒山药 15g，猫爪草 15g，牛膝 15g，甘草 6g，炒麦芽 15g，女贞子 10g，炒白扁豆 15g，浙贝母 15g，黄芪 10g，土茯苓 15g。共 30 剂，每日 1 剂，早晚各一次。

六诊：2014 年 3 月 5 日。乏力，活动后尤甚，无恶心，大便调，舌体瘦，舌尖红，苔薄白，脉细弦。复查 CT：少量腹水。实验室检查：白细胞 3.63×10^9/L，癌胚抗原 3.27ng/mL。

处方：黄芪 15g，太子参 10g，炒白术 10g，茯苓 15g，炙甘草 6g，女贞子 10g，醋鳖甲 15g，莪术 10g，炒山药 10g，焦三仙各 10g，鸡内金 10g，牛膝 15g，黄精 10g，猫爪草 15g，半枝莲 15g，白花蛇舌草 15g，当归 10g，地榆 15g，天麻 10g，夏枯草 15g。共 30 剂，每日 1 剂，早晚各一次。

七诊：2014 年 12 月 8 日。无头晕，无腹胀，纳可，时腹凉，下肢沉重，大便调，舌质淡红，苔薄白，脉细小弦尺减。复查：白细胞 4.8×10^9/L，癌胚抗原 3.51ng/mL。腹部 CT：较前相比无明显变化。

处方：天麻 12g，钩藤 15g，石菖蒲 12g，紫苏梗 10g，猫爪草 15g，莪术 8g，露蜂房 6g，干姜 4g，八月札 10g，虎杖 12g，半枝莲 15g，女贞子 10g，墨旱莲 15g，牛膝 15g，黄精 10g。共 30 剂，每日 1 剂，早晚各一次。

八诊：2015 年 4 月 23 日。乏力时头晕，下肢软，无腹胀，口服降压药，大便调，舌质淡红，苔薄白，脉沉缓滑。

处方：太子参 10g，麦冬 10g，五味子 6g，牛膝 15g，黄精 10g，钩藤 15g，天麻 10g，杜仲 10g，猫爪草 15g，薏苡仁 15g，白花蛇舌草 15g，半枝莲 15g，砂仁 3g，干姜 5g，虎杖 15g，片姜黄 6g，焦三仙各 15g，鸡内金 10g。共 30 剂，每日 1 剂，早晚各一次。

九诊：2015 年 11 月 3 日。血压平稳，无眼干，阵发右胁不适，无乏力，大便调，舌质淡红，苔薄白，脉弦细。

处方：醋鳖甲 12g，当归 10g，炒白芍 12g，姜黄 8g，猫爪草 15g，半枝莲 12g，白花蛇舌草 15g，郁金 9g，石菖蒲 12g，女贞子 10g，墨旱莲 12g，薏苡仁 12g，焦三仙各 12g，八月札 10g，浙贝母 15g。共 30 剂，每日 1 剂，早晚各一次。

十诊：2016 年 8 月 3 日。眠差，入睡困难，无腹胀，纳可，时腰痛，听力下降，舌质红，苔薄黄，脉滑小弦。复查腹部 CT：胰腺脂肪化；右侧心膈角多发小淋巴结节。

处方：酸枣仁 15g，知母 8g，川芎 10g，茯苓 10g，杜仲 15g，桑寄生 15g，蜜远志 8g，刺五加 15g，醋鳖甲 12g，片姜黄 8g，白花蛇舌草 15g，焦三仙各 12g，薏苡仁 15g，半枝莲 15g，郁金 8g，浙贝母 12g，益智仁 12g。共 30 剂，每日 1 剂，早晚各一次。

十一诊：2017 年 4 月 12 日。头晕沉，下午明显，眼睑沉重，前胸至胃脘不适，下肢无力，纳可，大便调。舌质红，苔薄白，脉细数。

处方：枸杞子 10g，菊花 10g，石菖蒲 12g，益智仁 15g，葛根 15g，天麻 10g，牡丹皮 10g，泽泻 12g，茯苓 12g，炒山药 12g，木香 6g，瓦楞子 15g，浙贝母 15g，蒲公英 15g，白花蛇舌草 15g，牛膝 15g，黄精 12g，醋鳖甲 12g。共 30 剂，每日 1 剂，早晚各一次。

十二诊：2018 年 6 月 25 日。乏力，无口干，无头晕，纳可，下肢酸软，舌质淡嫩，苔薄白，脉细小弦。

处方：醋鳖甲 15g，当归 10g，太子参 15g，黄精 12g，炒白术 10g，杜仲 15g，姜黄 8g，女贞子 10g，墨旱莲 15g，葛根 15g，猫爪草 15g，牛膝 15g，丹参 15g，白花蛇舌草 15g，半枝莲 12g，焦三仙各 15g。共 30 剂，每日 1 剂，早晚各一次。

十三诊：2019 年 6 月 4 日。乏力甚，时头晕，眼睑沉重，时胸痛，无憋气，大便调，舌质淡红，苔薄白，脉细尺减。心电图：窦性心动过缓，58 次/分。

处方：黄芪 15g，生晒参 9g，炒白术 10g，升麻 6g，当归 10g，陈皮 6g，炙甘草 6g，女贞子 10g，杜仲 15g，葛根 15g，丹参 15g，浙贝母 12g，猫爪草 15g，半枝莲 12g，白花蛇舌草 15g，红景天 10g，醋鳖甲 15g，片姜黄 6g。共 30 剂，每日 1 剂，早晚各一次。

十四诊：2020 年 2 月 24 日。无头晕，口服降压药，血压平稳，纳可，大便可。舌质淡红，苔薄白，脉细尺减。

处方：天麻 10g，钩藤 15g，菊花 10g，夏枯草 15g，川牛膝 15g，石菖蒲 15，郁金 10g，醋鳖甲 15g，莪术 6g，八月札 10g，女贞子 10g，墨旱莲 15g，鸡内金 15g，炒麦芽 20g，白花蛇舌草 15g，半枝莲 12g。共 30 剂，每日 1 剂，早晚各一次。

按语：此案患者既往有乙肝病史，因腹胀乏力就诊，经检查确诊为低分化原发性肝癌，行肝癌根治术。1 年后复查发现胰腺转移，继行胰腺放疗。

患者既往乙肝病史，脏腑功能虚弱，尤其是肝脾功能虚弱，气血运化不畅，加之情志抑郁，肝癌术后压力较大，忧思伤脾，脏腑失于调和，气机阻滞，脉络不通，痰浊内生，气血痰浊积聚而成瘤。本病是脏腑气血亏损为本，气滞、血瘀、痰凝、毒聚为标的一种本虚标实的疾病。

肝病日久，肝木乘土，肝病及脾，脾虚运化无权，故饮食减少，腹胀不舒；脾气虚弱，清阳之气不能生发，运化失常，故大便溏薄，日行多次，泄泻不已；脾胃益虚，气血化源不足，故气短、乏力；舌质淡红，苔薄白，舌边有齿痕，脉细弦为脾虚肝郁之象。四诊结合病史，辨为脾虚肝郁之癥瘕，治以健脾益气，疏肝理气，解毒消癥，方以六君子汤加减化裁。二诊药后腹胀消，纳食增加，大便成形。前期以此法治之，后以滋补肝肾、健脾益气、解毒消癥为法。至今服药近 8 年，病情稳定，症状明显改善，未见复发与转移，目前仍在治疗中。

此案治疗时不忘顾护脾胃。脾主运化水谷和水湿。《素问·太阴阳明论》："五味入胃，由脾布散。"患者年近七旬，肝肾亏虚，加之肝病多年，乙癸同源，故后期加以滋补肝肾药物。治疗中解毒消癥之法贯穿始终。吾时常劝导患者，心情愉悦，减少顾虑，树立积极向上的心态与疾病做斗争。嘱其饮食以菜类、易消化食物为主。

第五节　肝癌

一、定义

原发性肝癌是肝细胞或肝内胆管细胞发生的恶性肿瘤。其发病与感染肝炎病毒、饮食习惯、生活环境、黄曲霉毒素摄入等有关。

二、中医对肝癌的认识

在中医文献中，并无原发性肝癌的病名，根据临床表现，大致属于"癥瘕""痞气""胁痛""癖黄""臌胀""黄疸""积聚"等病名。一般而言，本病早期可无任何症状，或仅表现为"痞气""积聚"等，中期则多属"胁痛""癥瘕"。若在上述症状基础上再出现"黄疸""臌胀"等，通常属于较晚期。中医认为湿浊侵袭、饮食失宜、情志失畅是本病常见的主要病因。而对病理机制的认识，则集中于"郁滞"与"瘀血"两大环节。结合临床一般规律，原发性肝癌常以肝郁气滞为核心的缓慢病理发展过程的最终结果。本病早期常见胁部不舒，或情志抑郁，也可伴有肝胆或中焦湿热，迁延数年后，肝郁气滞日久，可出现痰浊瘀阻，表现为痞满、积聚等，且时轻时重，此类患者多伴有迁延性肝炎，或有肝纤维化、肝硬化趋势。缠绵多年，则发展成痰瘀互阻的癥瘕。此时，胁痛可更甚，一旦出现黄疸、臌胀等症，则为瘀阻经络、瘀阻肝胆之果，导致胆汁不循常道而外泄，常表现为黄疸，以及中焦气水不畅，腹水停滞。此时，多半还伴有正气大耗，大肉尽脱的"臌胀"表现，病属极晚期。

三、治疗原则

中医治疗原则：早期以攻为主，中晚期攻补兼施。疏肝健脾，解毒消瘤是肝癌的总治则。肝癌早期以手术切除为主，中晚期宜采用包括手术、化疗、介入、中医药、生物免疫调节等的综合疗法。在确定治疗方案前，必须对疾病分期、个体差异、手术范围等进行综合评价。

四、中医治疗

（一）辨证论治

1. 肝气郁结证
主症：胁肋胀痛，痛无定处，脘腹胀满，胸闷，善太息，急躁易怒，舌质淡红，苔薄白，脉弦。

治法：疏肝解郁，理气和胃。

方药：柴胡疏肝散加减。柴胡、陈皮、白芍、枳壳、香附、川芎、郁金、八月札、石见穿、土茯苓、鸡内金、甘草。

2. 气滞血瘀证

主症：上腹肿块，质硬，有结节感，疼痛固定拒按，或胸胁掣痛，入夜尤甚，或见肝掌、蜘蛛痣和腹壁青筋暴露，甚则肌肤甲错，舌边瘀暗或暗红，舌苔薄白或薄黄，脉弦细或细涩无力。兼有郁热者多伴烦热口苦，大便干结，小便黄或短赤。

治法：活血化瘀，软坚散结。

方药：血府逐瘀汤合醋鳖甲煎丸加减。当归、地黄、桃仁、红花、赤芍、枳壳、柴胡、川芎、牛膝、半枝莲、七叶一枝花、白花蛇舌草、蜈蚣、延胡索、参三七、穿山甲等。

3. 肝郁脾虚证

主症：胸腹胀满，食后尤甚，肿块触痛，倦怠消瘦，短气乏力，纳少失眠，口干不欲饮，大便溏数，甚则腹水黄疸，下肢浮肿，舌质胖大，苍白，脉濡。

治法：疏肝健脾，理气消癥。

方药：逍遥散加减。柴胡、当归、白芍、党参、白术、茯苓、薏苡仁、半枝莲、蜈蚣、厚朴、甘草等。

4. 肝肾阴亏证

主症：腹胀肢肿，腹大，青筋暴露，四肢消瘦，短气喘促，颧红口干，纳呆厌食，潮热或手足心热，烦躁不眠，便秘，甚则神昏谵语，齿衄鼻衄，或二便下血，舌红少苔，脉细数无力。

治法：滋养肝肾，化瘀消癥。

方药：一贯煎加减。地黄、麦冬、沙参、枸杞子、五味子、当归、佛手、女贞子、山茱萸、西洋参、八月札、七叶一枝花、半枝莲、龟甲、醋鳖甲、穿山甲、甘草等。

5. 湿热毒蕴证

主症：右胁胀满，疼痛拒按，发热，口苦或口臭，身黄目黄，小便黄，黄如橘色或烟灰，腹水或胸水，恶心呕吐，大便秘结或黏腻不爽，舌质红，苔黄腻，脉滑数。

治法：清热利湿，解毒消癥。

方药：茵陈蒿汤合五苓散加减。茵陈蒿、大黄、栀子、猪苓、茯苓、白术、泽泻、虎杖、白花蛇舌草、八月札、半枝莲、赤芍、人工牛黄、穿山甲等。

（二）中成药

1. 平消胶囊

每次 4~8 粒，每日 3 次，饭后服用。适用于原发性肝癌的治疗。

2. 复方斑蝥胶囊

每次 2~3 粒，每日 3 次，饭后服用。适用于原发性肝癌的治疗。

3. 金龙胶囊

每次 2~4 粒，每日 3 次。30~60 天为一疗程。适用于中晚期肝癌的治疗或术后放化疗的辅助治疗。

4. 得力生注射液

每次 40~60mL，稀释于 5% 葡萄糖注射液 500mL 中，静脉滴注，每日 1 次。每疗程首次用量减半，并将药液稀释到 1:20，每分钟不超过15 滴。如无不良反应，半小时以后可按每分钟 30~60 滴的速度滴注；如出现局部刺激，也可锁骨下静脉穿刺或 PICC 置管，40~60mL，稀释到500mL，于 5% 葡萄糖注射液中滴注，每疗程 10~15 天，或遵医嘱。

5. 华蟾素注射液

每次 30~50mL，稀释于 5% 葡萄糖注射液 500mL 中静脉滴注，每日 1 次，每分钟不超过 60 滴。每疗程 10~15 天，或遵医嘱。

6. 艾迪注射液

每次 50~100mL，加入 10% 葡萄糖或 0.9% 生理盐水 400~450mL，静脉滴注，每日 1 次。30 日为一疗程。适用于肝癌的各期治疗。

7. 康艾注射液

每日 40~60mL，用 5% 葡萄糖或 0.9% 生理盐水 250~500mL 稀释后缓慢静脉注射或滴注。30 天为一疗程，或遵医嘱。

8. 醋鳖甲煎丸

每次 1 丸，每日 3 次。适用于血瘀证。

五、临床验案

医案1 孙某，男，71岁，2018年8月12日初诊。

患者3月前因胃脘部、右胁胀痛及厌食就诊于沧州市中心医院，检查腹部彩超示：①肝内多发实质性病变，肝左叶较大者8.9cm×9.6cm，肝右叶较大者7.1cm×5.2cm；②肝硬化；③胆囊息肉；④脾大。患者及家属拒绝进一步治疗。既往乙肝病史12年。

现症见胃脘胀满，右胁胀痛，纳差食少，纳后痞满，大便调，舌质淡暗苔白微腻，脉沉弦。

中医诊断：肝积。脾虚肝郁，毒瘀蕴结。

西医诊断：原发性肝癌，慢性乙肝肝硬化，胆囊息肉。

治法：健脾软肝，解毒散瘀。

处方：自拟软坚解毒汤加味。醋鳖甲15g，炒白芍15g，姜黄8g，三棱6g，莪术6g，延胡索15g，土茯苓15g，薏苡仁15g，佛手10g，丹参15g，虎杖12g，郁金10g，焦三仙各15g，炒山药15g，女贞子12g，紫苏梗7g。共14剂，每日1剂，早晚各一次。

二诊：2018年8月26日。药后纳食增，无腹胀，右胁胀满明显减轻，下肢轻度浮肿，舌质淡红，苔薄白，脉弦细。患者自述现每天放羊，日行15～20公里。

处方：上方去土茯苓、郁金，加黄芪15g，木瓜12g，当归10g。共14剂，每日1剂，早晚各一次。

三诊：2018年12月16日。腹部胀硬，无胁痛，晚餐纳少，夜间大便1次，无乏力，舌质淡暗，苔薄白，脉滑小弦尺减。

处方：醋鳖甲15g，当归10g，炒白芍12g，丹参15g，猫爪草15g，紫苏梗10g，佛手10g，莪术6g，焦三仙各15g，鸡内金15g，女贞子12g，炒山药15g，八月札10g，生姜3片，露蜂房5g，补骨脂12g。共14剂，每日1剂，早晚各一次。

四诊：2019年3月10日。胃脘胀满，纳食可，无嗳气，无胁痛，大便调，舌质淡红苔薄白，脉沉滑。复查：甲胎蛋白12.9μg/L。腹部CT示：①肝脏多发软组织密度肿瘤；②肝硬化；③脾大。

处方：醋鳖甲 15g，当归 10g，炒白芍 12g，郁金 9g，佛手 10g，焦三仙各 15g，鸡内金 15g，炒枳壳 10g，露蜂房 5g，姜黄 6g，黄精 12g，女贞子 10g，白花蛇舌草 15g，莪术 6g，党参 10g，猫爪草 15g。共 14 剂，每日 1 剂，早晚各一次。

五诊：2019 年 9 月 8 日。皮肤瘙痒，夜间痒甚，轻度腹胀，下肢少有浮肿，纳可，每餐能进食两个馒头，仍每天放羊，舌质淡暗，苔薄白，脉沉弦。复查彩超示：①肝内多发实质性病变，肝左叶较大者 10.2cm×10.87cm，肝右叶较大者 8.7cm×6.3cm；②肝硬化；③胆囊息肉 0.42cm；④脾大；⑤少量腹水。

处方：醋鳖甲 15g，赤芍 12g，丹皮 10g，当归 10g，大腹皮 15g，炙甘草 6g，防风 10g，焦三仙各 15g，鸡内金 12g，女贞子 12g，郁金 9g，佛手 10g，丹参 15g，白花蛇舌草 15g，炒山药 15g，石见穿 12g。共 14 剂，每日 1 剂，早晚各一次。

六诊：2019 年 12 月 9 日。乏力，纳差不欲食，消瘦，腹胀，下肢水肿，近 3 日便秘，舌质淡暗，苔薄白，脉沉滑小弦。

处方：黄芪 20g，党参 10g，生白术 20g，厚朴 9g，醋鳖甲 15g，莪术 6g，焦三仙各 15g，鸡内金 12g，红景天 10g，冬瓜皮 15g，大腹皮 15g，桂枝 9g，茯苓 12g，当归 10g，枳壳 12g，白花蛇舌草 15g。共 14 剂，每日 1 剂，早晚各一次。

七诊：2020 年 2 月 23 日。家属代述，纳差食少，乏力，腹胀，下肢水肿，大便调，舌脉未及。在当地医院复查彩超示：①肝多发占位性病变；②腹水，肝周、脾周及右下腹肠间隙液性暗区，最深 7.6cm；③双下肢动脉内壁欠光滑。化验肝肾功能：总胆红素 24.7μmol/L，直接胆红素 13μmol/L，丙氨酸氨基转移酶 77U/L，天冬氨酸氨基转移酶 122U/L，碱性磷酸酶 433U/L，谷氨酰基转移酶 125U/L，尿素 14.04mmol/L，氯 85.5mmol/L。

处方：黄芪 25g，桂枝 10g，炒白术 10g，茯苓 12g，泽泻 12g，猪苓 15g，大腹皮 15g，茵陈 15g，鸡内金 15g，焦三仙各 15g，水红花子 10g，红景天 15g，冬瓜皮 15g，莪术 6g，醋鳖甲 15g，女贞子 12g。共 14 剂，每日 1 剂，早晚各一次。

按语：此案患者因胃脘、右胁胀痛就诊，经医院检查确诊为原发性肝癌。患者认为自己无病，平素有胃疾，不愿住院治疗，同意采用中医药治疗。

患者年岁已高，常以放羊为生，既往有乙肝病患，正气虚弱，加之外受邪毒，或食饮发霉食品，污染之饮水，致肝脾受损，进而气滞血瘀，蕴积久日，而成积块。《难经·五十六难》载："肝之积，名曰肥气，在左胁下，如覆杯，有头足，久不愈，令人发咳逆，痎疟，连岁不已。"《医宗必读·水肿胀满》中描述："肝胀者，胁下满而痛引小腹。"

肝脾受损，气滞血瘀，瘀血停着，痹阻脉络，故胁痛；肝病乘脾，土虚木乘，脾胃运化失司，升降失常，故见胃脘胀满，纳差食少，纳后痞满，舌质淡暗，苔白微腻，脉沉弦为脾虚肝郁兼有湿毒内蕴之象。首诊结合病史，四诊合参，辨证为脾虚肝郁，毒瘀蕴结之肝积病，治以健脾软坚，解毒散瘀，方以自拟软坚解毒汤加味。二诊诸症皆减，病情稳定，至今服药1年7个月。《医学心悟》提出肝癌的治疗原则："治积聚者，当按初中末之三法焉，邪气初客，积聚未坚，宜直消之；若积累日之，邪盛正虚法从中治，须以补泻相兼为用；若消块及半，便从末治，既往攻击之药，但和中养胃导达经脉，俾荣卫流通，而块自消失。更有虚人患积者，必先补其虚，理其脾，增其饮食，然后用药攻其积，斯为善治，此先攻后补之法也。"

值得一提的是，此案患者自己不知患病详情，服药期间仍坚持每天放羊十余只，步行约20公里，服药3个月后劝其不要过度劳累。老人回答道："放羊也不累，放到春节可以多卖些钱。"老人的话语让我深受感动。老人复诊时有不适，问及病情："我这病传染别人吗？要是得了不治之症我就不治了，不给孩子添麻烦。"我谎称答道："您这是患的胃病，不传染人，治疗需要过程。"让老人卸下心理压力与负担，可叹天下父母心及老人的仁慈之心。精神的力量和善意的谎言在肿瘤患者身上有时起到的作用是巨大的。患者春节前把山羊卖掉，春季天气转暖又买六只小羊继续放养，坚持服药，没有精神压力，其乐融融。

中医药在防治肝癌复发、转移及改善中晚期患者症状，提高生活质量，延长生存期等方面具有明显优势，是原发性肝癌综合治疗中不可缺少的手段之一。此案患者心、身、病同调，治病劳动未间断，充分发挥了中医简、便、验、廉的优势。

医案 2 苏某，男，51 岁，2017 年 11 月 6 日初诊。

患者近 2 月来出现腹胀，乏力，纳少，于 2017 年 10 月 28 日来我院就诊。检查头部 CT 示：颅内多发腔隙性脑梗死、部分软化灶；双侧上颌窦炎。盆腔 MRI 示：直肠占位，考虑直肠癌术后复发，周围淋巴结肿大。胸部 CT 示：右肺下叶小结节，考虑纤维灶，双侧胸膜局限性增厚。腹部 CT 示：肝右叶占位，结合病史考虑转移瘤。肠镜：直肠腺癌。

既往史：患者 13 年前因腹胀 3 年、便血 1 年，查肠镜示升结肠近肝区菜花样隆起病变，病理示中分化腺癌。2005 年 8 月 5 日行右半结肠切除术，术后未行放化疗及其他治疗。2015 年患者再次便血，2015 年 8 月 4 日行结肠癌根治切除术 + 直肠癌根治性切除。术后病理示：结肠及结肠脾区低分化腺癌，侵及浆膜。术后行辅助化疗 1 次，药用奥沙利铂加 5 - 氟尿嘧啶方案。平素吸烟酗酒。

现症见腹胀，纳少，时有恶心，周身乏力，大便带血，晨起大便 2 ~ 3 次。舌质淡红，苔薄白，脉细弦。

中医诊断：癥瘕。脾虚毒瘀。

西医诊断：结直肠癌术后复发肝转移瘤。

治法：健脾益气，解毒散瘀。

处方：四君子汤加味。黄芪 15g，党参 10g，炒白术 10g，茯苓 12g，当归 10g，焦三仙各 15g，补骨脂 12g，浙贝母 15g，露蜂房 6g，佛手 10g，地榆炭 12g，槐花炭 12g，鳖甲 15g，姜黄 8g，生薏苡仁 15g，土茯苓 15g。共 14 剂，每日 1 剂，早晚各一次。

二诊：2017 年 11 月 20 日。药后乏力减轻，腹胀减，纳少增，纳后嗳气，大便日行 2 次，便血未见，舌质淡红苔薄白，脉沉弦。

处方：上方去当归、补骨脂，加郁金 10g，砂仁 4g。共 14 剂，每日 1 剂，早晚各一次。

三诊：2018 年 2 月 24 日。患者于 1 月 12 日行肝转移瘤介入化疗栓塞术，1 月 19 日行直肠局部放疗 20 次，现诉乏力，肛门下坠，便后肛门隐痛，纳可，大便日行 1 次，无便血，舌质淡暗，苔薄白，舌边齿痕，脉沉弦。

处方：太子参 15g，炒白术 10g，茯苓 10g，炙甘草 6g，地榆 15g，升麻6g，浙贝母15g，炒薏苡仁15g，土茯苓12g，姜黄8g，醋鳖甲15g，赤芍12g，丹皮10g，菟丝子12g，当归10g，猫爪草15g，露蜂房5g，鸡内金15g。共14剂，每日1剂，早晚各一次。

四诊：2018年9月16日。餐后右胁隐痛，泛酸，纳可，大便调，无乏力气短等症，舌质淡红苔薄白，脉滑小弦。复查腹部CT示：肝脏右叶占位，考虑为转移瘤；右肾占位；腹膜后多发小淋巴结。盆腔CT示：直肠癌术后改变。

处方：醋鳖甲15g，炒白芍15g，当归10g，姜黄8g，丹皮10g，猫爪草15g，土茯苓15g，女贞子15g，瓦楞子15g，鸡内金15g，炒麦芽15g，露蜂房5g，紫苏梗10g，郁金10g，石见穿12g，白花蛇舌草15g。共14剂，每日1剂，早晚各一次。

五诊：2019年1月26日。药后嗳气，泛酸，食凉加重，身痒，夜间明显，小便色黄，大便调，舌质淡红苔薄白，脉沉滑。

处方：太子参15g，生白术15g，茯苓10g，木香6g，砂仁4g，炒枳实9g，忍冬藤15g，当归10g，醋鳖甲15g，莪术6g，生薏苡仁15g，吴茱萸3g，瓦楞子15g，焦三仙各15g，浙贝母12g，炙甘草6g。共21剂，每日1剂，早晚各一次。

六诊：2019年8月2日。左上肢湿疹，泛酸，纳可，早醒，大便不畅，舌质淡红，苔薄白，脉滑小弦。

处方：太子参15g，生白术15g，茯苓12g，甘草6g，赤芍12g，丹皮10g，生薏苡仁15g，泽泻15g，厚朴9g，姜黄6g，瓦楞子15g，酸枣仁15g，醋鳖甲15g，郁金9g，土茯苓12g，生牡蛎25g。共30剂，每日1剂，早晚各一次。

七诊：2020年1月15日。双下肢浮肿，纳可，无腹胀，大便急，成形，小便短少，舌质淡暗，苔薄白，脉沉滑尺减。

处方：太子参15g，炒白术15g，茯苓15g，炙甘草6g，桂枝10g，炒白芍12g，醋鳖甲15g，当归10g，泽泻15g，冬瓜皮15g，莪术6g，露蜂房5g，菟丝子12g，炒山药15g，益智仁10g，白花蛇舌草15g。共30剂，每日1剂，早晚各一次。

按语：此案患者因腹胀乏力2月余就诊，既往结直肠癌病史，经检查确诊为直肠癌，肝脏继发肿瘤，采用中西医结合治疗。

患者平素饮食不节，吸烟嗜酒，损伤脾胃，加之既往患结直肠癌，手术、化疗后，脏腑虚损，气血不和；脾胃虚弱，运化不健，导致气滞血瘀，痰气凝聚日久而成肿块。

病后中气不足，加之毒瘀阻滞，气机失畅，升降失宜，故腹胀、纳少，时有恶心；脾主肌肉四肢，脾气虚弱，则周身乏力；毒瘀肠腑，损伤络脉，故大便带血；舌质淡红，苔薄白，脉细弦为气虚夹瘀之象。首诊结合病史，四诊合参，辨证为脾虚毒瘀之癥瘕，治以健脾益气、解毒散瘀为法，方以四君子汤加味，二诊症状减轻。

肿瘤的发生常常是由于机体防御功能不足所致，肝癌的病理基础为脾虚气滞，脾虚是癌变的关键。《金匮要略·脏腑经络先后病脉证》："夫治未病者，见肝之病，知肝传脾，当先实脾。"此案以健脾为根本大法贯穿治疗全过程，收效颇佳。

此案治疗以多学科综合治疗为主，根据病情，有计划、合理地应用现有的多学科各种有效治疗手段，如手术、放射、介入治疗等，从局部控制病灶；中医侧重于整体调治。西医治疗方法和中医的辨证论治有机结合应用，在现阶段可使疗效提高，最大限度地改善患者的生活质量，延长患者的生存期。

第六节 胆囊癌

一、定义

胆囊癌是指发生于胆囊底、体、颈部及胆囊管的恶性肿瘤，发病率约占胆道肿瘤的 2/3，是最常见的胆道系统恶性肿瘤。中医典籍虽无晚期胆囊癌的名称，但属"积聚""胁痛""黄疸"及"腹痛"等范畴。

二、中医对胆囊癌的认识

中医学认为，胆为"奇恒之腑""中精之府"。胆附于肝，与肝互为表里，胆储胆汁，胆汁疏泄下行，注入肠中，有助于饮食的消化与吸收，起到传化水谷与糟粕的作用，它的功能以通降下行为顺。凡情志不畅，寒温不适，饮食不节，过食油腻，或虫积等，均可导致气血郁积胆腑和湿热瘀结中焦，影响肝的疏泄和胆的中清、通降。肝气郁结，胆气不通则痛；湿热交蒸，胆汁外溢，浸淫肌肤，则发为黄疸；瘀热不散，血瘀不行，瘀结日久；可成块成瘤。故胆囊癌的主要病机为肝胆瘀滞，湿热蕴结，涉及肝、胆、脾胃，尤以肝胆为主。

三、治疗原则

在胆囊癌的各种治疗方法中，外科治疗是最佳治疗措施，只有在手术切除不完全或失去手术时机时再考虑采取其他治疗措施，故胆囊癌应采取以手术为主的综合治疗方法。因本病处理方法和预后与病变发现早晚有密切关系，所以应根据临床分期制订具体的治疗方法。

四、中医治疗

（一）辨证论治

1. 肝郁气滞证

主症：右侧胁腹隐痛、胀痛、钝痛，时作时止，低热或发热，或身目俱黄，脉弦细或弦紧。

治法：疏肝利胆，理气导滞。

方药：大柴胡汤加减。茵陈、半枝莲、白芍、麦芽、车前子、枳实、法半夏、柴胡、黄芩、三棱、莪术、白术、陈皮、甘草、大黄。

2. 湿热蕴结

主症：右侧胁腹部胀痛，痛无休止，多牵涉右肩背部，或右上腹包块疼痛，高热寒战，或寒热往来，身目黄染，口苦咽干，口渴多饮，舌质红，苔黄腻，脉弦滑或弦数。

治法：清热利湿，利胆退黄。

方药：大柴胡汤合茵陈蒿汤加减。金钱草、虎杖、白花蛇舌草、茵陈、猪苓、茯苓、车前子、柴胡、法半夏、枳实、麦芽、黄芩、大黄、郁金、栀子、陈皮。

3. 肝胆实火

主症：右侧胁腹灼痛，痛无休止，高热不退或寒热往来，舌质红绛或暗红，苔黄糙或有芒刺，脉弦滑数或沉细。

治法：疏肝泻火，凉血解毒。

方药：大柴胡汤合黄连解毒汤加减。生石膏、生地黄、麦芽、茵陈、车前子、丹皮、赤芍、白花蛇舌草、白芍、柴胡、黄芩、枳实、山栀子、大黄（后下）、龙胆草、黄连、甘草。

4. 痰热互结

主症：右胁胀痛或刺痛，胁下或见痞块，大便秘结或黏滞不爽，小便短黄。舌暗红或有瘀斑，苔黄腻或白腻，脉弦滑。

治法：清热涤痰，健脾化湿。

方药：涤痰汤加减。白花蛇舌草、茯苓、白术、法半夏、陈皮、石菖蒲、胆南星、枳实、竹茹、川芎、柴胡、郁金、甘草。

5. 脾虚湿阻

主症：右胁腹隐痛或胀痛缠绵，右上腹包块明显，全身黄染，但色泽较淡，神疲乏力，身体羸瘦，面色无华，面目虚肿，畏寒身冷，气短心悸，脘闷腹胀，纳差便溏。舌质淡胖，苔腻，脉沉细。

治法：健脾和胃，利湿退黄。

方药：参苓白术散加减。茵陈、茯苓、白术、薏苡仁、山药、党参、桂枝、泽泻、白扁豆、陈皮、炙甘草、砂仁。

6. 气滞血瘀

主症：右胁腹胀痛或刺痛，痛无休止，夜间尤甚，有时疼痛剧烈难忍，右上腹可叩及肿块坚硬如石，推之不移且拒按，面色黧黑或暗黄，不思饮食，烦躁易怒或郁闷寡欢，大便不调。舌质略红或暗红，舌底脉络迂曲，苔薄黄，脉弦涩。

治法：疏肝利胆，活血消瘀。

方药：复方大柴胡汤加减。郁金、金钱草、丹皮、柴胡、枳实、赤白芍、生山楂、黄芩、生大黄、延胡索、川楝子、甘草。

（二）中成药

1. 胆乐胶囊

每次 4 粒，每日 3 次。具有清热利胆，行气止痛功能。

2. 利胆止痛片

每次 6 片，每日 3 次。全方具有清热利胆之功效。

3. 胆乐片

每次 4~5 片，每日 3 次。具有清热利胆的功效。

4. 醋鳖甲煎丸

每次 6 片，每日 3 次。具有软坚散结、活血行气、解毒抗癌的功效。

5. 平消胶囊

每次 4~8 粒，每日 3 次。功能活血化瘀，止痛散结清热解毒，扶正祛邪。

五、临床验案

医案 1 李某，男，69 岁，2015 年 10 月 21 日初诊。

患者 2014 年 10 月因腹胀、乏力就诊于沧州市中心医院，经超声及 CT 检查确诊为胆囊癌。未行手术及化疗。近 1 年一直服用中药保守治疗。

现症见右胁腹胀满隐痛，口苦，心烦易急，胃脘嘈杂不适，纳可，乏力，大便溏薄，消瘦，体重下降 20 公斤，舌质淡暗，苔薄黄腻，脉沉弦。

中医诊断：胁痛。脾虚肝郁，湿热蕴腑。

西医诊断：胆囊癌。

治法：疏肝健脾，软坚散结，清利湿热。

处方：参苓白术散汤加减。醋鳖甲 15g，郁金 10g，大腹皮 15g，茵陈 15g，薏苡仁 15g，木香 6g，紫苏梗 10g，陈皮 8g，党参 10g，炒山药 15g，猫爪草 15g，露蜂房 5g，当归 10g，焦三仙各 15g，鸡内金 15g，白花蛇舌草 15g。共 14 剂，每日 1 剂，早晚各一次。

二诊：2016 年 1 月 31 日。药后腹胀减轻，口苦消，大便调，舌质淡红，苔薄白，脉沉滑。

处方：醋鳖甲 15g，姜黄 8g，佛手 10g，猫爪草 12g，露蜂房 5g，紫苏梗 10g，茵陈 12g，白花蛇舌草 15g，厚朴 7g，砂仁 5g，炒山药 15g，大腹皮 15g，薏苡仁 15g，焦三仙各 15g，生姜 10g。共 14 剂，每日 1 剂，早晚各一次。

三诊：2016 年 3 月 27 日。患者未至，家属代述：腹胀，怕冷，遇凉阴天腹胀加重，纳可，二便调。

处方：附子 10g，干姜 6g，吴茱萸 3g，高良姜 6g，桂枝 10g，紫苏梗 12g，当归 10g，炒枳实 9g，醋鳖甲 15g，莪术 6g，焦三仙各 15g，鸡内金 12g，厚朴 10g，青皮 10g，半枝莲 12g。共 14 剂，每日 1 剂，早晚各一次。

四诊：2016 年 8 月 14 日。家属代述：患者体重增加 10 余斤，食肉后胃胀，纳谷不馨，二便调。

处方：附子 8g，干姜 8g，砂仁 4g，厚朴 10g，焦三仙各 15g，醋鳖甲 15g，红景天 10g，莪术 8g，姜黄 8g，炒枳壳 10g，吴茱萸 3g，郁金 10g，紫苏梗 10g，黄芪 12g，白花蛇舌草 15g。共 21 剂，每日 1 剂，早晚各一次。

五诊：2017 年 1 月 19 日。患者家属代述：近日纳食减少，少有恶心，无腹胀痛，大便调。

处方：附子 20g，干姜 10g，吴茱萸 8g，砂仁 5g，紫苏梗 10g，桂枝 10g，炒白芍 12g，焦三仙各 15g，姜黄 8g，醋鳖甲 12g，高良姜 6g，党参 10g，猫爪草 12g，木香 6g。共 21 剂，每日 1 剂，早晚各一次。

六诊：2017 年 4 月 6 日。家属代述：患者近日大便次频，成形，时有腹胀痛，纳可，体重增加 10 余斤，现体重 74kg。

处方：附子 15g，细辛 5g，吴茱萸 5g，干姜 8g，砂仁 5g，川椒 10g，高良姜 6g，紫苏梗 10g，焦三仙各 15g，大腹皮 15g，醋鳖甲 15g，延胡索 15g，炒山药 12g，党参 10g，肉桂 6g，白花蛇舌草 15g。共 21 剂，每日 1 剂，早晚各一次。

七诊：2017 年 8 月 17 日。腹胀，纳少不欲食，小便短少，小便黄，下肢浮肿，大便调，舌质淡胖，苔薄白，脉沉滑小弦尺减。

处方：桂枝 10g，茵陈 12g，炒白术 10g，茯苓 12g，泽泻 12g，大腹皮 15g，厚朴 10g，姜黄 8g，浙贝母 15g，黄芪 12g，焦三仙各 15g，鸡内金 12g，醋鳖甲 12g。共 14 剂，每日 1 剂，早晚各一次。

八诊：2017 年 12 月 3 日。患者未至，家属代述：无明显不适，纳可，二便调。

处方：附子 10g，桂枝 10g，干姜 8，吴茱萸 5g，砂仁 4g，焦三仙各 12g，鸡内金 12g，黄芪 25g，紫苏梗 10g，醋鳖甲 15g，炒白术 10g，三棱 8g，莪术 8g，大腹皮 15g。共 21 剂，每日 1 剂，早晚各一次。

九诊：2018 年 3 月 5 日。患者家属代述：纳差食少，消瘦，大便溏薄，咳痰色白。

处方：附子 10g，干姜 10g，桂枝 10g，炒白术 12g，炒白芍 12g，焦三仙各 15g，高良姜 8g，生晒参 12g，黄芪 15g，猫爪草 12g，砂仁 4g，紫苏梗 10g，红景天 12g，炒山药 12g，鸡内金 12g，半枝莲 12g。共 14 剂，每日 1 剂，早晚各一次。

十诊：2018 年 3 月 21 日。患者家属代述：近日腹泻，日行 10 余次，乏力，面目略黄。

处方：附子 20g，干姜 10g，肉桂 10g，炒山药 12g，补骨脂 12g，吴茱萸 5g，高良姜 8g，肉豆蔻 8g，生晒参 12g，炒白术 10g，茯苓 12g，炙甘草 6g，焦三仙各 15g，茵陈 10g。共 14 剂，每日 1 剂，早晚各一次。

十一诊：2018 年 5 月 25 日。患者家属诉患者因黄疸、憋气、水肿、胸腔积液，住院 2 个月，医治无效而故。患者自确诊胆囊癌，服中药保守治疗 3 年 6 个月。

按语：此案患者因腹胀、乏力就医，经检查确诊为胆囊癌，采用中医药保守治疗。《灵枢·胀论》："胆胀者，胁下痛胀。"《伤寒论》载"结胸证"的症状是"膈内疼痛，拒按，气短，心下部坚硬胀满，身发黄"等，与胆囊癌颇为相似。

胆为"奇恒之腑""中精之府"。胆附于肝，与肝互为表里，扼守消化之要冲。胆储胆汁，胆汁疏泄下行，注入肠中，有助于饮食的消化与吸收，起到传化水谷与糟粕的作用，其功能以通降下行为顺。凡情志不畅、寒湿不适、饮食不节、过食油腻，均可导致气血郁积胆腑，湿热瘀结中焦，影响肝的疏泄和胆的中清、通降。肝气郁结，胆气不通则痛；湿热交蒸，瘀热不散，血瘀不行，瘀结日久，可成块成瘤。胆囊癌的主要病机为肝胆瘀滞，湿热蕴结，涉及肝、胆、脾胃，尤以肝胆为主。

本案初期辨证为脾虚肝郁，湿热蕴腑，治以疏肝健脾，软坚散结，清利湿热为主，方以参苓白术散汤加减治疗。晚期脾肾阳虚，治以温中健脾，软坚散结，温阳利水为法，方用附子理中汤加减治疗。

胆囊癌恶性程度较高，患者术后 5 年生存率常不足 5%，此患者运用中医药扶正抗癌的方法共治疗 4 年半，收到了较好的效果。在延缓肿瘤进展，提高生活质量，延长生存期方面起到一定的作用。

医案 2 赵某，女，59 岁，2011 年 7 月 5 日初诊。

患者于 2010 年 10 月 31 日出现黄疸，食欲不振，恶心，就诊于沧州市中心医院，经检查确诊为胆管癌，4 天后行肝门区胆肠吻合术；胆囊、十二指肠、胰腺部分、胃部分切除术。术后病理示：乳头状腺癌。术后未行放化疗。2011 年 6 月 21 日复查腹部 CT：腹腔多发淋巴结转移。既往肾囊肿病史。

现症见右腹胀满，时有头晕头胀，纳差不欲食，寐安，二便调，舌质淡红，苔薄白，脉细弦时结。血糖 7.5mmol/L，血压 180/90mmHg。

中医诊断：胁痛。肝胆郁结。

西医诊断：胆管癌手术后，腹腔多发淋巴结转移。

治法：平肝潜阳，软坚散结，解毒祛瘀。

处方：天麻钩藤饮合醋鳖甲煎丸加减。天麻 12g，钩藤 15g，石决明 15g，牡蛎 30g，益母草 15g，郁金 12g，虎杖 12g，猫爪草 15，醋鳖甲 15g，炒白芍 15g，牡丹皮 12g，桃仁 9g，露蜂房 5g，焦三仙各 15g，玉米须 15g，白花蛇舌草 15g。共 7 剂，每日 1 剂，早晚各一次。

二诊：2011 年 7 月 12 日。药后右腹胀满明显减轻，头晕头胀症消，舌质淡红，苔薄白，脉弦细。

处方：上方去天麻，加佩兰 10g。共 7 剂，每日 1 剂，早晚各一次。

三诊：2011 年 11 月 8 日。右胁时有胀满，纳可，寐安，二便调，舌质淡红，苔薄白，脉滑尺减。

处方：醋鳖甲 15g，郁金 10g，延胡索 12g，川楝子 9g，虎杖 12g，猫爪草 15g，柴胡 9g，炒白芍 15g，露蜂房 6g，麦冬 10g，浙贝母 12g，牡蛎 30g，杜仲 12g，莪术 6g，薏苡仁 15g，焦三仙各 12g。共 14 剂，每日 1 剂，早晚各一次。

四诊：2012 年 9 月 5 日。右肋刀口处自觉麻木，闻异味恶心，时有头晕，面色淡暗，大便偏干，舌质淡红，苔白，脉细弦。血压 150/90mmHg。

处方：清半夏 9g，黄连 6g，紫苏 10g，黄芩 9g，干姜 8g，灵芝 10g，醋鳖甲 15g，虎杖 12g，生白术 15g，猫爪草 15g，焦三仙各 12g，鸡内金 10g，八月札 10g，浙贝母 12g，钩藤 15g，生甘草 6g。共 14 剂，每日 1 剂，早晚各一次。

五诊：2013 年 3 月 25 日。近 2 日感冒后头痛，失眠多梦，无腹胀痛，大便偏干，舌质红，少苔，舌边齿痕，脉细弦数。

处方：醋鳖甲 15g，龟甲 12g，牡蛎 20g，珍珠母 20g，麦冬 10g，虎杖 12g，酸枣仁 15g，柏子仁 12g，首乌藤 15g，蔓荆子 10g，葛根 12g，炒苍耳子 10g，菊花 10g，猫爪草 15g，八月札 10g。共 14 剂，每日 1 剂，早晚各一次。

六诊：2013 年 12 月 9 日。无明显不适，病情稳定，纳可，眠实，舌质暗红，苔薄白，脉沉弦滑。

处方：醋鳖甲 15g，郁金 12g，猫爪草 12g，柴胡 9g，炒白芍 12g，莪术 10g，八月札 10g，白花蛇舌草 15g，桃仁 9g，露蜂房 5g，浙贝母 10g，焦三仙各 15g，枸杞 10g，生甘草 6g。共 14 剂，每日 1 剂，早晚各一次。

七诊：2014 年 6 月 22 日。口干，口苦，易饥，时有腹胀，舌质淡红，苔薄白，脉滑弦，血糖 6.9mmol/L。

处方：柴胡 9g，黄芩 10g，清半夏 9g，黄连 6g，郁金 10g，猫爪草 15g，浙贝母 15g，玉米须 15g，生山药 15g，白花蛇舌草 15g，土茯苓 12g，天花粉 10g，葛根 15g，半枝莲 15g，佛手 10g，甘草 6g。共 14 剂，每日 1 剂，早晚各一次。

八诊：2015 年 7 月 20 日。腹胀，肠鸣，纳可，饮牛奶后腹胀，大便调，舌质红，苔薄白，脉滑。血糖 5.6mmol/L。

处方：太子参 12g，炒白术 10g，茯苓 12g，甘草 6g，紫苏梗 10g，佛手 10g，炒山药 15g，焦三仙各 15g，猫爪草 15g，炒薏苡仁 15g，百合 10g，玉米须 15g，浙贝母 15g，陈皮 8g，白花蛇舌草 15g，砂仁 3g。共 14 剂，每日 1 剂，早晚各一次。

九诊：2016 年 5 月 4 日。易感冒，口干舌燥，口中乏味，咽痒，胸闷，时有腹胀，烧心，泛酸，大便溏薄，血糖偏高，舌质暗红，苔薄黄，脉弦细数。

处方：黄芪 15g，防风 10g，炒白术 10g，石斛 15g，百合 10g，玉竹 12g，瓦楞子 15g，菊花 10g，炒山药 15g，炒扁豆 15g，猫爪草 12g，乌贼骨 10g，玉米须 15g，紫苏梗 7g，焦三仙各 15g，丹参 15g。共 14 剂，每日 1 剂，早晚各一次。

十诊：2017 年 6 月 8 日。口干，上午乏力，时有腹痛，泛酸，纳可，大便调，舌质红，苔薄白，脉弦细。

处方：北沙参 12g，石斛 15g，百合 10g，生地黄 10g，莪术 8g，瓦楞子 15g，乌贼骨 12g，女贞子 12g，玉米须 15g，生山药 15g，焦三仙各 12g，猫爪草 12g，土茯苓 12g，醋鳖甲 12g，当归 10g，黄精 12g。共 14 剂，每日 1 剂，早晚各一次。

按语：此案患者因黄疸、食欲不振、恶心就诊，经检查确诊为胆管癌，行手术治疗。术后 8 个月复查腹腔多发淋巴结转移，而寻中医药进一步治疗。

胆管癌是指原发于左右肝管汇合部至胆总管下端的肝外胆管恶性肿瘤。发病年龄多为 50~70 岁，胆道慢性炎症，长期慢性炎症刺激是胆管癌发生的基础。

肝主疏泄，胆为中清之府，肝胆互为表里，胆汁源于肝，贮于胆囊，排出后可助消化，以通为顺。七情内伤日久，肝气郁结，日久化火，湿热蕴结肝胆，胆汁不循常道而泛溢于肌肤，故病见黄疸；湿热阻滞中焦，脾胃失和，则纳差食少，恶心呕吐。肝胆郁结，气机不畅，故见右腹胀满；肝失调达，肝气郁结，气郁化火伤阴，风阳上扰头目，则见头晕头胀；舌质淡红苔薄白，脉细弦时结为肝胆郁结，肝火上炎之征。首诊依据病史，结合四诊，辨证为肝胆郁结之癥瘕，治以平肝潜阳，软坚散结，解毒祛瘀，方宗天麻钩藤饮合醋鳖甲煎丸加减化裁，药后二诊诉诸症减轻。治疗初期以祛邪为主，病情稳定后，后期以扶正为主，祛邪为辅，治疗6年余，至今随访未见复发与转移，生活如常人。

胆管癌属消化系统疾病，与之相关的脏腑为肝、胆、脾、胃，多因七情内伤、肝气郁结、饮食不节而致病。《金匮翼·积聚统论》谓："凡忧思郁怒，久不得解者，多成此疾。"《诸病源候论·黄疸诸候》记载："脾胃有热，谷气郁蒸，因为热毒所加，故卒然发黄，心满气喘命在顷刻，故云急黄也。"

胆管癌的预后较差，胆管癌手术切除后一般平均生存期13个月，很少存活超过5年。此案患者术后8个月复查CT显示腹部淋巴结转移，后采用中医药治疗，连续服用6年余，病情稳定，未见复发与转移。另有一重要原因是患者不知自己患胆管癌，告其患胆囊炎、胆结石而做手术。初诊时家属提前沟通，嘱我告之患者术后复查很好，未见复发转移。患者自认为未患重症，服药期间，其父患肺癌，依旧照顾八旬老父。服药6年时，其夫患胃癌，继续照顾其夫。患者精力与注意力均转移到丈夫身上。其夫术后，继续找我服用中药治疗，患者因而停药。目前术后近10年，病情稳定，无明显不适，可认为临床治愈，效果满意。

第六章
泌尿系统肿瘤

第一节 肾癌

一、定义

肾癌是发生于肾脏的恶性肿瘤。其发病原因不确切，可能与吸烟、肥胖（尤其是女性）、职业因素和遗传等有关。根据临床表现和古代医籍的描述，肾癌归属于"血尿""腰痛""积证"范畴。

二、中医对肾癌的认识

中医学认为，肾癌是由于素体肾气不足，湿毒内生结于腰府；或外受湿热邪毒，湿热下注，阻滞气血，化毒生瘀，发为本病。病属本虚标实，病位在腰府，主病在肾，与脾、肝关系密切。

本病以无痛性血尿及腰痛为主症。或由于年老体弱，肾气衰退；或房劳太过，损伤肾气，导致肾气不足，脾肾两伤，水湿不化，湿毒内生，积于腰府而成。或由于起居不慎，寒邪外侵入里；或外受湿热邪毒，湿热下注膀胱，烁灼经络而致。内外相合，结于腰府，久致气滞血瘀，凝聚成积块。症见腰部疼痛，少腹胁下可及包块，推之可移。湿热下注膀胱，灼伤血络；或脾虚不摄，血溢脉外，则可见溺血。久病，精血亏耗，气血两虚，肌肤失养，则可见面色无华、晦暗等。

三、治疗原则

手术切除是肾癌的主要治疗方法，中晚期可配合化疗、放疗、免疫治疗、靶向治疗等。

具体原则如下：Ⅰ期：根治性肾切除术；Ⅱ期、Ⅲ期：尽可能行根治性肾切除术，可酌情配合术前、术后辅助化疗或放疗＋中药；Ⅳ期：主要采用化疗、免疫治疗、靶向治疗＋中药，如有可能，可行姑息性肾切除术，远处转移灶也可放疗；复发病例：以化疗为主，配合免疫治疗、靶向治疗＋中药；肾癌的孤立性转移灶也可手术切除。

中医认为，肾癌本虚标实，治疗宜祛邪与扶正并举。祛邪宜针对痰湿瘀毒之结聚，酌用化痰除湿解毒或活血化瘀解毒之法；扶正尤重气血，调理脾肾宜贯穿治疗全程。

四、中医治疗

（一）辨证论治

1. 肾虚毒聚证

主症：腰酸痛，神疲乏力，血尿，或午后低热，舌淡红，苔薄白，脉沉细。

治法：补肾解毒。

方药：六味地黄丸加减。生地黄、熟地黄、山药、山茱萸、丹皮、茯苓、泽泻、补骨脂、怀牛膝、桑寄生、杜仲、土茯苓、龙葵、黄芪、女贞子、半枝莲、仙鹤草等。

2. 湿热瘀毒证

主症：腰部或上腹部包块，腰酸痛，血尿，口干苦，渴喜冷饮，纳呆，恶心呕吐，低热，舌暗红，苔白或黄腻，脉弦滑。

治法：清热利湿，化痰解毒。

方药：小蓟饮子加减。小蓟、地黄、蒲黄、藕节、滑石、竹叶、当归、栀子、甘草、猪苓、威灵仙、牛膝、桑寄生、五灵脂、莪术、大黄炭、龙葵、蛇莓等。

3. 气血双亏证

主症：腰部肿块疼痛，血尿，消瘦，神疲乏力，面色无华，心悸气短，头晕纳呆，口干低热，舌淡红，苔薄白，脉细弱。

治法：益气养血解毒。

方药：八珍汤加减。黄芪、党参、茯苓、白术、地黄、当归、赤芍、白芍、女贞子、菟丝子、牛膝、木瓜、仙鹤草、炒枣仁、珍珠母、白英、半枝莲、焦山楂等。

4. 阴虚火旺证

主症：腰酸痛，血尿，消瘦，低热，五心烦热，腰膝酸软，口干，头晕耳鸣，舌质红，苔少或花剥，脉细数。

治法：滋阴清热解毒。

方药：知柏地黄汤加减。知母、黄柏、丹皮、生地黄、熟地黄、山茱萸、猪苓、女贞子、旱莲草、威灵仙、青蒿、鳖甲、大蓟、小蓟、藕节炭、半枝莲等。

（二）中成药

1. 鳖甲煎丸

每次 1 丸，每日 2 次。适于肾癌血瘀证。

2. 六味地黄丸

每次 30 粒，每日 2 次。适于肾癌肾阴不足证。

3. 金匮肾气丸

每次 1 丸，每日 2 次。适于肾癌肾阳虚证。

4. 健脾益肾冲剂

每次 1 袋，每日 2 次。适于肾癌术后。

五、临床验案

医案 1 吴某，男，64 岁，2016 年 5 月 17 日初诊。

患者于 2011 年 9 月因尿血 2 月确诊为左肾占位，行左肾癌切除术，术后病理确诊为透明细胞癌，2016 年 3 月发现右肺结节，考虑肺转移。既往吸烟史 40 年。

现症见咳嗽咳痰6个月，咳痰色黄，乏力，无胸闷气短，纳可，眠安，大便调，舌质暗红，苔白腻，脉滑小数。

中医诊断：肺积。痰热互结。

西医诊断：肾癌术后肺转移。

治法：清热化痰，解毒散结。

处方：小陷胸汤加味。瓜蒌12g，清半夏10g，黄芩10g，浙贝母15g，薏苡仁15g，白英12g，龙葵12g，猫爪草15g，焦三仙各15g，白花蛇舌草15g，连翘12g，露蜂房5g，黄精12g，红景天15g，生姜12g。共14剂，每日1剂，早晚各一次。

二诊：2016年5月31日。咳痰色白，无胸闷，纳可，舌质暗红，苔微腻，脉滑小弦。

处方：瓜蒌15g，清半夏10g，浙贝母15g，陈皮8g，薏苡仁15g，露蜂房5g，连翘10g，焦三仙各15g，白花蛇舌草15g，甘草6g，重楼8g，黄精12g，鱼腥草12g，土茯苓12g。共14剂，每日1剂，早晚各一次。

三诊：2017年4月19日。晨起少痰，时胸痛，口苦，舌质淡暗，苔白微黄腻，脉沉滑尺减。现口服靶向药物吉非替尼。

处方：瓜蒌15g，清半夏10g，黄芩8g，浙贝母15g，薏苡仁15g，猫爪草15g，龙葵12g，白花蛇舌草15g，女贞子12g，重楼8g，红景天12g，益智仁12g，焦三仙各12g，绵萆薢15g，土茯苓12g，露蜂房5g。共14剂，每日1剂，早晚各一次。

四诊：2017年7月6日。口苦，少痰，无胸闷疼痛，乏力，大便调，舌质淡暗，苔薄黄，脉结代。心电图：快速房颤，ST改变（Ⅱ、Ⅲ、aVF、V4～V6压低）。

处方：柴胡9g，黄芩10g，清半夏10g，丹参15g，柏子仁12g，川芎10g，莲子12g，煅龙骨、煅牡蛎各25g，浙贝母15g，猫爪草12g，川牛膝15g，黄精12g，钩藤15g，刺五加15g，半枝莲15g。共14剂，每日1剂，早晚各一次。

五诊：2017年11月22日。无明显咳嗽咳痰，无腹胀，纳可，舌质淡暗，苔薄黄，脉结代。

处方：瓜蒌15g，浙贝母15g，薏苡仁15g，清半夏10g，陈皮8g，石菖蒲 15g，猫爪草 15g，重楼 10g，龙葵 15g，甘草 6g，露蜂房 6g，黄精 10g，焦三仙各 15g，绵萆薢 15g，地龙 10g，益智仁 15g。共 14 剂，每日 1 剂，早晚各一次。

六诊：2018 年 1 月 24 日。口苦，少有气短，咳痰色白，大便干，舌质淡暗，苔薄白黄腻，脉沉滑结代。心电图：心房颤动，ST 改变。复查：生化全项：尿酸 440μmol/L，肌酐 105μmol/L，胆固醇 6.58mmol/L，甘油三酯 2.73mmol/L。肺癌标志物：非小细胞肺癌相关抗原 3.63ng/mL。

处方：桂枝 10g，薤白 6g，清半夏 9g，炒枳实 10g，葛根 15g，柏子仁 10g，丹参 15，萆薢 15g，绞股蓝 12g，山楂 15g，煅龙牡各 20g，猫爪草 15g，白花蛇舌草 15g，姜黄 8g，薏苡仁 15g。共 14 剂，每日 1 剂，早晚各一次。

七诊：2018 年 12 月 4 日。胸闷，针刺样疼痛，气短，少痰，眠可，无烧心泛酸。舌质淡暗，苔薄黄，脉沉弦尺减。复查胸部 CT：右肺上叶及左肺上叶占位，较前无明显变化。实验室检查：神经元特异烯醇化酶 27.72ng/mL，非小细胞肺癌抗原 5.71ng/mL，尿隐血（±）。

处方：瓜蒌 15g，清半夏 10g，薤白 6g，桂枝 10g，葛根 15g，苍耳子 10g，辛夷 10g，浙贝母 15g，丹参 15g，檀香 3g，砂仁 3g，绞股蓝 12g，土茯苓 12g，姜黄 8g，白花蛇舌草 15g，猫爪草 15g。共 25 剂，每日 1 剂，早晚各一次。

八诊：2019 年 7 月 24 日。服用培唑帕尼片 1 个月后耳痛，面部皮疹，眼睑浮肿，头胀，小便黄，周身燥热，牙痛，血压偏高 150/95mmHg（服药后），舌质淡暗，苔白腻，脉沉滑弦数。CT：右肺上叶病变较前减小（3.9cm×3.0cm）。

处方：天麻 12g，钩藤 15g，夏枯草 15g，川牛膝 15g，薏苡仁 15g，石菖蒲 15g，菊花 12g，连翘 12g，蔓荆子 12g，竹茹 10g，地龙 10g，紫花地丁 15g，刺蒺藜 12g，赤芍 12g，猫爪草 15g，龙葵 12g，泽泻 15g。共 7 剂，每日 1 剂，早晚各一次。

九诊：2020 年 1 月 8 日。服用培唑帕尼片后，腹胀，纳差，腹泻，日行 10 余次，乏力，口苦，舌质淡暗，苔薄白，脉沉滑。现改服苹果酸舒尼替尼。

处方：生晒参 10g，炒白术 10g，茯苓 12g，炙甘草 6g，炒山药 18g，炒白扁豆 15g，炒薏苡仁 15g，焦三仙各 15g，莲子 15g，干姜 6g，紫苏梗 10g，杜仲 15g，吴茱萸 3g，黄连 5g。共 14 剂，每日 1 剂，早晚各一次。

按语：此案患者 2011 年因尿中带血伴腰痛就诊，经检查确诊为左肾癌，行根治手术。5 年复查发现肺转移，而求中医中药治疗，治疗期间予以靶向药物治疗。

患者平素过食肥甘厚味，嗜酒损伤脾胃，脾失健运，湿浊内生，湿浊火毒下注膀胱，灼伤经络，络脉受损，出现尿血而发为肾积。《素问·气厥论》云："胞移热于膀胱，则癃，溺血。"肾癌病位在左肾，肾虚是发病的关键，又与脾、肝密切相关。因内有肾虚毒蕴，脾肾阳虚，气血双亏；外有湿热蕴困，邪凝毒聚日久成积。肺脏五行属金，土生金，金水相生，故肺、脾、肾关系最为密切。正虚毒瘀，诸虚累肺，诸邪犯肺；加之平素吸烟，烟毒熏肺；致肺失宣降，脾失健运，三焦气机升降出入失调，终致痰、瘀、毒互结而转成肺积。

痰热蕴肺，肺失宣降，故咳嗽、咳痰色黄；痰湿困脾则乏力；舌质暗红，苔白腻，脉滑小数为痰郁化热之象。首诊结合病史，四诊合参，辨证为痰热互结之肺积，治以清热化痰、解毒散结为法，方宗小陷胸汤之意加味。二诊药后咳嗽减轻，咳痰转白。服药 1 年后加服靶向药物，其间因情绪暴躁而诱发房颤。继以宽胸化痰、解毒散结为法治之。至今服药 4 年，病情稳定。

医案 2 马某，男，66 岁，2015 年 11 月 9 日初诊。

患者于 2 年前因尿中带血，诊断为右肾占位病变，遂行切除术。术后病理示透明细胞癌。既往高血压病史 30 年，冠心病病史 5 年，下肢静脉曲张病史 18 年，胃炎病史 3 年。

现症见腰痛，乏力，咳痰量多色白，心悸，憋气，大便偏干，舌质淡暗，苔薄黄腻，脉滑小弦。

中医诊断：肾积。脾肾亏虚，湿毒内蕴。

西医诊断：右肾癌术后。

治法：健脾补肾，化痰解毒。

处方：二陈汤合六味地黄丸加减。半夏 10g，茯苓 15g，陈皮 9g，甘草 9g，丹皮 10g，泽泻 10g，熟地黄 12g，炒山药 15g，炒薏苡仁 15g，杜仲 15g，桑寄生 15g，焦三仙各 15g，土茯苓 15g，浙贝母 15g，姜黄 6g，厚朴 10g。共 14 剂，每日 1 剂，早晚各一次。

二诊：2015 年 11 月 16 日。药后腰痛乏力症减，心悸，憋气减轻，仍咳痰色白，夜尿频数，舌质淡红，苔白微腻，脉沉弦。

处方：上方去姜黄、土茯苓、泽泻，加丹参 15g，益智仁 12g，菟丝子 12g。共 14 剂，每日 1 剂，早晚各一次。

三诊：2016 年 4 月 13 日。头晕，耳鸣，咽堵，纳后胃脘不适，下肢浮肿，尿有泡沫，舌质淡红，苔薄黄，脉滑。

处方：天麻 10g，钩藤 15g，菊花 10g，炒枳实 9g，泽泻 12g，丹皮 10g，土茯苓 12g，鸡内金 12g，蒲公英 15g，薏苡仁 15g，浙贝母 15g，白花蛇舌草 15g，瓦楞子 15g，姜黄 8g，石菖蒲 12g，川牛膝 15g。共 14 剂，每日 1 剂，早晚各一次。

四诊：2016 年 11 月 6 日。近 7 天咳嗽，咳白痰，咽干痛，晨起流清涕，左侧腰痛，血压时高，舌质淡红，苔白微腻，脉弦滑。

处方：炙麻黄 5g，炒杏仁 9g，炙甘草 6g，紫苏叶 10g，前胡 12g，蜜紫菀 12g，浙贝母 15g，杜仲 15g，菟丝子 10g，苍耳子 10g，猫爪草 15g，川牛膝 15g，菊花 10g，姜黄 8g。共 7 剂，每日 1 剂，早晚各一次。

五诊：2017 年 4 月 11 日。夜尿频，尿有泡沫，晨起下肢浮肿，咽堵不适，舌质淡暗，苔薄白，脉沉滑尺减。复查：总胆固醇 6.77mmol/L，彩超示肝内多发囊肿。

处方：熟地黄 12g，丹皮 10g，泽泻 10g，茯苓 12g，炒山药 15g，山萸肉 9g，益智仁 12g，薏苡仁 15g，姜黄 6g，浙贝母 15g，猫爪草 15g，菟丝子 10g，丹参 15g，石见穿 12g，半枝莲 15g，绞股蓝 12g。共 14 剂，每日 1 剂，早晚各一次。

六诊：2018 年 2 月 1 日。脘腹胀满，恶心，痰多色白，左腹时痛，下肢浮肿，大便头干，舌质淡红，苔白微腻，脉细弦。

处方：太子参 12g，生白术 15g，茯苓 12g，甘草 6g，砂仁 4g，木香 6g，半夏 10g，炒枳实 10g，紫苏梗 10g，鸡内金 12g，焦三仙各 12g，蒲公英 15g，浙贝母 12g，厚朴 7g，陈皮 10g，木瓜 12g。共 14 剂，每日 1 剂，早晚各一次。

七诊：2018 年 10 月 9 日。胸闷，气短，胸背阵痛，乏力，下肢浮肿，尿有泡沫，喷嚏，鼻塞，既往有鼻窦炎病史，舌质淡暗，苔薄白，边轻痕，脉沉弦尺减。

处方：桂枝 10g，薤白 6g，半夏 10g，炒枳实 10g，丹参 15g，檀香 3g，砂仁 3g，鸡血藤 15g，红景天 12g，茯苓 12g，泽泻 10g，苍耳子 10g，辛夷 6g，葛根 15g，菟丝子 12g，当归 10g。共 14 剂，每日 1 剂，早晚各一次。

八诊：2019 年 2 月 24 日。口苦口干，大便干结，双膝肿胀疼痛，下肢浮肿，腰痛，舌质淡暗，苔白厚腻微黄，脉滑小弦数。

处方：柴胡 10g，黄芩 12g，半夏 10g，薏苡仁 20g，苍术 10g，木瓜 12g，鸡血藤 15g，生白术 12g，厚朴 10g，防己 15g，独活 12g，秦艽 12g，川牛膝 15g，佩兰 12g，知母 6g，桑寄生 15g。共 14 剂，每日 1 剂，早晚各一次。

九诊：2019 年 5 月 24 日。仍双膝关节肿痛，手僵，手抖肩背疼痛，不能平卧，乏力，消瘦，舌质淡胖，苔薄白，脉沉滑数。收住入院检查，并请风湿科会诊，诊为肿瘤相关性关节病。

处方：太子参 15g，炒白术 10g，茯苓 12g，当归 10g，川芎 9g，炒白芍 15g，黄芪 15g，防己 15g，炙甘草 6g，鸡血藤 15g，鸡内金 15g，炒麦芽 15g，杜仲 15g，秦艽 12g，怀牛膝 15g，没药 5g。共 14 剂，每日 1 剂，早晚各一次。

十诊：2019 年 8 月 4 日。左侧膝关节肿胀，咳嗽，痰多，色黄，大便干结，舌质淡暗，苔黄略腻，脉沉滑。

处方：炒枳实 10g，生白术 15g，厚朴 10g，薏苡仁 15g，瓜蒌 15g，黄芩 12g，半夏 9g，鸡血藤 15g，浙贝母 15g，地龙 10g，防己 12g，川牛膝 15g，鸡内金 15g，蜜紫菀 12g。共 14 剂，每日 1 剂，早晚各一次。

按语：患者因尿中带血，经检查确诊为右肾癌，行手术切除术，既往有高血压、冠心病病史。术后 2 年寻中医治疗。

患者既往患胸痹，素体肥胖，过食肥甘厚味，嗜酒损伤脾胃，脾失健运，湿浊内生，湿毒火热下注膀胱，灼热经络，络脉受损，出现血尿而发病。

腰为肾府，肾主骨生髓，肾精亏虚，骨髓不充，故腰酸而乏力；脾虚痰湿内生，肾虚水饮上犯，痰饮犯肺，则咳痰量多色白，心悸憋气；气虚大肠传导不利故大便偏干；舌质淡暗，苔黄腻，脉滑小弦，为痰瘀化热之征。初诊依据病史，四诊合参，诊断为脾肾亏虚，湿毒内蕴之肾积病。治以健脾补肾，化痰解毒；方用二陈汤合六味地黄丸加减；后宗健脾益肾，解毒散结为法，治疗4年，最终出现周身关节疼痛，活动不利，纳差消瘦，呈进行性加重，经会诊后确诊为肿瘤相关性关节病。患者卧床，身体虚弱，未继续治疗。

肾癌病位在肾，以尿痛为主症，肾虚是发病关键所在，又与脾、肝关系密切，本病的主要病机为内有肾虚毒蕴，脾肾阳虚，气血双亏；外有湿热蕴困，邪凝毒聚日久成积。治疗以扶正攻邪为主，兼顾其他脏腑，始终注重保护正气，攻伐不宜太过，以免伤正。

医案3 徐某，女，50岁，2019年7月1日初诊。

患者3年前因体检发现右肾占位病变，就诊于当地医院，确诊为右肾占位性病变，于2015年6月11日行右肾切除术，术后病理示：透明细胞性肾癌；2017年3月甲状腺肿大，诊断为甲亢，后行左侧甲状腺部分切除术2次；2019年1月复查，右肾癌术后原位复发，2019年1月18日再次手术。现复查：右侧腹膜后占位4cm×6cm。自手术后间断发热，体温最高38.5~39℃，家属诉现不能手术，欲求中医药治疗。既往形体肥胖，高血压病史5年，甲状腺功能亢进手术后。

现症见头昏乏力，发热，口干口苦，纳差不欲食，精神萎靡不振，大便偏干，舌质淡暗，苔黄腻，脉沉滑数，右脉反关。

中医诊断：肾积。湿热郁毒内蕴。

西医诊断：右肾癌术后，腹膜后肿瘤。

治法：和解枢机，清热解毒。

处方：小柴胡汤加味。柴胡9g，黄芩12g，清半夏9g，生薏苡仁15g，甘草6g，土茯苓15g，石菖蒲12g，猫爪草15g，党参10g，莪术6g，半枝莲15g，佩兰12g，露蜂房5g，夏枯草15g，女贞子10g，旱莲草15g。共16剂，每日1剂，早晚各一次。

二诊：2017年7月17日。头昏乏力减轻，热势已减，近7日下午时有低热，最高 37.5℃，纳可，大便畅，眠安，精神大增，舌质淡暗，苔薄黄，脉沉弦，右脉反关。

处方：柴胡 15g，黄芩 12g，清半夏 10g，薏苡仁 20g，土茯苓 15g，半枝莲 15g，浙贝母 15g，猫爪草 15g，露蜂房 6g，生晒参 10g，夏枯草 15g，佩兰 12g，女贞子 10g，连翘 12g，焦三仙各 12g，甘草 6g。共 16 剂，每日 1 剂，早晚各一次。

三诊：2019 年 7 月 31 日。近 5 日无发热，时有口苦，纳少，乏力，大便调，近 2 日右侧腰胯及下肢疼痛，舌质淡红，苔薄白，左脉细弦，右脉反关沉滑。

处方：柴胡 12g，黄芩 12g，清半夏 9g，薏苡仁 15g，党参 12g，鸡内金 12g，炒麦芽 20g，三棱 6g，莪术 6g，石见穿 12g，猫爪草 15g，延胡索 15g，郁金 9g，连翘 12g，鸡血藤 15，蜈蚣 1 条。共 14 剂，每日 1 剂，早晚各一次。

四诊：2019 年 12 月 24 日。乏力，纳差不欲食，左肩疼痛，近 5 个月来无发热，大便调，舌质淡红，苔薄白，脉沉滑。复查：右侧腹膜后占位，5cm×7cm。

处方：柴胡 9g，黄芩 12g，半夏 9g，生晒参 10g，甘草 6g，薏苡仁 15g，葛根 15g，秦艽 12g，莪术 6g，浙贝母 15g，黄芪 15g，女贞子 12g，焦三仙各 12g，鸡内金 12g，白花蛇舌草 15g。共 14 剂，每日 1 剂，早晚各一次。

五诊：2020 年 2 月 19 日。近 1 周外感后咳嗽，气喘，口苦，发热，时有恶寒，心悸，纳差，昨日右下肢疼痛，舌质淡暗，苔薄白，脉沉滑小数。

处方：柴胡 10g，黄芩 12g，清半夏 9g，太子参 15g，厚朴 10g，炒杏仁 9g，桂枝 10g，炒白芍 15g，焦三仙各 12g，白果 10g，猫爪草 15g，莪术 6g，蜜紫菀 12g，炒薏苡仁 15g，葛根 15g，白花蛇舌草 15g，甘草 6g。共 21 剂，每日 1 剂，早晚各一次。

按语：此案患者因体检发现右肾占位就诊，确诊为右肾癌，行根治手术。2 年后行甲亢手术，3 年半后肾癌原位复发，再次手术，因右侧腹膜后占位紧临腹主动脉不能再次手术，而求中医药治疗。

肾癌早期可全无自觉症状，当肿瘤长到一定程度时，大都有无痛性血尿、腰部或上腹部肿块及腰部疼痛三大典型症状；或有全身乏力，或恶心、呕吐、纳呆等。晚期若转移，在转移器官出现相应症状。

患者素体肥胖，饮食失调，脾失健运；加之情志所伤，肝气郁结，水湿不行，脾肾两伤，运化失司，湿毒内生积于腰府。久而气滞血瘀，凝聚成积块。湿毒化热，下注膀胱，烁灼经络，血热妄行，则可见尿血。水湿内停，痰浊中阻，上蒙清窍则头昏，湿邪日久化热，湿热蕴结三焦，气机不得布展，故自术后间断发热；热郁胆腑则口干口苦，纳差不欲食；舌质淡暗，苔黄腻，脉沉滑数为湿热蕴结之征。结合病史，四诊合参，辨证为湿热瘀毒内蕴之肾积，治以和解枢机，清热解毒为法，方用小柴胡汤加味。二诊热势已减，纳食增，以此法治疗半年，发热未作，病情稳定，转移瘤体未见明显增大。

此案患者癌性发热为内伤发热，饮食失节，反复手术，脾胃虚弱，不能运化水谷，水湿停留，久则郁而化热，加之癌毒内蕴，引起湿郁内伤发热。湿郁常用三仁汤加减治疗，此案因有癌毒内蕴，故选小柴胡汤和清热解毒之品。药后症减，给患者增强了继续治疗的信心。

肾癌和肾盂肾癌的治疗仍以手术切除治疗为主，对于Ⅰ、Ⅱ、Ⅲ期患者尽可能做根治性肾脏切除，术后定期回访。Ⅳ期患者主要采用化疗及免疫治疗为主的全身治疗，但有效率低；对于症状明显，一般状况好的患者可以考虑行姑息性肾切除术。复发病例以化疗、免疫治疗为主，肾癌的孤立性转移灶可行手术治疗。中医中药治疗可以贯穿肾癌治疗的全过程，以辨证论治结合专方专用及其他疗法，与化疗、放疗及生物治疗等配合，可起到减毒增效的作用；单纯中医治疗在抑制肿瘤发展、改善生存质量等方面亦具有一定疗效。

医案 4　杨某，女，50 岁，2018 年 1 月 21 日初诊。

患者 1 月前出现腰痛，尿中带血，在当地医院检查彩超示：右肾占位，3cm×4.2cm。2018 年 1 月 9 日在沧州市中心医院行右肾癌切除术，术后病理提示透明细胞癌。术后未行化疗及其他治疗。既往有胆囊结石、胆囊息肉、胆汁淤积，多发肝囊肿，肺结节病史。

现症见头晕乏力，消瘦纳差，恶心口苦，大便不爽，日行 2 次，形体瘦弱（49kg/167cm）。舌质淡暗，苔薄黄腻，脉细弦。

中医诊断：肾积。少阳郁热，湿阻气机。

西医诊断：肾癌术后。

治法：和解少阳，解毒祛湿。

处方：小柴胡汤加味。柴胡9g，黄芩12g，半夏10g，党参12g，炙甘草6g，浙贝母12g，猫爪草12g，薏苡仁12g，土茯苓12g，益智仁12g，炒山药15g，女贞子10g，焦三仙各12g，姜黄8g，生姜10g，白花蛇舌草15g。共14剂，每日1剂，早晚各一次。

二诊：2018年2月4日。药后诸症皆消，纳食大增，自觉行久气短，药后体重增加2kg。大便调，日行1次，舌质淡红，苔薄白，脉弦细。

处方：上方去姜黄、生薏苡仁，加红景天12g，菟丝子10g。共21剂，每日1剂，早晚各一次。

三诊：2018年6月19日。近1月胃脘不舒，时有胃痛，头痛，乏力，怕冷，四末欠温，手足心出凉汗，面色淡少泽，近日3月月经后期10天，大便调，舌质淡红，苔薄白，脉细小数。复查胸部CT：双侧叶间胸膜及双侧胸膜不均匀性增厚，双腋下淋巴结增大。腹部CT未见异常。

处方：黄芪20g，桂枝10g，炒白芍15g，炙甘草6g，大枣15g，生姜15g，生晒参8g，当归10g，炒枳壳10g，紫苏梗10g，土茯苓15g，浙贝母15g，猫爪草15g，姜黄8g，肉苁蓉15g，鸡内金12g。共30剂，每日1剂，早晚各一次。

四诊：2019年3月16日。下肢酸软无力，下肢胀感，纳可，寐安，无乏力气短，大便黏滞，日行1次，舌质淡嫩，苔薄白，脉沉滑。体重增加，现65kg。复查示：①左肺后叶小结节，②肝囊肿，③甲状腺结节。化验CA724 17.77U/L。

处方：炒山药15g，熟地黄12g，茯苓12g，泽泻12g，山萸肉10g，桂枝7g，炒薏苡仁15g，怀牛膝15g，炒白术10g，土茯苓12g，益智仁10g，鸡血藤15g，黄精10g，猫爪草15g，鸡内金15g，当归10g。共60剂，每日1剂，早晚各一次。

五诊：2020年2月29日。因侍奉老人熬夜，心悸，烘热汗出，入睡困难，血压时高，今晨咽痛，时有腹胀，大便偏干，舌质红，苔薄黄，脉细弦小数。化验肿瘤标志物正常。

处方：柴胡9g，黄芩10g，半夏9g，竹茹10g，茯苓12g，首乌藤

15g，酸枣仁 15g，菊花 10g，女贞子 10g，旱莲草 15g，土茯苓 15g，猫爪草 15g，生姜 10g，鸡内金 15g，炒麦芽 15g，浙贝母 15g。共 30 剂，每日 1 剂，早晚各一次。

按语：本案患者因腰痛、血尿为主症，经检查确诊为右肾癌，手术后 12 天来求中医药治疗。

患者素体瘦弱，天癸已竭，脾肾亏虚，水湿不化，湿毒内生，痰湿阻遏，湿毒下注膀胱，灼伤经络，络脉损伤，而出现尿血。《金匮要略》曰："热在下焦，则尿血，亦令未必不通""肾着之病，腰以下冷痛，腰重如五千钱。"

脾胃为后天之本，气血生化之源，忧思劳倦损伤脾胃，脾胃虚弱，不能运化水谷，无源化生气血；加之手术之后，耗伤气血，气血不足，脑失所养，则头晕乏力；脾胃虚弱，运化无力则纳差；脾虚湿阻，郁久化热，热郁胆腑，胆热蒸迫精汁上溢，则口苦；胆热犯胃，胃失和降，则恶心；湿热下迫大肠则大便不爽；舌质淡暗，苔黄腻，脉弦细为少阳郁热之征。首诊结合病史，四诊合参，辨证为少阳郁热，湿阻气机之肾积，治以和解少阳，解毒祛湿为法，方以小柴胡汤加味。二诊药后诸症皆除，后以健脾益肾，解毒散结为法，依证择方，灵活用药，至今服药 2 年余，病情稳定。

《证治汇补》对腰痛治疗指出："惟补肾为先，而后随邪之所见者以施治，标急则治标，本急则治本，初痛宜疏邪滞，理经隧。久则宜补真元，养血气。"本案患者，既往疾病较多，胆囊息肉、胆囊结石、胆汁郁汁、肺内结节、多发肝囊肿，采用辨病与辨证、扶正与祛邪相结合的治疗方法，患者初诊时身体极度虚弱，心理压力较重，服药后诸症皆减，体重增加。

第二节 膀胱癌

一、定义

膀胱肿瘤是泌尿系统常见肿瘤，多数患者发病年龄多在 50 岁以上，占70%；男性占85%。本病属于中医"尿血""癃闭""淋病"等范畴。

二、中医对膀胱癌的认识

在中医文献中虽未见有膀胱癌之病名，但有不少类似膀胱肿瘤的记载。《素问·气厥论》曰："胞移热于膀胱，则癃溺血""少阴涩则病积溲血。"《金匮要略》曰："热在下焦者，则尿血，亦令淋秘不通。"《诸病源候论》指出："血淋者，是热淋之甚者。"《丹溪心法》描述为："大抵小便出血，则小肠气秘，气秘则小便难，痛者为淋，不痛者为尿血。"上述尿血、血淋的描述，与膀胱肿瘤的血尿和膀胱刺激症状相似。

三、治疗原则

手术仍是目前膀胱癌治疗的首选方法。可根据肿瘤的病理诊断及全身情况选择适当的手术方式。原则上 T1 期、局限的 T2 期肿瘤，可采用保留膀胱的手术。对于肿瘤部位较大、多发的、反复复发及末期肿瘤，应行膀胱全切除术。放疗、化疗可作为辅助疗法。中医中药可贯穿于膀胱癌的整个治疗过程，单用或与手术、化疗、放疗及生物疗法等合用，可起到抑制肿瘤及改善生存质量等作用。

四、中医治疗

（一）辨证论治

1. 肾气亏虚

主症：无痛性血尿，呈间歇性，伴腰膝酸软，耳鸣、眩晕、尿后有余沥或失禁。舌质淡暗，苔薄白，脉沉细尺弱。

治法：益气补肾，收敛止血。

方药：六味地黄丸加减。仙鹤草、白茅根、八月札、旱莲草、生黄芪、茯苓、血余炭、菟丝子、女贞子、生地黄炭、山萸肉、枸杞炭。

2. 湿热下注

主症：血尿，尿频，尿急，尿道灼痛，少腹作胀，下肢水肿。舌质暗红，苔黄腻。

治法：清利湿热，解毒散结。

方药：八正散加减。萹蓄、瞿麦、茅根、白英、土茯苓、龙葵、大小蓟、黄柏、栀子、本通、蛇莓、海金沙。

3. 瘀毒蕴结

主症：尿血成块，尿中腐肉、恶臭，排尿困难或瘀闭，少腹坠胀疼痛，舌质紫暗，苔黄白，脉沉弦。

治法：祛瘀解毒，散结通淋。

方药：小蓟饮子加减。地黄、小蓟、茅根、滑石、藕节，半枝莲、八月札、苦参、木通、栀子、淡竹叶、蒲黄。

（二）中成药

1. 八正合剂

每次 15～20mL，每日 2～3 次。功能清热利湿、通淋散结。

2. 分清五淋丸

50 粒重 3g，每次 9g，温开水送服，每日 1～2 次。功能清热泻火、利湿通淋。

3. 尿塞通片

每次 4～6 片，每日 3 次，口服。功能理气、利水散结。

4. 知柏地黄丸

每丸 9g，每次服 1 丸，每日 2 次，温开水送服。功能养阴清热。

5. 吗特灵注射液

本药由中药苦参之有效成分提取而成。静脉滴注，每日 1 次，连用 1 个月为一疗程。功能燥湿清热、利尿解毒。

6. 西黄丸

口服，每日 1 丸，开水送服。

7. 复方喜树碱片

每次 2～4 片，每日 3 次，饭后服。适用于膀胱癌。

8. 白英合剂

每支 10mL（100mg），每次 10mL，每日 3 次。适用于膀胱癌。

9. 金沙五淋丸

每丸20g，成人每次100g，每日3~4次。适用于膀胱癌下焦湿热者。

10. 荷叶丸

每丸9g。每次1丸，每日2~3次，空腹服。适用于膀胱癌偏于血热者。

11. 广豆根制剂

广豆根注射液，每支2mL，每次4mL，肌内注射，每日2次；广豆根片剂，每片0.1g，每次4片，每日3次。

12. 喜树碱制剂

喜树碱钠注射液，每支2mL，每次20mg，加入生理盐水20mL，灌注膀胱，每日1次，连用3次为一疗程；喜树碱混悬液，每支2mL（10mg），每次10mg，加入5%葡萄糖注射液10~20mL，静脉注射，每日1次。

13. 瞿麦根浸膏

瞿麦根浸膏，每次1~2g，每日3次。

14. 七叶一枝花制剂

七叶一枝花散，每次3~5g，每日3次，1~2个月为一疗程；七叶一枝花注射液，每支2mL或5mL，每次2mL，肌内注射，每日2次。或加入生理盐水60mL，膀胱内灌注，每日1次，3~5日为一疗程。

15. 肿节风制剂

肿节风片，每片0.3g，每次2~3片，每日3次，30天为一疗程；肿节风注射液，每支2mL，每次2mL，肌内注射，或每次2~4mL加于5%葡萄糖注射液或生理盐水500mL中，缓慢静脉滴注，每日1次。

五、临床验案

医案1 贾某，男，83岁，2018年11月2日初诊。

患者3月前出现间断尿血，尿痛，小便不畅，就诊于当地医院检查，泌尿系超声示：①右侧膀胱壁1.9cm×1.3cm占位，②前列腺增生肥大，③右肾多发结石。既往高血压病史30年，冠心病史17年，脑梗塞病史 2 年。患者高龄，加之基础疾病较多，家属寻求中医药保守治疗。

现症见小便不畅，尿无力，夜尿频，夜行 6～8 次，间断尿血，尿痛，周身乏力，头晕，肩背痛，大便干结，2～3 日一行，面色淡少泽，近 2 日感冒流涕，舌质淡暗，苔白厚腻，脉沉滑。

中医诊断：癃闭。脾肾两虚，湿毒蕴结。

西医诊断：膀胱癌。

治法：健脾益肾，解毒通淋。

处方：四君子汤加味。黄芪 15g，党参 10g，生白术 15g，茯苓 10g，土茯苓 15g，白茅根 30g，益智仁 10g，桑螵蛸 10g，龙葵 15g，猫爪草 15g，葛根 15g，杜仲 15g，生薏苡仁 15g，金钱草 20g，苍耳子 10g，甘草 6g。共 14 剂，每日 1 剂，早晚各一次。

二诊：2018 年 11 月 17 日。药后尿血未见，夜尿频减，夜行 3～4 次，小便隐痛，大便不爽，舌质淡暗，苔白微腻，脉沉滑。

处方：党参 12g，生白术 20g，茯苓 12g，炙甘草 6g，生薏苡仁 15g，土茯苓 15g，益智仁 10g，肉苁蓉 15g，通草 5g，鸡内金 12g，杜仲炭 12g，炒麦芽 15g，黄精 12g，半枝莲 12g，猫爪草 15g，厚朴 9g。共 14 剂，每日 1 剂，早晚各一次。

三诊：2019 年 1 月 13 日。患者未至，家属代述：乏力，小便浑浊，肉眼无尿血，排尿少有不畅，纳可，大便调，舌质淡红，苔白腻。化验尿常规：隐血（＋），复查彩超：膀胱占位较前无明显变化。

处方：黄芪 20g，党参 12g，炒白术 10g，茯苓 12g，炒薏苡仁 15g，苍术 10g，土茯苓 15g，杜仲 15g，黄精 12g，白花蛇舌草 15g，露蜂房 5g，白茅根 20g，焦三仙各 12g，怀牛膝 15g，通草 3g，甘草 6g。共 14 剂，每日 1 剂，早晚各一次。

四诊：2019 年 6 月 30 日。家属代述：近日间断尿中带血，少有乏力，大便调，舌质淡苔白腻，脉未及。

处方：党参 10g，黄芪 20g，炒白术 10g，茯苓 10g，陈皮 8g，炒薏苡仁 15g，白茅根 30g，杜仲炭 12g，白及 6g，浙贝母 15g，焦三仙各 10g，佩兰 10g，砂仁 3g，土茯苓 15g，苍术 10g，甘草 6g。共 14 剂，每日 1 剂，早晚各一次。

五诊：2019 年 10 月 13 日。家属代述：现乏力，纳后嗳气，无尿痛及尿血，大便调，手机拍照舌诊，见舌质淡红，苔白厚腻，舌中裂纹。病情相对稳定，复查彩超：①膀胱右侧壁占位，2.3cm × 2.1cm × 2.1cm，②左肾多发囊肿，③右肾多发结节。

处方：党参 12g，炒白术 10g，茯苓 12g，甘草 6g，炒薏苡仁 15g，陈皮 8g，厚朴 10g，土茯苓 15g，姜黄 8g，露蜂房 5g，白茅根 15g，鸡内金 15g，黄芪 15g，苍术 10g，半夏 10g，石韦 12g。共 14 剂，每日 1 剂，早晚各一次。

六诊：2020 年 1 月 5 日。家属代述：近日尿中带血，夜尿 4 ~ 5 次，大便调，纳可，舌苔黄厚。

处方：柴胡 9g，黄芩 12g，半夏 9g，生薏苡仁 15g，益智仁 10g，土茯苓 15g，石韦 12g，白茅根 30g，生地黄炭 12g，大蓟 15g，小蓟 15g，炒山药 15g，党参 12g，苍术 9g，甘草 6g。共 14 剂，每日 1 剂，早晚各一次。

七诊：2020 年 1 月 29 日。家属代述：患者尿中带血加重，右下肢水肿，住院检查发现右下肢肌腱血栓，住院未用止血药及抗凝药物，舌质黯，苔白微腻。

处方：黄芪 20g，桂枝 9g，赤芍 12g，当归 10g，土茯苓 15g，白茅根 30g，鸡血藤 15g，炒薏苡仁 15g，生地黄炭 12g，茜草炭 15g，炒麦芽 20g，蜈蚣 1 条，丹皮 10g，小蓟 15g，猪苓 12g，木瓜 12g。共 14 剂，每日 1 剂，早晚各一次。

八诊：2020 年 2 月 29 日。家属代述：药后尿血减轻，下肢肿胀减，大便偏干，舌质淡红，苔薄白，脉未及。复查彩超示：左肾囊肿，前列腺体积增大，膀胱壁增厚，膀胱壁不均质团块，2.0cm × 1.7cm，性质待定。

处方：上方去薏苡仁、桂枝，加白及 6g，肉苁蓉 15g。共 14 剂，每日 1 剂，早晚各一次。

按语：此案患者因间断性血尿 3 个月伴尿痛就诊，经检查发现膀胱占位，患者年事已高，年过八旬，既往基础疾病较多，患者不知病情，家属寻求中医药治疗。

患者年老体弱，加之宿疾，脾肾亏虚，水液代谢失常，水湿不化，瘀积成毒，湿毒化热，下注膀胱，发为本病。《诸病源候论》概括本病是"由肾虚而膀胱热之故也"。其发病机理为正虚邪实，正虚为本，邪实为标。其病位虽在膀胱，但与三焦、肺、脾、肾关系最密切。

肾阳亏虚，膀胱气化不利，故小便不畅，排尿无力，夜尿频数；湿毒化热，热伤阴络，下注膀胱，则尿血，尿痛；久病体弱，中气不足，气血亏虚，则头晕，周身乏力，面色淡，少泽；久病必瘀，气血瘀滞不畅则肩背疼痛，脾肺气虚，运化失职，津液不足，失于濡润，大肠传导无力，故大便干结；舌质淡暗，苔白厚腻，脉沉滑，为脾肾两虚，湿毒蕴结之癃闭，治以健脾益肾，解毒通淋为法，方以四君子汤加味。药后尿血止，综上法至今服药1年余，病情得到控制，未见明显进展，长期带瘤生存。

明代张仲景《景岳全书·杂症谟》云："故善治脾者，能调五脏，即所以治脾胃也，能治脾胃，而使食进胃强即所以安五脏也。"脾胃充盛，则五脏安和；脾胃受损，则五脏不安。对老年或晚期膀胱癌患者以健脾益肾，解毒散结为法，以抑制肿瘤生长，可减轻症状，提高生存质量，延长生存时间。

医案2 李某，男，61岁，2013年11月20日初诊。

患者2007年5月因尿血查超声，示膀胱占位，随后就诊于沧州市中心医院，先后手术2次，术后病理诊断为膀胱移行上皮癌。2009年11月复发，手术1次，2013年8月复发，继行手术1次，术后化疗2周期。既往有冠心病、房颤病史11年。

现症见尿频尿痛，尿有泡沫，大便干结，纳可，近2日感冒，低热，舌质紫暗，苔白腻，脉沉结代。

中医诊断：癃闭。肾虚夹瘀，湿毒蕴结。

西医诊断：膀胱癌切除术后、化疗后，小细胞癌。

治法：补肾祛瘀，解毒通淋，佐以和解枢机。

处方：六味地黄汤合小柴胡汤加减。炒山药15g，丹皮10g，泽泻15g，生地黄12g，茯苓12g，薏苡仁20g，竹叶10g，紫苏叶10g，赤芍12g，猫爪草15g，萆薢15g，柴胡9g，黄芩9g，清半夏10g，莪术6g，姜黄6g。共14剂，每日1剂，早晚各一次。

二诊：2013 年 11 月 25 日。药后尿频、尿痛症减，尿有泡沫，大便偏干，低热已退，阴囊、肛门潮湿，闻流水声则欲小便。舌质淡暗，苔薄白，脉沉滑时结。

处方：苍术 10g，黄柏 8g，炒薏苡仁 15g，车前子 10g，滑石 15g，甘草 6g，猫爪草 15g，龙葵 12g，萆薢 12g，石韦 12g，瞿麦 12g，熟地黄 12g，益智仁 10g，菟丝子 10g，覆盆子 12g，仙鹤草 15g。共 14 剂，每日 1 剂，早晚各一次。

三诊：2014 年 2 月 5 日。药后尿痛消，尿频减，仍尿有泡沫，阴囊潮湿，大便调，舌质淡暗，苔薄白，脉结代。

处方：炒山药 12g，山萸肉 10g，丹皮 10g，泽泻 12g，茯苓 12g，熟地黄 12g，覆盆子 12g，益智仁 10g，苍术 10g，桂枝 10g，赤芍 12g，当归 10g，炒薏苡仁 15g，半枝莲 12g，石韦 12g，甘草 6g。共 14 剂，每日 1 剂，早晚各一次。

四诊：2014 年 8 月 17 日。骑自行车后小便涩痛，夜尿 2 次，尿有泡沫，小腹凉，下肢浮肿，舌质淡暗，苔薄白，脉沉结代。

处方：附子 6g，肉桂 3g，炒山药 15g，山萸肉 8g，熟地黄 12g，益智仁 10g，丹皮 10g，泽泻 10g，茯苓 12g，菟丝子 10g，乌药 10g，木瓜 12g，杜仲 15g，猫爪草 15g，通草 3g，萆薢 15g。共 14 剂，每日 1 剂，早晚各一次。

五诊：2015 年 3 月 1 日。近 7 日大便溏泻如水，日行 10 余次，无腹痛，无尿频及尿痛，尿中泡沫多，下肢浮肿，舌质淡红，苔薄白，脉沉滑时结。

处方：黄芪 15g，党参 10g，炒白术 10g，茯苓 15g，炒山药 15g，炒扁豆 15g，干姜 6g，补骨脂 12g，菟丝子 12g，炒薏苡仁 15g，乌药 10g，苍术 10g，益智仁 10g，莲子 12g，怀牛膝 15g，炙甘草 6g。共 14 剂，每日 1 剂，早晚各一次。

六诊：2015 年 3 月 15 日。药后大便调，现尿痛，尿有泡沫，下肢浮肿，夜尿 1 次，舌质淡暗，苔薄白，脉结代。

处方：桂枝 9g，炒白术 10g，茯苓 12g，泽泻 12g，猪苓 10g，乌药 10g，炒芡实 15g，菟丝子 10g，猫爪草 15g，薏苡仁 15g，炒山药 15g，露蜂房 5g，莪术 6g，石韦 15g，甘草 6g，半枝莲 15g。共 14 剂，每日 1

剂，早晚各一次。

七诊：2016 年 2 月 14 日。小腹及会阴隐痛，尿有泡沫，下肢浮肿，腰痛，舌质淡暗，苔薄白，脉沉滑时结。

处方：炒山药 12g，丹皮 10g，泽泻 12g，茯苓 15g，熟地黄 12g，怀牛膝 15g，乌药 10g，小茴香 10g，砂仁 3g，车前子 10g，姜黄 8g，桂枝 9g，丹参 15g，葛根 15g，延胡索 15g，白花蛇舌草 15g。共 14 剂，每日 1 剂，早晚各一次。

八诊：2017 年 4 月 2 日。夜间胸闷，时有尿痛，小腹时胀，下肢水肿减轻，舌质淡暗，苔薄白，脉沉弦时结。

处方：桂枝 10g，薤白 6g，清半夏 10g，葛根 15g，丹参 15g，川芎 10g，益智仁 10g，石韦 15g，乌药 10g，菟丝子 12g，姜黄 8g，木瓜 12g，土茯苓 12g，泽泻 12g，猫爪草 12g，绛香 8g。共 14 剂，每日 1 剂，早晚各一次。

九诊：2018 年 2 月 23 日。患者病情稳定，时有排尿灼热疼痛，无胸闷憋气，下肢无水肿，二便调，眠安，舌质淡暗，苔薄白，脉沉弦迟，减时结。

处方：猪苓 15g，泽泻 12g，茯苓 12g，丹皮 10g，丹参 15g，桑螵蛸 10g，猫爪草 15g，竹叶 10g，滑石 15g，甘草 6g，阿胶 6g，菊花 10g，土茯苓 12g，木贼 10g，葛根 15g，刺五加 15g。共 21 剂，每日 1 剂，早晚各一次。

十诊：2019 年 1 月 26 日。外感后发热，关节痛，鼻流清涕，时有小腹痛，下肢轻度浮肿，无胸闷憋气，舌质淡红，苔薄白，脉沉滑时结。

处方：桂枝 9g，炒白芍 15g，炙甘草 6g，丹参 15g，土茯苓 15g，猫爪草 15g，龙葵 15g，薏苡仁 15g，三七 3g，葛根 15g，白花蛇舌草 15g，延胡索 12g，益智仁 12g，乌药 6g，木瓜 12g，茯苓 12g。共 30 剂，每日 1 剂，早晚各一次。

十一诊：2020 年 1 月 19 日。胃痛，小腹时痛，尿有泡沫，大便畅，乏力，舌质淡暗，苔白微腻，脉沉弦时结。

处方：桂枝 9g，炒白芍 15g，炙甘草 6g，延胡索 15g，益智仁 10g，炒山药 15g，石韦 12g，丹皮 10g，熟地黄 10g，丹参 15g，杜仲 15g，猫爪草 15g，露蜂房 5g，鸡内金 15g，桑螵蛸 10g，乌药 9g。共 30 剂，每日 1 剂，早晚各一次。

按语：患者因尿中带血就诊，确诊为膀胱癌，先后手术 3 次，化疗 2 周期。反复手术、化疗，加之既往冠心病、房颤病史，体质虚弱而采用中医药治疗。

患者平素忧思郁怒，肝郁气滞，疏泄不及，三焦运化功能失调，水道受阻，津液停滞，痰湿内蕴，痰气交阻于络，气滞血瘀，致痰、气、瘀、毒相互搏结，发为本病。患者病程较久，加之手术损伤，湿热毒邪，客于膀胱，气化失司，水道不利，火热急迫，故尿频；湿热壅遏，客于膀胱，气化失司，则尿痛；恰逢外感，热郁少阳，枢机不利，故见低热，大便干结；舌质紫暗，苔白腻，脉沉结代为湿、毒、虚、瘀互结之象。淋证一旦发生，膀胱湿热邪气上犯于肾，或久病不已，又可使肾气受损，二者相互影响；既往患者胸痹多年，久之气虚血瘀，以致病情缠绵难愈。综观本案病因以湿热为主，病位在肾与膀胱，病初多见邪实，久病则由实转虚，形成本虚标实、虚实夹杂之证。初诊辨证为肾虚夹瘀，湿毒蕴结之癃闭；治以补肾祛瘀，解毒通淋，和解枢机为法，方以六味地黄汤合小柴胡汤加减。二诊尿频尿痛症减，热势已退。急则治其标，缓则治其本。其后以温阳补肾、宽胸解毒为法，中医调理至今 6 年余，冠心病、房颤未见加重，病情稳定，每年复查未见复发和转移现象。

第三节　前列腺癌

一、定义

前列腺癌是发生在前列腺的恶性肿瘤，尤以外侧部多见，是男性生殖系统常见的恶性肿瘤，约占泌尿生殖系统肿瘤的 4%。其发病与年龄、种族、高脂肪饮食、输精管切除、遗传、吸烟、接触重金属、不适当的性生活及性病、家族史等有关。影响预后的主要因素是临床分期和病理分级，有淋巴转移者预后差。

二、中医对前列腺癌的认识

根据临床表现和古代医籍描述，前列腺癌归属于"淋证""癃闭""血淋"等范畴。其病因病机有以下 3 条：饮食不节，嗜食肥甘厚味、生冷辛辣之品，或喜烟酒，日久致湿热之邪内蕴，湿阻气血，热蕴成毒，结于下焦而成病。肝郁气滞，暴怒急躁或长期抑郁，情志不舒，气滞经脉，血瘀不行，结于会阴而成病。脾肾两虚，房劳过度，肾脏阴阳俱虚或素体不足，久病体虚，运化濡养失司，瘀血、败精聚积下焦，结而致病。

三、治疗原则

中医治疗前列腺癌，早期全身情况尚好时以攻癌为主，中期正气损伤时应攻补兼施，晚期癌肿广泛转移，患者常有气血不足，肝肾阴虚，脾胃不运，宜顾护正气。前列腺癌早期以手术切除为主，中晚期宜采用包括手术、内分泌治疗、放化疗、中医药、冷冻及生物免疫调节在内的综合治疗。在确定治疗方案前必须对疾病分期、手术情况、个体差异等进行综合评价，其治疗原则如下：A1 期（在治疗前列腺增生时偶然发现的癌症，病变局限，多数分化良好）：定期随访＋中医治疗。A1 期肿瘤进展：手术或放疗＋中医治疗。B1 期：手术＋中医治疗。B2 期：手术＋内分泌治疗＋睾丸切除术＋放疗＋中医治疗。C 期：①放疗或冷冻疗法＋内分泌治疗＋中医治疗；②内分泌治疗（包括双切除术），经降级处理后，放疗＋手术＋中医治疗。D 期：内分泌＋化疗＋中医＋冷冻疗法＋免疫治疗。

四、中医治疗

（一）辨证论治

1. 肾气虚亏证

主症：夜尿增多，尿意频繁，尿流变细，腰膝酸软，神疲畏寒，口干而不欲多饮，舌质淡或淡红，苔白或少苔，脉沉细或细软。

治法：益气补肾，通阳利水。

方药：六味地黄丸加味。熟地黄、泽泻、丹皮、茯苓、山茱萸、山药、黄芪、白术、桂枝、猪苓、白英、马鞭草等。

2. 湿热蕴积证

主症：小便不畅，尿流变细，排尿无力，滴沥不畅或癃闭，小腹胀满，小便色黄，大便溏软或秘结，腰酸肢痛，口干口苦，舌质红或紫暗，苔黄腻，脉滑数或细弦。

治法：清利湿热，散结利水。

方药：八正散合二妙散加减。黄柏、苍术、车前子、萹蓄、甘草、肿节风、瞿麦、白花蛇舌草、金钱草、土茯苓、龙葵等。

3. 瘀热内结证

主症：小便不利或滴沥不畅，小腹胀满，腰背或骨节疼痛，甚至剧痛难忍，口干舌燥，烦躁不安，或有发热，小便色黄，大便秘结或次数增多，里急后重，舌质红或暗紫，苔黄或无苔，脉细数或细弦。

治法：清热解毒，化瘀散结。

方药：解毒化瘀汤加味。半枝莲、白花蛇舌草、败酱草、土茯苓、夏枯草、黄药子、泽兰、蒲黄、琥珀、枸杞、绞股蓝、香附等。

4. 毒邪稽留，气阴两虚证

主症：小便不畅，淋沥疼痛，疲乏无力，贫血消瘦，面色无华，身痛气促，不思饮食，甚至卧床不起，口干口苦或不欲多饮，舌质淡红或干红，少津或绛紫，脉沉细无力或细弱。

治法：培补气阴，解毒散结。

方药：八珍汤加减。太子参（或人参）、北沙参、白术、茯苓、甘草、熟地黄、当归、白芍、川芎、枸杞、丹皮、醋鳖甲、黄精、紫河车、夏枯草、半枝莲等。

（二）中成药

1. 蟾酥丸

每次3粒，每日2次。

2. 复方斑蝥胶囊

每次 3 粒，每日 2 次。

3. 珍香胶囊

每次 6 粒，每日 3 次。

4. 艾迪注射液

每次 50～60mL，加入 5% 的葡萄糖注射液中静脉滴注，每日 1 次。15～20 天为 1 疗程。

五、临床验案

医案 1 付某，男，83 岁，2018 年 6 月 3 日初诊。

患者于 3 个月前因感冒后憋喘住院，检查发现前列腺癌，病理类型示前列腺腺癌。考虑患者高龄，保守治疗，口服醋酸阿比特龙片，1g/d；强的松片 10mg/d；每月注射醋酸亮丙瑞林微球 3.75mg。既往高血压病史 30 余年，冠心病房颤 20 余年，慢性支气管炎 20 余年。

现症见尿频，排尿不畅，周身乏力，纳谷不馨，耳聋耳鸣，活动后气短，大便调，寐安，舌质淡暗，苔薄白，脉沉结代尺减。

中医诊断：癃闭。脾肾亏虚，毒瘀内阻。

西医诊断：前列腺癌，内分泌治疗。

治法：健脾益肾，解毒祛瘀。

处方：太子参 15g，白术 10g，茯苓 10g，焦三仙各 15g，鸡内金 15g，白茅根 30g，土茯苓 12g，石菖蒲 15g，黄精 12g，益智仁 12g，半枝莲 15g，薏苡仁 15g，姜黄 8g，炒枳壳 10g。共 15 剂，每日 1 剂，早晚各一次。

二诊：2018 年 6 月 20 日。纳谷转馨，纳食增加，小便通畅，夜尿由 4 次减为 2 次，少有咳嗽，舌质淡暗，苔剥，脉结代。

处方：太子参 15g，炒白术 10g，茯苓 12g，甘草 6g，石斛 15g，益智仁 12g，土茯苓 15g，焦三仙各 15g，白茅根 15g，半枝莲 15g，桑螵蛸 10g，黄精 12g，姜黄 8g，木香 6g，百合 12g。共 14 剂，每日 1 剂，早晚各一次。

三诊：2018 年 9 月 16 日。晨起眼睑浮肿，服西药后，下肢浮肿，下午明显，小便通畅，纳可，无乏力，舌质淡暗，苔白腻，左脉沉弦小数，右脉弦滑。

处方：桂枝 6g，泽泻 12g，炒山药 12g，丹皮 10g，茯苓 12g，益智仁 12g，薏苡仁 15g，土茯苓 12g，姜黄 8g，石菖蒲 12g，猫爪草 15g，露蜂房 5g，通草 5g，杜仲 12g，车前子 10g，白花蛇舌草 15g。共 14剂，每日 1 剂，早晚各一次。

四诊：2018 年 11 月 13 日。近日咳嗽，咳痰色白，气喘，尿等待，夜尿频，下肢肿胀，纳可，大便调，脉沉滑小数尺减。

处方：炒苏子 10g，炒白芥子 6g，炒莱菔子 12g，白果 10g，厚朴 10g，益智仁 15g，半夏 10g，茯苓 12g，陈皮 8g，甘草 6g，炒杏仁 9g，薏苡仁 15g，猫爪草 15g，白花蛇舌草 15g，桑螵蛸 12g，半枝莲 12g。共 14 剂，每日 1 剂，早晚各一次。

五诊：2018 年 11 月 27 日。药后咳痰量减，色白，少有气喘，小便畅，舌质淡暗，苔薄白，脉沉滑小数。

处方：上方去猫爪草、半枝莲，加丹参 15g，土茯苓 15g。共 14剂，每日 1 剂，早晚各一次。

六诊：2019 年 3 月 6 日。下肢酸软无力，小便畅，偶有咳嗽，纳可，眠安，舌质淡暗，苔薄白，脉沉弦滑时结。

处方：黄芪 15g，生晒参 9g，女贞子 12g，炒薏苡仁 15g，土茯苓 15g，旱莲草 15g，白花蛇舌草 15g，通草 5g，石韦 15g，刺五加 15g，杜仲 15g，怀牛膝 12g，焦三仙各 15g。共 14 剂，每日 1 剂，早晚各一次。

七诊：2019 年 9 月 4 日。周身乏力，下肢酸软，纳后恶心，少有腹胀，下肢浮肿，大便干结 2～3 日一行，服西药后便秘加重，舌质淡红，苔薄白，脉弦滑小数。

处方：丹皮 12g，生地黄 12g，泽泻 12g，熟地黄 12g，生山药 12g，山萸肉 9g，生白术 20g，怀牛膝 15g，杜仲 15g，焦三仙各 15g，鸡内金 15g，土茯苓 15g，玄参 12g，厚朴 10g，炒枳实 12g，肉苁蓉 15g。共 14剂，每日 1 剂，早晚各一次。

八诊：2020 年 2 月 4 日。咳嗽，咳痰，喉中喘鸣，纳谷不馨，下肢水肿较著，大便干结，舌质淡暗，苔白厚腻，脉沉弦滑时结。

处方：桂枝 10g，生白术 20g，茯苓 15g，泽泻 10g，厚朴 10g，炒杏仁 9g，木瓜 12g，车前子 12g，甘草 6g，鸡内金 15g，柏子仁 10g，土茯苓 15g，炒莱菔子 12g，炒苏子 6g，半枝莲 15g，肉苁蓉 20g。共 14 剂，每日 1 剂，早晚各一次。

九诊：2020 年 2 月 22 日。药后咳嗽，喉中喘鸣症消，咳痰畅，纳差，时有心悸，失眠，入睡难，大便偏干 2 日一行，舌质暗红，苔薄白，脉沉细数时结。

处方：半夏 9g，茯苓 10g，炒枳实 12g，生白术 20g，陈皮 8g，甘草 6g，瓜蒌 15g，土茯苓 15g，首乌藤 15g，柏子仁 10g，猫爪草 15g，半枝莲 15g，刺五加 15g，露蜂房 5g，女贞子 10g，旱莲草 15g。共 14 剂，每日 1 剂，早晚各一次。

按语：此案患者因住院检查发现前列腺癌，年事已高，西药给予内分泌治疗，仍有尿频、排尿不畅来寻中医药治疗。

中医学无前列腺这一器官名称，其功能归属于肾、膀胱、三焦等脏腑，前列腺癌类似于中医学"尿血""癃闭""淋证""积聚"等疾病。

肾是人体生命的根源，为人体先天之本。老人既往久病体虚，加之年老肾虚，使肾气耗气，正气不足，脏腑失于温煦，命门火衰，膀胱气化无权，或下焦积热，津液耗伤而致本病。本病病位在下焦，涉及肺、脾、肾、三焦。其病机总属正虚邪实，正气虚弱是该病发生的根本原因。

肾阳亏虚，命门火衰，气化不及州都，故尿频，排尿不畅；元气虚衰，加之胸痹日久，气虚血瘀，气血运行无力，则周身乏力，活动后气短；肾虚及脾，脾气虚弱，运化无力，故纳谷不馨；肾精不足，耳窍失养，则耳聋耳鸣。舌质淡暗，苔薄白，脉沉结代尺减为肾虚夹瘀之象。首诊结合病史，四诊合参，辨证为脾肾亏虚，毒瘀内阻之癃闭，治以健脾益肾，解毒祛瘀为法，方以四君子汤加味。二诊药后纳食增，小便转畅；后方宗上方随症选方用药，病情稳定。

前列腺癌的治疗可有手术、放射治疗、内分泌治疗、化学疗法和冷冻疗法等。手术根治适用于早期患者。放疗对于控制原发癌，缓解转移引起的症状疗效肯定。内分泌治疗是晚期前列腺癌的主要治疗方法。对全身状况较差而肿瘤体积很大的患者可选用冷冻疗法。化学疗法疗效不肯定，多用于内分泌治疗失败的患者。此案患者年过八旬，既往有冠心病、房颤、慢支病史，因而选择内分泌治疗为主。中医药参与前列腺癌治疗，不仅使患者的症状得到改善，体力得到恢复，还能缓解内分泌治疗所致激素降低导致的不良反应。

医案2 刘某，男，80岁，2011年2月3日初诊。

患者1年半前因排尿不畅伴腰痛就诊于当地医院，经检查确诊为前列腺癌，腰椎骨转移，行前列腺癌根治手术。半年后复发，继行手术1次。既往高血压病史26年，冠心病史15年。

现症见胃脘胀满，纳差食少，周身乏力，腰背疼痛，失眠，入睡困难，大便干结，3～4日一行，须服通便药物，小便淋沥不畅，时有尿中带血，舌质淡暗，苔白腻而干，脉沉弦滑尺弱。

中医诊断：癃闭。

西医诊断：前列腺癌术后，腰椎骨转移。

治法：健脾益气，温肾通便，解毒通淋。

处方：四君子汤合济川煎加味。太子参15g，生白术20g，茯苓12g，厚朴10g，炒枳壳10g，当归10g，肉苁蓉15g，柏子仁12g，升麻15g，怀牛膝15g，黄芪15g，猫爪草15g，姜黄6g，杜仲15g，石韦15g，益智仁10g，甘草6g。共7剂，每日1剂，早晚各一次。

二诊：2011年2月10日。胃脘胀满症减，较前有力，腰痛减轻，仍小便不畅，大便后肛门灼热，2日一行，舌质淡暗，苔薄白，脉细弦。

处方：党参12g，生白术15g，茯苓12g，肉苁蓉15g，黄芪15g，炒山药15g，当归10g，炒枳壳10g，土茯苓15g，浙贝母15g，猫爪草15g，鸡血藤15g，益智仁10g，焦三仙各15g，生甘草6g。共7剂，每日1剂，早晚各一次。

三诊：2011年4月21日。尿频，夜间尤甚，纳食可，大便调，舌质淡暗，苔薄白，脉滑。

处方：附子8g，肉桂5g，熟地黄12g，炒山药15g，山萸肉10g，牡丹皮10g，泽泻10g，茯苓10g，党参10g，炒白术12g，黄芪15g，益智仁10g，猫爪草15g，白花蛇舌草15g，浙贝母15g，焦三仙各15g。

共 7 剂，每日 1 剂，早晚各一次。

四诊：2011 年 7 月 25 日。下肢足踝水肿，眼睑浮肿，小便短少不畅，夜间皮肤瘙痒，大便调，舌质暗红，苔薄白，脉沉弦。

处方：桂枝 10g，炒白术 10g，泽泻 15g，茯苓 15g，猪苓 15g，车前子 10g，黄芪 15g，当归 10g，赤芍 12g，防风 10g，防己 12g，炒薏苡仁 15g，木通 9g，柏子仁 10g，益智仁 10g，白花蛇舌草 15g。共 7 剂，每日 1 剂，早晚各一次。

五诊：2011 年 12 月 31 日。下肢浮肿，口干，面浮红，小便不畅，大便调，舌质红，少苔，脉细数。

处方：知母 6g，黄柏 6g，生地黄 12g，生山药 12g，山萸肉 9g，泽泻 12g，茯苓 15g，牡丹皮 10g，五爪龙 15g，猫爪草 15g，麦冬 10g，石斛 15g，防己 10g，浙贝母 15g，酸枣仁 15g，露蜂房 6g。共 7 剂，每日 1 剂，早晚各一次。

六诊：2012 年 2 月 13 日。药后水肿减轻，口干减，时有憋喘，纳少，面浮红，小便不畅，大便调，舌质红，苔薄黄，脉滑。复查胸部 CT：右侧胸腔积液。

处方：猪苓 12g，茯苓 15g，炒白术 10g，泽泻 10g，葶苈子 10g，大枣 15g，大腹皮 12g，天花粉 12g，杜仲 12g，焦三仙各 15g，生山药 15g，鸡内金 15g，通草 3g，瓜蒌 15g，生薏苡仁 15g，甘草 6g。共 7 剂，每日 1 剂，早晚各一次。

七诊：2012 年 4 月 15 日。纳后恶心，无明显憋气，小便不畅，大便调，舌质淡红，苔薄白，脉沉滑。

处方：太子参 15g，炒白术 10g，茯苓 10g，甘草 6g，砂仁 5g，木香 5g，生姜 10g，清半夏 10g，陈皮 6g，黄芪 15g，焦三仙各 15g，猫爪草 15g，石斛 15g，旋覆花 10g，炒山药 15g，露蜂房 8g。共 7 剂，每日 1 剂，早晚各一次。

八诊：2012 年 8 月 25 日。面目四肢水肿，下肢尤甚，饮水即呕，小便不畅导尿而出，大便调，舌质淡暗，苔薄白，脉细弱。

处方：黄芪 15g，太子参 15g，麦冬 10g，五味子 6g，茯苓 15g，炒白术 10g，泽泻 15g，桂枝 10g，猪苓 12g，车前子 12g，猫爪草 15g，紫苏叶 10g，杜仲 15g，水红花子 10g，大腹皮 15g，生姜 15g。共 7 剂，每日 1 剂，早晚各一次。

按语：此案患者因排尿不畅伴腰痛就诊，经检查确诊为前列腺癌，腰椎骨转移，先后手术 2 次，术后复发而寻中医药进一步治疗。

患者老年男性，久病体虚，肾气耗伤，正气不足，脏腑失于温煦，命门火衰，膀胱气化无权，或下焦积热，津液耗伤而发为本病。前列腺癌病机总属正虚邪实，正气虚弱是该病发生的根本原因，机体抵御外邪的能力低下，外邪乘虚侵入人体，是前列腺癌发病的基础，湿、痰、瘀、热、毒长期滞留体内。导致脏腑、气血津液功能失调，耗精伤血，损伤元气，进一步加重正虚。

患者久病体弱，致脾虚清气不升则浊阴不降；加之命门火衰，气化不及州都，故小便淋沥不畅，脾气虚弱，运化无力，胃失和降，故见胃脘胀满，纳差食少，周身乏力；腰为肾府，久病肾虚，毒瘀阻络，则腰背疼痛；肾阳虚弱，阴寒内生，留于肠胃，阴气固结，阳气不运，肠道传送无力则大便干结；舌质淡暗，苔白腻而干，脉沉弦滑尺弱为脾肾亏虚，湿毒内蕴之征。初诊结合病史，四诊合参，辨证为脾肾亏虚，湿毒蕴结之癃闭。治以健脾益气、温肾通便、解毒通淋为法，方以四君子汤合济川煎加味。二诊药后，纳食增加，胃脘胀满减轻，继宗上法治疗 1 年半因心衰加重而病故。

第七章

妇科肿瘤

第一节 宫颈癌

一、定义

子宫颈癌又称宫颈癌，是发生于子宫颈阴道部及子宫颈管上皮的恶性肿瘤。人乳头瘤病毒（HPV）的持续感染被认为是宫颈癌发生最重要的原因。与宫颈癌有关的流行病学危险因素包括抽烟史、经产、使用避孕药、性交年龄过早、多个性伴侣、性传播疾病史及长期免疫力低下。

二、中医对宫颈癌的认识

《黄帝内经》中已有"任脉为病，女子带下瘕聚"的记载。唐代孙思邈所著《备急千金方》中曰："妇人崩中漏下，赤白青黑，腐臭不可近，令人面黑无颜色，皮骨相连，月经失度，往来无常，少腹弦急或苦绞痛……令人气急乏力，腰背痛连胁。"与现代临床上所见宫颈癌晚期症状颇为相似。传统中医对本病病因病机的认识，大致归纳为三点：一是湿毒外侵，一般多由经行、生产损伤冲任，血室正开，胞脉空虚，风寒湿毒乘虚而入，瘀阻于胞宫。二是气郁湿困，由于妇女生理特点，情志比较脆弱，易情绪波动，当所顾不遂或长期忧思忿怒，内伤七情，肝气郁结，疏泄失利，横逆克土，脾虚湿困，湿蕴生热，气滞、瘀血、湿毒互相胶结，流注于下焦而致。三是下元虚寒，女子年近七七，天癸将竭，冲任脉虚，阴阳失调或房事不节，多产多育，损伤肾气，肾阳不足，命门火衰，温煦无能，以致胞脉气血运行受阻，瘀毒内结，血败内腐，终成恶症。

三、治疗原则

中医治疗应辨明虚实，分清脏腑，或疏肝理气，或健脾祛湿等。手术治疗原则上限于 0 ~ Ⅱa 期的患者，不宜手术者则采用放疗。放疗可用于各期宫颈癌的治疗，Ⅱb ~ Ⅳa 期宫颈癌以放疗为主，采用放疗与手术相结合，或手术与化疗相结合，或放疗与化疗结合，或多种方法相结合的综合性治法，但各期均宜配合中医治疗。

四、中医治疗

（一）辨证论治

1. 肝郁气滞

主症：胸胁胀满，心烦易怒，善叹息，少腹胀痛，口苦咽干，白带微黄或夹血，阴道流血有瘀块。舌质暗红，苔薄白或微黄，脉弦。

治法：疏肝理气，解毒散结。

方药：逍遥散加减。半枝莲、败酱草、白花蛇舌草、茯苓、当归、柴胡、白芍、白术、郁金、川楝子、青皮、陈皮。

2. 湿热瘀毒

主症：带下赤白或如米泔或黄水，或如脓似血。气臭，少腹胀痛，纳呆脘闷，便秘溲黄，阴道流血量多，色暗有瘀块。舌质暗红，苔黄腻，脉弦数。

治法：清热利湿，化痰解毒。

方药：四妙丸加减。薏苡仁、半枝莲、蒲公英、败酱草、八月札、土茯苓、猪苓、苍术、怀牛膝、黄柏。

3. 肝肾阴虚

主症：眩晕耳鸣，腰膝酸痛，手足心热，口苦咽干，心烦失眠，便秘尿赤，阴道不规则流血，量多色红，白带色黄夹血。舌质红，苔少，脉弦细。

治法：滋补肝肾，解毒散结，

方药：六味地黄丸加减。大小蓟、旱莲草、半枝莲、茯苓、女贞子、山萸肉、山药、牡丹皮、泽泻、地黄、知母。

4. 脾肾阳虚

主症：神疲乏力，腰膝酸冷，小腹坠胀，纳少便溏，白带清稀而多，阴道流血量多如崩，或淋漓不净，色淡。舌质淡胖，苔白润，脉细弱。

治法：健脾温肾，补中益气。

方药：参苓白术散加减。黄芪、生龙骨、生牡蛎、党参、桑寄生、白术、茯苓、山药，补骨脂、吴茱萸、升麻、附子。

（二）中成药

1. 华蟾素注射液

每次 2~4mL（2/5~4/5 支），肌内注射，每日 2 次；或每次 10~20mL（2~4 支），用 5% 的葡萄糖注射液 500mL 稀释后静脉滴注，每日 1 次。用药 7 天，休息 1~2 天，4 周为一疗程。功能解毒消肿止痛，用于中晚期肿瘤。

2. 复方苦参注射液

每次 10~25mL，加入 5% 葡萄糖注射液 500mL 中静脉滴注，每日或隔日 1 次。2~4 周为一疗程。

3. 西黄丸

每次 3~5g，每日 2~3 次。清热解毒，和营消肿，具有控制肿瘤、延缓疾病进展、缓解腹痛拒按等痰血内结者。

4. 宫颈癌片

口服，一次 2~3 片，一日 3 次，使用时须配合外用宫颈癌栓剂。

5. 榄香烯注射液

静注，一次 0.4~0.6g，加入生理盐水静脉滴注，一日 1 次，2~3 周为一疗程。具有行气破血、消积散结之功效。

6. 康艾注射液

每日 40~60mL，分 1~2 次，用 5% 葡萄糖或 0.9% 生理盐水 250~

500mL 稀释后极慢静脉注射或滴注。30 天为一疗程，或遵医嘱。

7. 艾迪注射液

每次 50 ~ 100mL，加入 0.9% 氯化钠注射液或 5% ~ 10% 葡萄糖注射液 500mL 中静脉滴注，每日 1 次。与放化疗合用时，疗程与放化疗同步。手术前后使用，10 天为一疗程；介入治疗，10 天为一疗程；单独使用，15 天为 1 周期，间隔 3 天，2 周期为一疗程；恶病质患者，30 天为一疗程，或视病情而定。

8. 复方斑蝥胶囊

每次 3 粒，每日 2 次。

9. 康力欣胶囊

口服，一日 3 次，每次 2 ~ 3 粒，或遵医嘱。

五、临床验案

医案1 姚某，女，53 岁，2015 年 6 月 8 日初诊。

患者因断经后阴道出血伴腹痛就诊于沧州中西医结合医院。于 2015 年 4 月 30 日行宫颈癌根治术，病理类型：低分化鳞状上皮癌。现化疗 2 周期，欲于 6 月 20 日放疗。

现症见心悸气短 2 周，自汗，化疗后大便量少，发稀，舌质淡红，苔薄白，脉弦细。

中医诊断：癥瘕。气血两虚，毒瘀内阻。

西医诊断：宫颈癌术后。

治法：益气养血，解毒散结。

处方：四君子汤合生脉散加味。黄芪 15g，太子参 12g，炒白术 10g，茯苓 12g，浮小麦 30g，炙甘草 6g，女贞子 10g，煅龙骨、煅牡蛎各 25g，麦冬 10g，五味子 6g，当归 10g，薏苡仁 15g，制何首乌 12g，百合 10g，白花蛇舌草 15g，牛膝 15g，土茯苓 12g。共 14 剂，每日 1 剂，早晚各一次。

二诊：2015 年 8 月 24。咽痒无痰，放疗结束后眠差，入睡困难，多噩梦，纳可，大便急无脓血，舌质淡红，苔薄白，脉弦细。

处方：北沙参 12g，石斛 15g，百合 10g，首乌藤 15g，莲子 15g，生龙骨、生牡蛎各25g，白花蛇舌草15g，土茯苓12g，木蝴蝶5g，炒山药12g，白扁豆15g，女贞子10g，浮小麦30g，酸枣仁15g，当归10g，半边莲12g，炒薏苡仁15g。共14剂，每日1剂，早晚各一次。

三诊：2016年5月24日。下肢肿胀，小便短少，口干，纳差，肠鸣，舌质暗红，苔白，脉细数。

处方：桂枝10g，炒白术10g，茯苓12g，泽泻15g，猪苓8g，木瓜12g，焦三仙各15g，鸡血藤15g，炒山药15g，党参12g，黄精12g，猫爪草12，紫苏梗10g，生姜12g，当归10g，露蜂房5g，冬瓜皮15g。共14剂，每日1剂，早晚各一次。

四诊：2017年4月11日。下肢肿胀，面色润，无尿频，夜间口干，舌质淡红，苔薄白，脉沉滑小数。

处方：泽泻15g，茯苓15g，牡丹皮12g，熟地黄10g，益智仁15g，木瓜12g，冬瓜皮15g，大腹皮15g，猫爪草12g，片姜黄8g，地龙10g，土茯苓15g，紫苏梗10g，当归10g，绞股蓝12g。共14剂，每日1剂，早晚各一次。

五诊：2018年1月7日。现小腹下坠，腰沉，口干口苦，近日恶心，尿痛，舌质红，苔薄白，脉滑小数。实验室检查：隐血（＋＋＋），尿蛋白（＋），白细胞（＋＋＋），铁蛋白155.6ng/mL，鳞状上皮细胞癌抗原4.9ng/mL。

处方：柴胡9g，黄芩10g，清半夏10g，淡竹叶10g，甘草6g，白茅根15g，土茯苓12g，猫爪草15g，通草5g，薏苡仁15g，片姜黄8g，龙葵10g，石见穿12g，泽泻12g，露蜂房5g，小蓟15g。共14剂，每日1剂，早晚各一次。

六诊：2018年10月17日。近日夜间咳嗽，无咽干，无腹痛，大便调，舌质暗红，苔薄白，脉沉滑。

处方：木瓜12g，川牛膝15g，炒薏苡仁15g，鸡血藤15g，车前子10g，土茯苓12g，猫爪草15g，片姜黄8g，紫苏叶7g，太子参12g，炒白术10g，茯苓12g，炙甘草6g，三棱6g，莪术6g，白花蛇舌草15g，刺五加15g，泽泻12g。共14剂，每日1剂，早晚各一次。

七诊：2019年7月27日。下肢肿胀，易汗出，无咳嗽，大便调。舌质暗红，苔薄白，脉细弦。实验室检查：铁蛋白127.5ng/mL，鳞状上皮细胞癌相关抗原4.1ng/mL。彩超：左颈部及左锁骨上可见多发淋巴结，较大者1.5cm×1.1cm、0.9cm×0.6cm。

处方：清半夏10g，陈皮8g，茯苓12g，薏苡仁15g，浙贝母12g，猫爪草15g，片姜黄8g，川牛膝15g，夏枯草15g，刺蒺藜12g，露蜂房6g，猫爪草15g，半枝莲12g，生姜10g，丹参15g，紫苏梗10g，泽泻12g，石见穿12g。共21剂，每日1剂，早晚各一次。

八诊：2019年12月29日。泛酸，夜间平卧加重，蜡疗、空气波治疗等10余天，舌质淡红，苔薄白，脉沉弦尺减。

处方：太子参12g，白术10g，茯苓12g，甘草6g，木香6g，紫苏梗10g，焦三仙各12g，佛手10g，瓦楞子15g，木瓜12g，土茯苓12g，砂仁4g，鸡血藤15g，浙贝母12g，露蜂房5g，炒枳实10g。共14剂，每日1剂，早晚各一次。

按语：此案患者因断经后阴道出血伴腹痛就诊，经检查为宫颈癌，行宫颈癌根治术，化疗后，来寻中医中药治疗。

此案患者从事教师工作，其夫中风瘫痪卧床10余年，恚怒伤肝，忧思伤脾，肝气郁结，肝失疏泄，加之天癸已竭，肝肾亏虚，冲任失调，瘀血、痰饮、湿毒等有形之邪相继内生，留滞少腹、胞中，积结不解，发为癌瘤。《素问·骨空论》云："任脉为病……女子带下瘕聚。"

患者肝肾亏虚，复加手术、化疗，心血亏虚，心气不足不能鼓动血液正常运行，心失所养故心悸气短；气虚表卫不固则致自汗；化疗药毒损伤脾胃，运化失职，则大便量少，溏薄；血虚不能上荣于发故头发稀疏；舌质淡红，苔薄白，脉弦细，为气血亏虚，毒瘀内阻之象。首诊结合病史，四诊合参，辨证为气血两虚，毒瘀内阻之癥瘕。治以益气养血、解毒散结为法，方以四君子汤合生脉散加味。药后症减，二诊正值放疗期间，以益气养阴、解毒散结为法治之。后以化痰利湿、解毒散结为法调治，至今服药近5年，病情稳定未见复发与转移。

此案患者术后、化疗后、放疗期间均服用中药，不同的治疗阶段分别采用不同治法，并加以心理疏导，渡过了治疗的各个阶段。

自手术后出现双下肢水肿严重，考虑为手术时由于盆腔淋巴结清扫造成下肢淋巴结回流不畅引起，此水肿治疗较为棘手，经用药未见明显缓解。中医药防治恶性肿瘤化疗毒副作用应以预防为主，大量临床实践证实，若出现化疗副作用再服用中西药物治疗，疗效一般较差，中药一般在每一疗程化疗开始前一、二日开始服用，直到化疗结束时为止；西药多数在每一疗程开始前一日、或用化疗药物前应用。

医案2　刘某，女，60岁，2018年1月2日初诊。

患者2017年3月出现不规则阴道出血伴腹痛，就诊于当地医院，确诊为宫颈癌。6月21日行根治手术，术后病理：低分化鳞状上皮癌，淋巴结转移（12/23）。术后化疗4周期，紫杉醇＋顺铂；放疗30次，后装治疗4次，自化疗后出现手足麻木。既往高血压病史6年，糖尿病病史3年，双肺下叶多发微结节。

现症见手足麻木不仁严重，怕冷，腹胀，进食生冷加重，纳可，眠安，面色淡暗，少泽，下肢浮肿，大便调，舌质淡暗，苔薄白，脉沉弦滑小数。化验血常规：白细胞2.42×10^9/L，血红蛋白100g/L。

中医诊断：癥瘕。寒瘀阻络。

西医诊断：①宫颈癌术后放化疗后；②外周神经炎。

治法：益气养血，温经通脉，佐以解毒散结。

处方：黄芪桂枝五物汤加味。黄芪20g，桂枝10g，炒白芍15g，甘草6g，生姜15g，焦山楂15g，当归10g，女贞子12g，鸡血藤15g，地榆15g，细辛3g，黄精12g，菟丝子12g，浙贝母12g，姜黄8g，土茯苓15g。共14剂，每日1剂，早晚各一次。

二诊：2018年1月17日。药后手麻消，腹胀除，仍足麻，面色转润，少有口苦，大便调，舌质淡暗，苔薄黄，脉沉滑小数。化验血常规：血红蛋白110g/L，白细胞4.0×10^9/L，红细胞3.14×10^{12}/L。

处方：上方去菟丝子、土茯苓，加王不留行15g，猫爪草15g。共14剂，每日1剂，早晚各一次。

三诊：2018年5月27日。足麻，但可忍受，恶寒，后背凉，口干，纳可，二便调，舌质淡暗，苔薄白，脉沉滑。化验血常规正常。

处方：桂枝10g，炒白芍15g，甘草6g，葛根15g，当归10g，川芎10g，女贞子12g，鸡血藤15g，菟丝子12g，石斛15g，玉米须15g，生山药15g，猫爪草15g，地榆15g，浙贝母15g，刺五加15g。共30剂，每日1剂，早晚各一次。

四诊：2018 年 9 月 3 日。足麻症消，口干，口渴，近日腹胀，纳可，眠安，二便调，舌质淡红，苔薄白，脉细弦数。化验空腹血糖 7.6mmol/L，血常规正常。

处方：竹叶 12g，石膏 15g，北沙参 12g，麦冬 10g，百合 12g，半夏 9g，厚朴 10g，生山药 15g，浙贝母 15g，紫苏梗 10g，姜黄 8g，当归 10g，鸡血藤 15g，女贞子 12g，炒枳壳 10g，焦三仙各 12g。共 30 剂，每日 1 剂，早晚各一次。

五诊：2019 年 5 月 2 日。腹股沟疼痛，余无不适，舌质淡红，苔薄白，脉沉弦小数。复查：血糖 6.9mmol/L；血压偏高，150/95mmHg；甲状腺囊肿。

处方：天麻 12g，钩藤 15g，菊花 10g，川牛膝 15g，连翘 12g，浙贝母 12g，姜黄 10g，玉米须 15g，龙葵 12g，猫爪草 15g，土茯苓 15g，延胡索 15g，泽泻 15g，白花蛇舌草 15g，赤芍 12g，当归 10g。共 30 剂，每日 1 剂，早晚各一次。

六诊：2019 年 9 月 1 日。牙痛，遇冷热牙痛加重，口气重浊，大便偏干，舌质淡暗，苔白厚腻，脉滑小数。化验：空腹血糖 7.2mmol/L，复查糖类抗原 CA724 8.46U/mL。CT 示：双肺下叶多发微小结节，0.5cm 以下，盆腔少量积液。

处方：黄连 6g，黄芩 12g，葛根 15g，升麻 15g，生地黄 12g，丹皮 10g，连翘 12g，知母 6g，土茯苓 15g，玉米须 15g，生山药 15g，薏苡仁 15g，莪术 6g，木瓜 12g，泽泻 12g，浙贝母 15g。共 30 剂，每日 1 剂，早晚各一次。

七诊：2020 年 2 月 16 日。口干口苦，入睡困难，其夫患食管癌，现化疗中，精神压力较大，纳可，二便调，舌质红，苔薄黄。

处方：柴胡 9g，黄芩 12g，清半夏 9g，党参 10g，甘草 6g，首乌藤 15g，酸枣仁 15g，合欢皮 15g，知母 6g，莪术 6g，生龙骨、生牡蛎各 20g，竹茹 10g，茯苓 12g，薏苡仁 15g，露蜂房 6g，柏子仁 10g。共 30 剂，每日 1 剂，早晚各一次。

八诊：2020 年 3 月 23 日。后背怕冷，足麻，小腹不痛，血糖 6.3mmol/L，无腹胀，口干，舌质淡红，苔薄白，脉沉弦。

处方：桂枝 10g，炒白芍 12g，甘草 6g，葛根 15g，玉米须 15g，浙贝母 15g，土茯苓 15g，麦冬 9g，白花蛇舌草 15g，半枝莲 15g，女贞子 10g，墨旱莲 15g，姜黄 8g，生山药 15g，露蜂房 5g，八月札 10g，鸡内金 12g，鸡血藤 15g。共 14 剂，每日 1 剂，早晚各一次。

按语：此案患者因绝经后出现不规则阴道出血伴有腹痛就诊，确诊为宫颈癌，行手术、化疗、放疗。自出院后出现手足麻木不仁等不适而求中医药治疗。

唐代著名医家孙思邈《备急千金要方》云："妇人崩中漏下，赤白色黑，腐臭不可近，令人面黑无颜色，皮骨相连，月经失度，往来无常……阴中肿如有疮之状。""所下之物，一曰状如膏，二曰如黑血，三曰如紫汁，四曰如赤肉，五曰如脓血。"患者既往患消渴病，饥饱失常，或过食肥甘厚味，损伤脾胃，脾气受损，中阳不振，运化失司，水湿注于下焦，痰湿凝聚胞中而发为本病。

患者为老年女性，正气亏虚，加之手术、化疗药毒性、放射热毒，在攻伐体内癌毒的同时，使正气愈加虚弱，耗气伤血，甚者耗伤肾中精气，久之气虚无以推动血行。阴血虚少，阳虚生内寒，血脉凝滞、血行不畅不能荣于四末，故见手足麻木不仁严重，持续不减；化疗日久，易伤脾肾阳气，阳气不足，阴寒内生，故怕冷；中阳不足，运化无力，故见腹胀、进食生冷加重；面色淡暗少泽为气血阴阳虚衰之象；舌质淡暗，苔薄白，脉沉弦滑数为血虚寒凝，阻于络脉之征。首诊结合病史及治疗经过，辨证为寒瘀阻络癥瘕；治以益气养血、温经通脉为法，方以黄芪桂枝五物汤加味。服药十四剂，二诊自诉手麻消，腹胀除。辨证施治得法，故收效较快。后继以滋补肝肾、解毒祛瘀为法，调理至今 2 年余，病情稳定。

周围神经炎表现为指（趾）端对称性麻木，跟腱反射减退或消失，四肢感觉障碍，肌肉疼痛或无力，甚至出现四肢轻瘫，一般停药后 1～3 个月可逐渐恢复，感觉障碍恢复快，而跟腱反射和指（趾）端麻木可持续数月方能恢复。顺铂引起的周围神经病变，表现为手套或绒套分布区域感觉异常或丧失，明显肌无力，此多为不可逆的，随着顺铂蓄积量增加而症状加重。同时多伴有听神经损害，表现为耳鸣，重听或完全丧失听力。

绝大多数抗肿瘤药物均可引起程度不同的骨髓抑制，表现为白细胞、血小板及红细胞、血红蛋白减少，主要是白细胞，尤其是粒细胞减少最为显著。此案患者就诊之初，外周神经炎与骨髓抑制均见，患者非常痛苦。西医常给予注射集落刺激因子、激素、营养神经药物，但药物价格较贵，常有发热、皮疹、肌肉疼痛、腹泻等不良反应。依据中医经典理论，肾精主要依赖于脾的运化功能正常，将水谷精微输送于肾，靠肾的滋养、温煦作用，充盈于骨髓，化生为血液注于脉中，即所谓"精血同源"。《素问·生气通天论》曰："骨髓坚固，气血皆从。"脾胃为后天之本，气血生化之源，血者水谷之精也，化生于脾，正所谓"中焦受气取汁，变化而赤，是谓血。"本案治以健脾益肾，益气养血，从本论治，治疗因放化疗出现的周围神经炎、骨髓抑制效果明显。

医案3 王某，女，65岁，2015年12月6日初诊。

患者于2015年6月在当地医院做体检发现宫颈出血，经查确认为宫颈癌，病理类型：低分化鳞状上皮癌。行化疗2周期（具体用药不详），放疗24次，后装治疗5次，末次放疗时间为10月7日。放疗期间出现肛门坠胀不适。既往糖尿病8年，高脂血症16年。20年前因子宫肌瘤行子宫次全切手术。

现症见肛门坠胀不舒，下肢无力，口干，夜寐不实，大便溏，白带量多，有异味。舌质淡暗，苔薄白，脉沉滑。

中医诊断：癥瘕。中气亏虚，湿毒下注。

西医诊断：宫颈癌术后，放化疗后。

治法：健脾益气，祛湿解毒。

方药：补中益气汤加味。

处方：黄芪15g，党参12g，炒白术12g，茯苓12g，当归10g，生地黄6g，蜜远志6g，赤芍12g，土茯苓15g，炒薏苡仁20g，玉米须15g，甘草6g，炒山药15g，女贞子12g，苍术10g，白花蛇舌草15g。共14剂，每日1剂，早晚各一次。

二诊：2015年12月20日。肛门坠胀略减，遇凉明显，乏力减，眠安，白带量减，舌质淡暗，苔薄白，脉沉滑。复查妇科肿瘤标志物正常。

处方：上方去赤芍、白花蛇舌草，加乌药10g，炒扁豆15g。共14

剂，每日 1 剂，早晚各一次。

三诊：2016 年 2 月 18 日。肛门略有坠胀，晨起大便 2~3 次，无腹胀，纳可，眠安，舌质淡暗，苔薄白，脉细弦。复查血糖 6.7mmol/L，血小板 65×10^9/L。

处方：黄芪 15g，党参 12g，炒白术 10g，茯苓 12g，升麻 6g，柴胡 6g，陈皮 6g，炒山药 15g，女贞子 10g，菟丝子 12g，补骨脂 10g，地榆 15g，猫爪草 12g，焦三仙各 12g，甘草 6g。共 30 剂，每日 1 剂，早晚各一次。

四诊：2016 年 7 月 13 日。大便带血，大便次频，肛门下坠，乏力，自汗，舌质淡暗，苔薄白，脉沉弦。复查肠镜示溃疡性结直肠炎。

处方：黄芪 20g，党参 10g，炒白术 10g，茯苓 12g，陈皮 6g，升麻 6g，地榆炭 12g，败酱草 15g，炒薏苡仁 15g，炮姜 8g，白及 10g，浙贝母 12g，土茯苓 12g，浮小麦 30g，炒山药 15g，炒扁豆 12g。共 14 剂，每日 1 剂，早晚各一次。

五诊：2016 年 11 月 9 日。患者未至，家属代述，仍肛门疼痛，阴道、肛门有血性分泌物，尿频。住院检查考虑放疗副作用，阴道与结直肠穿透，给予横结肠造瘘手术。

处方：当归 10g，赤芍 12g，丹皮 12g，海螵蛸 12g，黄芪 15g，党参 10g，炒白术 10g，茯苓 12g，炮姜 10g，土茯苓 15g，仙鹤草 15g，三七 6g，益智仁 10g，败酱草 15g，甘草 6g，浙贝母 15g。共 14 剂，每日 1 剂，早晚各一次。

外用方：地榆 200g，三七 100g，紫草 200g，黄柏 60g。研细末外用。

六诊：2017 年 4 月 17 日。患者未至，家属代述，乏力，气短，贫血貌，下肢麻木，阴道、肛门分泌物为血水样，量多。血红蛋白 59g/L。

处方：黄芪 20g，党参 10g，麦冬 10g，五味子 9g，当归 10g，熟地黄 10g，黄精 12g，土茯苓 12g，阿胶 10g，炒白术 10g，益智仁 15g，茯苓 15g，鸡血藤 15g，女贞子 12g，地榆 15g，半枝莲 15g。共 30 剂，每日 1 剂，早晚各一次。

七诊：2018 年 1 月 1 日。阴道、肛门分泌物量多，呈脓样，异味重，腹痛阵作，下肢浮肿，纳可，时有头晕，大便溏，血压偏高，舌质淡暗，苔薄白，脉沉弦。

处方：黄芪 15g，党参 12g，炒薏苡仁 15g，炒白术 10g，茯苓 12g，土茯苓 12g，延胡索 15g，败酱草 15g，蒲公英 15g，炒山药 12g，三七 6g，石菖蒲 15g，姜黄 8g，当归 10g，地肤子 12g，白花蛇舌草 15g。共 30 剂，每日 1 剂，早晚各一次。

八诊：2019 年 3 月 25 日。下肢沉重，肿胀，足底麻木，视物模糊，时有心悸，气短，大便干则舒，舌质淡暗，苔白腻，脉沉滑数。

处方：天麻 12g，钩藤 15g，川牛膝 15g，菊花 10g，炒薏苡仁 15g，鸡血藤 15g，木瓜 12g，炒白术 10g，茯苓 12g，泽泻 12g，杜仲 15g，露蜂房 6g，玉米须 15g，生山药 15g，太子参 15g。共 30 剂，每日 1 剂，早晚各一次。

九诊：2019 年 5 月 19 日。患者未至，家属代述：肛门、会阴疼痛，少量出血，分泌物为黄色脓水，乏力，下肢无力，无麻木不仁，大便溏。血压平稳，血糖 8.0mmol/L。

处方：黄芪 20g，太子参 15g，炒白术 10g，茯苓 12g，炒薏苡仁 15g，陈皮 8g，玉米须 15g，生山药 15g，葛根 15g，败酱草 15g，大血藤 15g，黄连 5g，女贞子 12g，浙贝母 15g，杜仲炭 15g，怀牛膝 15g。共 30 剂，每日 1 剂，早晚各一次。

十诊：2020 年 1 月 15 日。病情稳定，药后大便溏，肛门、阴道少量出血，分泌物量少，无腹痛，纳可，精神佳，面色润，舌质淡红，苔薄白，脉细弦。血糖 7.0mmol/L。

处方：黄芪 15g，太子参 15g，炒白术 12g，茯苓 12g，浙贝母 15g，葛根 15g，黄芩 9g，败酱草 15g，炒薏苡仁 15g，玉米须 15g，白及 6g，炒山药 15g，炮姜 6g，露蜂房 6g，海螵蛸 10g，甘草 6g。共 30 剂，每日 1 剂，早晚各一次。

按语：此案患者体检发现宫颈出血，经检查确诊为宫颈鳞状上皮癌，行放化疗。出现放化疗副作用后寻中医药继续治疗。

宫颈癌属于中医"崩漏""带下""癥瘕"等范畴。此案患者既往行子宫肌瘤手术，患糖尿病、高脂血症多年，素体不足，久病过劳，导致五脏虚弱，阴阳失调，气血运行不畅，冲任损伤，瘀血、痰饮、湿毒等有形之邪相继而生，积结不解，日久渐成。《妇人大全良方》云：

"产后血气伤于脏腑虚弱，为风冷所乘，搏于脏腑，与气血相结，故成积聚癥块也。"《妇科准绳》说："妇人癥瘕，并属血病……宿血停凝，结为痞块。"

患者素体虚弱，中气不足，气虚下陷，固摄失守，加之放射线毒直中脏腑，肠道传导失司，湿毒下注，故见肛门坠胀不舒，大便溏薄，白带量多，夹带异味；脾虚津亏，热毒内扰，则口干、夜寐不安；脾主肌肉四肢，脾虚肌肉失养则下肢无力；舌质淡暗，苔薄白，脉沉滑为湿毒夹瘀之征。首诊结合病史，四诊合参，辨病与辨证相结合，诊断为中气亏虚，湿毒下注之癥瘕，治以健脾益气、祛湿解毒为法，方以补中益气汤加味。二诊药后诸症皆减。

盆腔肿瘤的放疗治疗可直接造成结肠及直肠的损伤，以直肠为主。放射性物质使肠腔内的血管内皮细胞肿胀并形成泡沫样改变，可阻塞血管腔，使血流减慢，引起血栓形成，局部缺血、出血和坏死。缺血性坏死会引起胶原沉积，导致纤维化，形成肠壁瘢痕，使肠壁变形，影响肠肌肉的收缩和蠕动，最终导致功能性或机械性肠梗阻、缺血性肠坏死、肠穿孔，女性患者还可发生直肠阴道瘘。上述反应多发生在放射治疗后2~4年或更晚，称作迟发性直肠炎。

此案患者因患糖尿病多年，体质较弱，加之因盆腔肿瘤行放疗，直接造成结肠及直肠损伤，出现腹泻，大便带血，结肠镜检查示溃疡性结肠炎。经服用中药及灌肠未效，病情进展，大便时从阴道溢出，后住院行横结肠造瘘手术。术后体质虚弱，贫血，阴道、肛门脓样分泌物。此案随着病情的演变，病位在下焦大肠，由于肺与大肠相表里，胃为六腑之大源，脾为肺气之母，肾开窍于二阴，所以上述脏腑直接影响于大肠。病因病机为湿热下注。继宗健脾益肾、解毒利湿为法，治疗2年余病情方趋稳定。

医案4 周某，女，52岁，2016年1月26日初诊。

患者2015年3月因阴道不规则出血就诊于我院，确诊为宫颈癌，病理类型为中分化鳞状上皮细胞癌，行放疗28次，后装5次，化疗5周期（用药不详）。自出院后出现耳鸣如蝉。既往糖尿病病史3年，胆结石病史6年。

现症见耳鸣如蝉，夜间盗汗，腰酸乏力，时有烘热汗出，纳可，大便调，舌质红，苔薄白，脉细数。血常规：白细胞 2.1×10^9/L。月经自 2015 年 4 月未至。

中医诊断：癥瘕。肝肾阴虚。

西医诊断：宫颈癌，放化疗后。

治法：滋补肝肾，解毒散结。

处方：知柏地黄汤合二至丸加味。知母 8g，黄柏 8g，丹皮 10g，泽泻 12g，茯苓 10g，熟地黄 10g，炒山药 15g，女贞子 12g，旱莲草 12g，菟丝子 12g，浮小麦 30g，百合 12g，猫爪草 15g，土茯苓 15g，浙贝母 15g，地榆 15g。共 21 剂，每日 1 剂，早晚各一次。

二诊：2016 年 2 月 29 日。药后夜间盗汗减，时有耳鸣，腰酸乏力，烘热汗出症消，时有心悸，纳可，眠安，二便调，舌质淡红，苔薄白，脉细弦小数。血常规：白细胞计数 3.5×10^9/L。

处方：上方去泽泻、菟丝子、地榆，加桑椹 12g，地骨皮 6g，丹参 15g。共 14 剂，每日 1 剂，早晚各一次。

三诊：2016 年 8 月 29 日。夜间手胀，口干，形胖，纳可，二便调，舌质红，苔薄白，脉细数。血常规：白细胞计数 4.3×10^9/L，血糖 7.55mmol/L。

处方：桂枝 10g，炒白术 10g，茯苓 15g，泽泻 15g，苍术 10g，黄连 3g，葛根 15g，玉米须 15g，鸡血藤 15g，桑枝 20g，地榆 15g，当归 10g，地黄 12g，土茯苓 12g，猫爪草 15g，姜黄 8g。共 14 剂，每日 1 剂，早晚各一次。

四诊：2017 年 6 月 1 日。时有头晕，口干，纳可，眠安，二便调，舌质淡红，苔薄白，脉细弦。血常规：白细胞计数 3.2×10^9/L，血糖 6.8mmol/L，口服二甲双胍。

处方：女贞子 10g，旱莲草 15g，麦冬 10g，生地黄 12g，浮小麦 30g，当归 10g，地榆 15g，葛根 15g，玉米须 15g，黄芩 9g，郁金 10g，石菖蒲 12g，菟丝子 12g，土茯苓 15g，猫爪草 12g，地榆 15g。共 14 剂，每日 1 剂，早晚各一次。

五诊：2018 年 8 月 29 日。近日大便溏薄，次频，日行 3~4 次，小腹凉胀，大便排不净感，头汗多，足凉，舌质淡红，苔薄白，脉弦细数。复查血常规：白细胞 $6.2 \times 10^9/L$，HPV 弱阳性。盆腔 CT：少量积液。腹部 CT：胆总管结石。

处方：太子参 15g，炒白术 10g，茯苓 10g，甘草 6g，杜仲 12g，紫苏梗 10g，炒山药 12g，女贞子 10g，旱莲草 15g，陈皮 6g，地榆 15g，桂枝 10g，炒白芍 12g，土茯苓 12g，炒薏苡仁 15g，姜黄 8g。共 14 剂，每日 1 剂，早晚各一次。

六诊：2019 年 3 月 24 日。恶风，畏寒，下肢凉，时有心悸，纳可，眠安，舌质淡暗，苔薄白，脉细弦。

处方：桂枝 10g，炒白芍 12g，当归 10g，黄芪 15g，甘草 6g，防风 10g，女贞子 12g，刺五加 15g，柏子仁 12g，葛根 15g，独活 12g，姜黄 8g，露蜂房 5g，鸡内金 15g，金钱草 15g，白花蛇舌草 15g。共 30 剂，每日 1 剂，早晚各一次。

七诊：2019 年 12 月 22 日。前胸后背疼痛，服用阿司匹林后加重，失眠，入睡困难，心烦，时乳房胀痛，大便不畅量少，舌边尖红，苔薄白，脉弦小数。血常规：白细胞计数 $5.9 \times 10^9/L$。

处方：柴胡 9g，炒白芍 15g，炒枳实 12g，香附 12g，甘草 6g，延胡索 15g，丹参 15g，葛根 20g，三七 5g，生山楂 15g，橘核 10g，绞股蓝 12g，丝瓜络 15g，酸枣仁 15g，首乌藤 15g，莪术 6g。共 30 剂，每日 1 剂，早晚各一次。

按语：此案患者因阴道不规则出血就诊，经检查确诊为宫颈癌，行放化疗治疗，自出院后出现耳鸣而寻中医治疗。

患者天癸已竭，冲任之脉系于肝肾，平素恚怒伤肝，忧思伤脾，肝肾虚衰，气机疏泄失常，血行不畅，瘀毒结聚而发为本病。

患者冲任亏损，肝肾不足，加之病后精血衰少，肾精耗伤，不能上充于清窍，故耳鸣如蝉；腰为肾之府，肾主骨髓，肾精亏虚，骨髓不充，故见腰酸乏力；阴血亏耗，虚火内炽，迫液外泄，故见入夜盗汗；肝肾亏虚，虚火内扰，则时有烘热汗出；舌质红，苔薄白，脉细数为肝肾阴虚之象。首诊结合病史，四诊合参，辨证为肝肾阴虚之癥瘕，治以滋补肝肾、解毒散结为法，方用知柏地黄汤合二至丸加味。药后症减，后以继以滋补肝肾，健脾祛湿、解毒散结为法，至今服药 4 年余，病情稳定，未见复发与转移。

第二节　子宫内膜癌

一、定义

子宫内膜癌是发生于子宫内膜的一组上皮性恶性肿瘤，好发于围绝经期和绝经后女性。子宫内膜癌是最常见的女性生殖系统肿瘤之一。子宫内膜癌可发生于任何年龄，发病高峰年龄为 55 ~ 60 岁，多在绝经后发病。子宫内膜癌的真正发病原因迄今不明，多发生于未婚、未育及少育者，可能与子宫内膜接受雌激素刺激时间较长有关。主要的治疗手段为手术与放疗，可单用或综合应用。

二、中医对子宫内膜癌的认识

中医学根据子宫内膜癌临床症状归纳为"崩漏""五色带下"范畴，在中医古文献中并无子宫内膜癌之病名，但有类似子宫内膜癌的记载。《医学入门》曰："凡非时血行，淋漓不断，谓之漏下；忽然暴下，若山崩然，谓之崩中。"《血证论》曰："崩漏者，非经期下血之谓也。"这些描述都与现代各期子宫内膜癌的临床表现极为相似。其病机是由于湿热下袭，毒气郁结，冲撞任督，损伤脉络；或患者肝气郁结，脾气虚弱，肾元不固，致冲任失固等。患者经手术治疗损伤正气，消竭气血，造成气滞血瘀，气血亏虚，因此治疗应以温肾健脾、扶助正气、清热解毒、祛瘀散结为主。

三、治疗原则

子宫内膜癌治疗以手术治疗为主，辅助放射治疗、内分泌治疗和化学治疗。具体根据子宫大小、肌层是否被癌细胞浸润、宫颈管是否累及、癌细胞分化程度及患者全身情况等因素而定。大概治疗方案如下：Ⅰ期 G1：根治性手术治疗；Ⅰ期 G2 和 G3：根治性手术加放疗；Ⅱ期：

根治性手术加放疗；Ⅲ期：放疗加内分泌治疗，必要时配合手术治疗；Ⅳ期：放疗加内分泌治疗。各期均宜配合中医药治疗。

四、中医治疗

（一）辨证论治

1. 肝郁血热

主症：阴道突然大出血或出血淋漓，伴胸胁胀满，心烦喜怒，口干口苦。舌质红，苔薄黄，脉弦数。

治法：疏肝清热，凉血止血。

处方：丹栀逍遥散加减。仙鹤草、阿胶（烊服）、茯苓、柴胡、赤芍、生地黄、益母草、丹皮、山栀、白术、薄荷（后下）、三七末（冲服）。

2. 湿热蕴毒

主症：阴道不规则出血，带下黄赤，臭秽异常，阴户肿痛，脐腹疼痛，胸闷纳呆，腰膝酸软，口黏口苦，小便黄或短赤，大便干燥。舌质红，苔黄腻，脉弦滑或细数。

治法：清热利湿，解毒散结。

处方：四妙丸加减。生薏苡仁、半枝莲、龙葵、白花蛇舌草、土茯苓、车前草、白英、苦参、黄柏、怀牛膝、黄连。

3. 气滞血瘀

主症：阴道不规则出血，时崩时止，淋漓不净，或突然量多。夹有瘀块，少腹疼痛拒按，腹痛如针刺刀割，部位固定。舌质紫黯，边有瘀点，苔薄，脉沉涩或弦细。

治法：行气活血，祛瘀散结。

处方：少腹逐瘀汤加减。当归、五灵脂、小茴香、延胡索、香附、川芎、赤芍、蒲黄、肉桂、干姜。

4. 脾肾阳虚

主症：阴道出血淋漓不净，色淡质清稀，神疲乏力，气短懒言，纳少，腰膝酸软，小腹冷痛，浮肿肢冷，小便清长，大便溏。舌质淡，苔白，脉沉细无力。

治法：温肾健脾，固摄止血。

处方：右归丸合举元煎加减。山药、党参、黄芪、杜仲、熟地黄、阿胶（烊服）、艾叶、白术、鹿角胶、制附子、山萸肉、补骨脂、菟丝子、升麻、肉桂。

5. 肝肾阴虚

主症：阴道不规则出血，量多少不一，色鲜红，形体消瘦，头晕目眩，耳鸣心悸，五心烦热，两颧红赤，腰膝酸软。舌质红，苔少，脉细数。

治法：滋肾养肝，固冲止血。

处方：左归丸加减。熟地黄、山药、枸杞子、山萸肉、菟丝子、鹿角胶、龟甲胶、知母、黄柏、川牛膝。

（二）中成药

1. 化瘀丸

每次服用10粒，早晚各1次。具有活血化瘀、散结止痛的作用，适用于子宫内膜癌属瘀血内阻型。

2. 少腹逐瘀丸

每次服1丸，早晚各1次，用温黄酒送服。具有行气活血、祛瘀散结的作用，适用于子宫内膜癌证属气滞血瘀者。

3. 大黄䗪虫丸

每次服1粒，每日服3次。具有破血消肿、逐瘀抗瘤作用，适用于子宫内膜癌属瘀血内结者。本丸药力较猛，血虚经闭者忌用，孕妇禁用。

4. 崩漏丸

每次服6g，早晚各1次。具有凉血止血、固崩塞漏的作用，适用于子宫内膜癌出血症状明显者。

5. 妇科回生丹

每次服1丸，早晚各1次。具有益气养血、活血祛瘀的作用，适用于子宫内膜癌术后或放化疗后气血两虚、虚实夹杂者。

6. 加味犀黄丸

每次服2～3粒，每日服2～3次，饭后半小时温开水送服，3～4个月为一疗程，停 7～10 日继续服第 2 疗程。具有清热解毒、攻坚散结、活血止痛之功，适用于中晚期子宫内膜癌患者。

五、临床验案

医案 1　付某，女，62 岁，2018 年 2 月 1 日初诊。

患者 2017 年 11 月因阴道出血，小腹胀痛，就诊于沧州市人民医院，确诊为子宫内膜癌，后行根治手术，术后病理为鳞状细胞癌（Ⅱb）；行放疗 23 次，后装放疗 2 次，未行化疗。

现症见咽干，咽中有痰，饮水、小便后咽干加重，腹凉腹痛，夜间腹痛明显，大便急迫，乳房胀痛，心烦易急，入睡困难，须服艾司唑仑入睡，舌质淡红，苔薄白，脉弦细。

中医诊断：癥瘕。阳气不化，水蓄下焦。

西医诊断：子宫内膜癌术后，放疗后。

治法：温阳化气，健脾渗湿。

处方：五苓散加味。桂枝 10g，炒白术 10g，茯苓 12g，泽泻 10g，猪苓 10g，首乌藤 15g，浙贝母 12g，丝瓜络 15g，延胡索 10g，生山药 12g，酸枣仁 15g，生龙骨 20g，生牡蛎 20g，炒白芍 12g，黄连 3g，肉桂 1g。共 14 剂，每日 1 剂，早晚各一次。

二诊：2018 年 2 月 15 日。药后咽干明显减轻，咽中少痰，多梦，夜间腹部不舒，无腹痛，大便成形，腋下及乳房疼痛，微创刀口处隐痛，舌质淡红苔薄白，脉沉弦。

处方：柴胡 9g，炒白芍 15g，当归 10g，炒白术 10g，茯苓 12g，甘草 6g，薄荷 6g，延胡索 15g，丝瓜络 15g，浙贝母 15g，首乌藤 15g，刺五加 15g，橘核 10g，酸枣仁 15g，猪苓 10g，合欢花 10g。共 14 剂，每日 1 剂，早晚各一次。

三诊：2018 年 9 月 30 日。晨起大便急，无腹痛及肛门下坠，左腹胀气，纳可，多梦，入睡困难，舌质淡红，苔薄白，脉沉滑尺减。

处方：党参 12g，炒白术 10g，茯苓 12g，炙甘草 6g，砂仁 5g，陈皮 8g，紫苏梗 10g，炒山药 15g，补骨脂 12g，刺五加 15g，蜜远志 6g，女贞子 12g，生姜 15g，白花蛇舌草 15g，土茯苓 15g，炒薏苡仁 15g。

共 14 剂，每日 1 剂，早晚各一次。

四诊：2019 年 1 月 9 日。腰部酸痛，尿有泡沫，晨起即便，肠鸣，大便成形，舌质淡暗，苔薄白，脉细弦尺减。甲状腺彩超示甲状腺多发结节。

处方：炒山药 15g，丹皮 10g，茯苓 12g，熟地黄 12g，菟丝子 12g，杜仲 12g，川续断 15g，益智仁 12g，肉桂 3g，土茯苓 15g，党参 10g，炒白术 10g，甘草 6g，刺五加 15g，蜜远志 6g，白花蛇舌草 15g。共 30 剂，每日 1 剂，早晚各一次。

五诊：2019 年 12 月 16 日。近 1 个月反复口腔溃疡，有痰不易咳，外阴异味较重，舌质淡红，苔薄白，脉滑尺减。空腹血糖 7.2mmol/L。

处方：黄连 5g，黄芩 12g，葛根 15g，甘草 6g，生薏苡仁 15g，玉米须 15g，土茯苓 12g，苍术 10g，佩兰 12g，炒山药 15g，半枝莲 15g，丹参 15g，浙贝母 12g，龙葵 15g，露蜂房 5g，白鲜皮 12g。共 14 剂，每日 1 剂，早晚各一次。

按语：本案患者因阴道出血、小腹胀痛就诊，经检查确诊为子宫内膜癌，手术后再行放疗。因咽干、入睡困难为主症来寻中医中药治疗。

患者老年女性，平素心烦易急，恚怒伤肝，忧思伤脾，肝气不舒，脾气郁结，肝脾气机阻滞，继则由气及血，使血行不畅，日久生瘀，阻塞经络，凝聚胞宫而发病。

中医认为放射线乃火热毒邪，患者术后及放疗后，正气亏虚，热毒邪气循经入下焦胞腑，膀胱气化不利，津液不能输布上承，咽失濡润，故咽干、咽中有痰；气化不利，饮水后津液仍然不能气化布达，小便后津液更减，故见饮水、小便后咽干加重；热毒灼伤肠腑，损伤脾胃，泄泻日久，耗伤脾肾阳气，则见腹凉、腹痛，夜间腹痛明显，大便急迫；病后忧思恚怒，肝气郁滞，胸胁脉络气机不利则乳房胀痛；热毒伤津，阴虚则阳盛，津亏则气燥，阴阳失乖，水火不济，故见心烦、入睡困难，舌质淡红，苔薄白，脉沉弦为阳虚饮停之征。初诊结合病史，四诊合参，辨证为阳气不化、水蓄下焦之癥瘕，治以温阳化气、健脾渗湿为法，方用五苓散合交泰丸加味。二诊药后咽干明显减轻，大便成形。后以健脾益肾、疏肝解郁、解毒散结为法，随证选方施药，至今治疗 2 年余，病情稳定，无放射性肠炎出现，未见复发与转移。

医案2 王某，女，50岁，2018年7月15日初诊。

患者自2017年3月出现阴道不规则出血，伴有腹痛，就诊于沧州中西医结合医院，确诊为子宫内膜癌。于2017年6月行腹腔镜下全子宫＋双附件切除术＋腹盆腔淋巴结清扫术＋盆腔粘连松解术＋肠粘连松解术。术后病理：①子宫内膜复杂性非典型增生癌变，癌组织侵犯肌层，侵犯深度约0.5cm（肌壁厚约2cm），待免疫组化；②阴道壁断端、双侧宫旁、双输卵管、左卵巢组织均（－）；③淋巴结未见转移（0/19）；左盆（0/6），右盆＋腹腔（0/13）；④右卵巢黏液性交界性肿瘤；⑤多发性子宫平滑肌瘤；⑥慢性宫颈炎。免疫组化：子宫内膜复杂性非典型增生，癌变为中分化腺癌；免疫组化结果显示：CEA（－），ER（－），HER－2（－），Ki67（＋约35%），P53（－），PR（散在），Vimentin（＋）。术后因体质虚弱，未行放化疗。2018年3月15日复查癌胚抗原15.69ng/mL；CA 125 55.50U/mL↑；CA 153 60.21U/mL↑；人附睾蛋白4 89.9pmol/L，↑；肺＋全腹＋盆腔CT：子宫内膜癌术后复发，左肺下叶局限性肺气肿，右乳外上近腋窝处结节，纵隔淋巴结钙化；子宫附件切除术后残端占位，考虑复发，占位与膀胱、直肠分界不清，腹腔内多发占位，考虑转移瘤可能性大，膀胱后方可疑占位。

既往高血压病史7年余，平素口服硝苯地平缓释片1片/天；糖尿病病史6年余，注射门冬胰岛素，口服二甲双胍肠溶片。

现症见小腹坠胀疼痛，腰痛，泛酸，时有胸闷，术后下肢浮肿，纳可，眠安，大便不成形，日行2~3次，舌质淡暗，苔白腻，脉沉滑尺减。

中医诊断：癥瘕。脾肾亏虚，毒瘀内阻。

西医诊断：子宫内膜癌术后，右卵巢癌术后，腹腔多脏器转移。

治法：健脾祛湿，行气止痛，解毒消癥。

处方：参苓白术散加味。太子参15g，炒白术10g，茯苓12g，炙甘草6g，陈皮8g，炒薏苡仁15g，炒山药15g，杜仲15g，土茯苓12g，延胡索15g，杜仲15g，土茯苓12g，延胡索15g，瓦楞子15g，乌贼骨10g，苍术10g，泽泻10g，猫爪草15g，丹参15g。共14剂，每日1剂，早晚各一次。

二诊：2018年7月29日。药后小腹疼痛阵作，少有腹胀，久坐腰痛，失眠，入睡难，大便调，日行1次，舌质淡暗，苔薄白，脉沉滑。

处方：酸枣仁 15g，茯神 15g，柏子仁 10g，川芎 6g，刺五加 15g，杜仲 15g，姜黄 8g，猫爪草 15g，桑寄生 15g，延胡索 15g，蜜远志 8g，露蜂房 5g，女贞子 10g，墨旱莲 15g，首乌藤 15g，白花蛇舌草 15g。共 14 剂，每日 1 剂，早晚各一次。

三诊：2018 年 8 月 12 日。时有腹部窜痛，无腹胀，腰痛减，下肢水肿消，纳可，大便调。舌质淡暗，苔薄白，脉弦细。

处方：太子参 15g，炒白术 10g，茯苓 12g，炒白芍 12g，姜黄 8g，炒薏苡仁 15g，猫爪草 15g，土茯苓 15g，女贞子 10g，酸枣仁 15g，刺五加 15g，延胡索 15g，蜜远志 8g，白花蛇舌草 15g，露蜂房 6g，生姜 2 片。共 14 剂，每日 1 剂，早晚各一次。

四诊：2018 年 10 月 7 日。大便次频，量少，肛门下坠感，腰以下疼痛，仍入睡困难，无腹痛，舌质淡暗，苔剥，脉沉滑小数。

处方：太子参 15g，炒白术 10g，茯苓 12g，百合 10g，杜仲 15g，升麻 6g，刺五加 15g，蜜远志 8g，炒扁豆 12g，杜仲 15g，石斛 15g，姜黄 8g，土茯苓 12g，猫爪草 15g，麦冬 6g，酸枣仁 15g。共 14 剂，每日 1 剂，早晚各一次。

五诊：2018 年 12 月 30 日。咽痒，咳嗽，活动后、遇冷风、闻异味后咳嗽加重，咳甚干呕，夜间时有心悸，小腹时有窜痛，头晕，舌质淡暗，苔白微腻，脉沉滑。

处方：半夏 10g，厚朴 9g，紫苏叶 10g，甘草 8g，桔梗 9g，蜜紫菀 12g，延胡索 15g，葛根 15g，石菖蒲 12g，姜黄 8g，露蜂房 6g，炒薏苡仁 15g，地榆 15g，猫爪草 15g，焦三仙各 12g。共 21 剂，每日 1 剂，早晚各一次。

六诊：2019 年 2 月 12 日。便血 1 次，大便时溏，脐周时痛，夜尿时腹痛，肛门下坠，下肢浮肿，舌质淡红，苔薄白，脉细弦。

处方：太子参 15g，炒白术 10g，茯苓 12g，甘草 6g，炒薏苡仁 15g，炒山药 15g，白及 10g，地榆炭 12g，土茯苓 15g，延胡索 15g，猫爪草 15g，露蜂房 5g，首乌藤 15g，三七 5g，木瓜 12g，刺五加 15g。共 14 剂，每日 1 剂，早晚各一次。

七诊：2019 年 7 月 21 日。心悸，乏力，小腹坠胀，纳可，阴道少量出血，昨日大便带血，舌质淡暗，苔白微腻，脉细数。

处方：黄芪 15g，党参 10g，麦冬 10g，五味子 6g，女贞子 12g，陈皮 8g，地榆 15g，炮姜 6g，柏子仁 10g，厚朴 9g，土茯苓 15g，薏苡仁 15g，白及 8g，莪术 6g，焦三仙各 12g，炒山药 15g。共 14 剂，每日 1 剂，早晚各一次。

八诊：2019 年 10 月 13 日。大便不畅，变形，呈扁平样，肛门时有出血，阴道少量出血，脐周时痛，遇凉痛甚，头晕，乏力，自汗，舌质淡暗，苔白微腻，脉细小数。

处方：黄芪 20g，生晒参 10g，生白术 15g，麦冬 10g，五味子 6g，紫苏梗 10g，延胡索 15g，炒白芍 15g，女贞子 12g，阿胶 8g，薏苡仁 15g，土茯苓 12g，炮姜炭 6g，厚朴 9g，红景天 10g，黄精 12g。共 14 剂，每日 1 剂，早晚各一次。

九诊：2019 年 12 月 1 日。小腹、肛门疼痛较剧。大便呈黑褐色，阴道出血，右下肢麻木，头晕，乏力，心悸，气短，自汗，寐差易醒，舌质淡暗，苔薄白，脉细弱。

处方：黄芪 30g，生晒参 10g，麦冬 10g，五味子 6g，刺五加 15g，蜜远志 6g，土茯苓 15g，当归 10g，生白术 20g，白及 6g，炒白芍 12g，莲子 12g，炮姜 6g，地榆炭 12g，阿胶 6g，黄精 12g。共 21 剂，每日 1 剂，早晚各一次。

十诊：2020 年 1 月 19 日。纳差不饮食，纳后恶心，口干，口苦，口黏，泛酸，入睡困难，头晕，贫血貌，脐周疼痛，近日出血减少，舌质淡暗，苔白微腻，脉细小数。

处方：太子参 15g，生白术 15g，茯苓 12g，陈皮 6g，薏苡仁 15g，黄连 5g，吴茱萸 3g，首乌藤 15g，刺五加 15g，乌贼骨 10g，延胡索 15g，焦三仙各 15g，鸡内金 15g，炮姜 6g，酸枣仁 15g，土茯苓 15g。共 14 剂，每日 1 剂，早晚各一次。

患者后病情危重，于 2020 年 2 月 16 日病故。

按语：此案患者因阴道不规则出血，伴有腹痛就诊，经检查确诊为子宫内膜癌，右卵巢黏液性交界性癌，行手术切除，术后体质虚弱，未行放、化疗，术后 9 个月复查发现腹腔多发转移，后寻中医药治疗。

此案患者就诊已到晚期，二阴时常下血，甚如烂肉状。诚如唐代孙思邈《备急千金要方》云："妇人崩中漏下，赤白青黑，腐臭不可近，令人面黑无颜色，皮骨相连，月经失度，往来无常……阴中肿如有疮状。""所下之物一曰状如膏，二曰如黑血，三曰如紫汁，四曰如赤肉，五曰如脓血。"

此案患者，既往患消渴病6年余，过食肥甘厚味，损伤脾胃，脾气受损，中阳不振，运化失司；病程日久，五脏虚弱，阴阳失调，气血运行不畅；天癸已竭，肝肾亏虚，冲任二脉失调，均致水湿内停，蕴久化热，湿热下注，蕴结胞宫而成本病。

患者术后脏腑功能失常，气血失调，冲任损伤，瘀血、痰饮、湿毒等有形之邪相继内生，积结不解，血行不畅，阻滞少腹，故见小腹坠胀疼痛；久病缠绵，脾胃虚弱，胃失和降，则泛酸；脾气虚弱，清阳之气不能升发，运化失常，故大便时溏次频；下肢浮肿为脾肾亏虚，水液代谢不利所致；舌质淡暗，苔白腻，脉沉滑尺减为脾肾亏虚，毒瘀内阻之象。初诊结合病史，四诊合参，辨证为脾肾亏虚，毒瘀内阻之癥瘕。病情已到晚期，治以健脾祛湿、行气止痛、解毒消癥为法，方用参苓白术散加味散加减，治疗14天；二诊诉腹痛减轻，大便调。后宗此法选方加减治疗1年6个月，因消化道出血病故。

此案患者就诊时已到晚期，身体极度虚弱，治疗过程中时时不忘顾护脾胃，采用益气健脾之法。益气健脾法属扶正培本大法中的一种，是针对脾气虚弱的病变拟定的治法，代表方剂如四君子汤、参苓白术散等。由于脾胃为后天之本，脾虚气弱可导致各种疾病，所以益气健脾法，实质上是许多治法的基础。应用健脾法治疗肿瘤，能改善患者中焦虚弱状态，增强脾胃对饮食物的消化、吸收及输布功能，促进人体气血生化和补充因肿瘤而耗损的气血。晚期肿瘤患者胃气均有不同程度损伤，正不胜邪，使病情迅速恶化，合理地运用健脾法，可使后天之本得到加强，使正气复，对于稳定病情有积极作用。

第三节　卵巢癌

一、定义

卵巢癌是来自卵巢上皮、生殖细胞、性腺间质及非特异性间质的原发性恶性肿瘤，是妇科常见恶性肿瘤之一。

二、中医对卵巢癌的认识

在古代文献中没有卵巢癌的病名，卵巢癌属于中医文献的"癥瘕""积聚"等范畴。中医肿瘤学强调脏腑虚弱，冲任督带失调是卵巢癌发病的首要内因，复加外邪侵袭，七情饮食内伤，脏腑功能失调，气机紊乱，血行瘀滞，痰饮内停，有形之邪阻于冲任督带，结聚胞宫而成。病位在胞宫，与肝脾肾三脏、冲任督带四脉关系密切。是一种全身属虚、局部属实的疾病。

三、治疗原则

卵巢癌的中医治疗以扶正祛邪为主要治疗原则。卵巢癌的现代医学治疗是以手术为主的综合治疗。根据其组织学类型和临床分期，制定具体的治疗方案。按标准分期法确诊的患者，可参考以下方案：①Ⅰ期：Ⅰa期和Ⅰb期行常规手术治疗，术后酌情化疗；Ⅰc期常规手术加术后化疗。②Ⅱ期：常规手术治疗或减瘤手术，加术后化疗。③Ⅲ、Ⅳ期：尽可能行减瘤手术，术后化疗。④复发：能手术者，尽可能手术或减瘤手术治疗，术后化疗；不宜手术者，姑息性化疗。部分患者可考虑配合放疗及免疫治疗。各期均宜配合中医药治疗。

四、中医治疗

（一）辨证论治

1. 脾虚痰湿

主症：腹部肿块，胃脘胀满，食后腹胀，面色萎黄，大便溏泄，食欲减退，肌瘦无力。舌质淡暗，苔白腻，脉细滑。

治法：健脾利湿，化痰散结。

处方：参苓白术散加减。黄芪、猫爪草、八月札、党参、茯苓、白术、车前子、莪术、猪苓、厚朴、山慈菇。

2. 湿热蕴毒

主症：腹部肿块，腹胀痛，大便干燥，小便短黄，口干苦不欲饮，不规则阴道出血，或伴有腹水。舌质暗红，苔黄腻，脉弦数。

治法：清热利湿，解毒散结。

处方：四妙丸加减。生薏苡仁、半枝莲、龙葵、白花蛇舌草、白英、车前草、土茯苓、大腹皮、醋鳖甲、黄柏、怀牛膝。

3. 气滞血瘀

主症：腹部肿块坚硬固定，腹胀腹痛，面色晦暗无华，形体消瘦，肌肤甲错，二便不畅，小溲黄短，月经紊乱或阴道流血。舌质暗紫或有瘀斑，苔薄黄，脉细弦或涩。

治法：行气活血，祛瘀散结。

处方：膈下逐瘀汤加减。黄芪、当归、莪术、五灵脂、乌药、川芎、三棱、赤芍、延胡索、桃仁、红花、香附。

（二）中成药

1. 榄香烯注射液

静注，一次0.4~0.6g，日1次，2~3周为一疗程。对于卵巢癌胸腹水患者可以胸腹腔灌注治疗。

2. 复方苦参注射液

每次10~25mL，加入5%葡萄糖注射液500mL中静脉滴注，每日或隔日1次。2~4周为一疗程。

3. 华蟾素注射液

每次2~4mL，肌内注射，每日2次；或每次10~20mL，用5%的葡萄糖注射液500mL稀释后静脉滴注，每日1次。用药7天，休息1~2天，4周为一疗程。功能解毒消肿止痛，用于中晚期肿瘤。

4. 鸦胆子油乳注射液

每次30mL，加5%葡萄糖注射液500mL，静脉滴注，每分钟30~50滴。1个月为一疗程。

5. 西黄丸

每次3~5g，每日2~3次。

6. 醋鳖甲煎丸

每次1丸，每日3次。适用于血瘀证。

7. 康艾注射液

每日 40~60mL，分 1~2 次，用 5% 葡萄糖或 0.9% 生理盐水 250~500mL 稀释，极慢静脉注射或滴注。30 天为一疗程，或遵医嘱。

8. 艾迪注射液

每次 50~100mL，加入 0.9% 氯化钠注射液或 5%~10% 葡萄糖注射液 500mL 中，静脉滴注，每日 1 次。与放、化疗合用时，疗程与放、化疗同步。手术前后使用，10 天为一疗程；介入治疗，10 天为一疗程；单独使用，15 天为 1 周期，间隔 3 天，2 周期为一疗程；恶病质患者，30 天为一疗程，或视病情而定。

9. 平消胶囊

每次 4~8 粒，每日 3 次。用于放疗肝郁气滞证的辅助治疗。

10. 复方斑蝥胶囊

每次 3 粒，每日 2 次。

五、临床验案

医案 1 陈某，女，53 岁，2017 年 1 月 16 日初诊。

患者 2014 年 5 月因尿血发现左肾占位性病变，手术切除，术后病理类型：透明细胞癌。2016 年 6 月复查发现卵巢转移，手术切除，术后病理类型：卵巢浆液性腺癌转移，术后化疗 6 周期，药用紫杉醇＋卡铂方案。

现症见胃脘胀满，纳后尤甚，口干口苦，喑哑，咳嗽，目胀，背痛，自汗，大便日行 1~2 次，舌质淡暗，苔薄白，脉细涩。

中医诊断：癥瘕。气虚血瘀，湿热毒蕴。

西医诊断：肾癌术后，卵巢转移癌，术后化疗后。

治法：健脾和胃，化痰祛湿，解毒散瘀。

处方：六君子汤加清热化痰，解毒祛瘀之品。半夏 9g，厚朴 12g，炒枳壳 12g，太子参 15g，炒白术 10g，甘草 6g，木香 6g，砂仁 4g，焦三仙各 12g，鸡内金 15g，浮小麦 30g，葛根 15g，姜黄 6g，露蜂房 5g，女贞子 12g，麦冬 6g。共 15 剂，每日 1 剂，早晚各一次。

二诊：2017 年 2 月 6 日。胃脘胀满明显减轻，纳食增，口干口苦消，仍时有咳嗽、喑哑，左足凉，欲第 7 次化疗，化疗时便秘，早醒，舌质淡暗，苔薄白，脉细小弦尺减。

处方：当归 10g，川芎 10g，炒白芍 12g，熟地黄 12g，党参 10g，麦冬 10g，五味子 6g，蜜紫菀 12g，焦三仙各 15g，阿胶 6g，木香 6g，百合 10g，土茯苓 12g，首乌藤 15g，女贞子 12g，鸡血藤 15g。共 14 剂，每日 1 剂，早晚各一次。

三诊：2017 年 2 月 27 日。现化疗第 8 周期，胃痛，嗳气，纳差。近日反复感冒，四末欠温，咳嗽，咽痛，大便调，舌质暗红，苔薄白，脉沉滑。

处方：黄芪 15g，防风 10g，炒白术 10g，焦三仙各 15g，鸡内金 12g，炒枳壳 10g，前胡 10g，党参 10g，当归 10g，延胡索 15g，浙贝母 12g，桂枝 7g，女贞子 10g，鸡血藤 15g，露蜂房 5g。共 21 剂，每日 1 剂，早晚各一次。

四诊：2017 年 8 月 10 日。头胀，心烦易急，纳后嗳气，面色少华，腹股沟疱疹，舌质淡暗，苔薄白，脉细弦。血压 100/70mmHg，复查人附睾蛋白 4 75pmol/L。

处方：柴胡 9g，赤芍 12g，当归 10g，炒白术 10g，茯苓 10g，焦三仙各 10g，石菖蒲 15g，丹皮 10g，栀子 10g，甘草 6g，木香 6g，土茯苓 15g，薏苡仁 15g，白花蛇舌草 15g，八月札 10g，猫爪草 15g。共 14 剂，每日 1 剂，早晚各一次。

五诊：2017 年 11 月 2 日。口干，口苦，纳差不欲食，腹胀，咽堵少痰，面赤，下肢凉，舌质淡嫩，苔薄白，脉细小弦。复查人附睾蛋白 4 76.7pmol/L。盆腔 CT：盆腔左侧囊性病变 3.1cm×2.4cm。

处方：半夏 10g，黄连 3g，干姜 8g，党参 10g，黄芩 10g，紫苏梗 10g，焦三仙各 15g，鸡内金 12g，三棱 6g，莪术 6g，炒枳壳 10g，露蜂房 6g，猫爪草 12g，木香 6g，刺五加 15g，半枝莲 15g。共 30 剂，每日 1 剂，早晚各一次。

六诊：2018 年 5 月 7 日。口干，口黏，呃逆，心烦易怒，腹部触痛，失眠，入睡困难，舌质淡暗，苔白微腻，脉弦细数。复查胸部 CT：右肺中叶小结节。腹部彩超：双侧腹股沟多发淋巴结。人附睾蛋白 4 87pmol/L。

处方：柴胡 9g，炒白芍 12g，当归 10g，炒枳壳 12g，香附 12g，陈皮 8g，甘草 6g，桔梗 9g，郁金 10g，酸枣仁 15g，八月札 12g，猫爪草 15g，首乌藤 15g，浙贝母 15g，土茯苓 15g，龙葵 15g。共 30 剂，每日 1 剂，早晚各一次。

七诊：2018 年 9 月 25 日。舌尖痛，口干，咽中有痰，少量，失眠，多梦，近 2 月反复小腿痉挛，舌质淡暗，苔薄白，脉沉滑尺减。复查尿酸 531，CA 125 49.64U/mL，人附睾蛋白 4 95.4pmol/L

处方：南沙参 15g，百合 12g，石斛 15g，土茯苓 12g，炒白芍 20g，猫爪草 15g，姜黄 8g，萆薢 15g，女贞子 12g，木瓜 12g，露蜂房 6g，半枝莲 12g，浙贝母 15g，鸡内金 15g，白花蛇舌草 15g，生山药 15g。共 30 剂，每日 1 剂，早晚各一次。

八诊：2019 年 3 月 16 日。现住院化疗中，药用紫杉醇 + 奈达铂。恶心，口干，大便干结，脱发，舌质淡暗，舌边有瘀点，苔薄白，脉细小弦尺减。复查诊为升结肠周围淋巴结转移，右下腹及盆腔液体密度影，考虑复发。

处方：太子参 12g，生白术 15g，当归 10g，百合 10g，麦冬 10g，猫爪草 12g，女贞子 12g，木香 6g，砂仁 3g，厚朴 9g，莪术 6g，当归 10g，地榆 15g，焦三仙各 15g，百合 12g，麦冬 9g。共 14 剂，每日 1 剂，早晚各一次。

九诊：2019 年 5 月 29 日。现化疗第 3 次后，脘腹胀满，纳少，口中异味，乏力，手足麻木。血常规：白细胞计数 2.8×10^9/L。舌质淡暗，苔薄白，脉细弦小数。

处方：黄芪 15g，生晒参 9g，当归 10g，炒白芍 15g，木香 6g，石斛 15g，紫苏梗 10g，鸡血藤 15g，女贞子 12g，杜仲 15g，佛手 10g，厚朴 9g，焦三仙各 12g，土茯苓 15g，阿胶 6g。共 14 剂，每日 1 剂，早晚各一次。

十诊：2019 年 8 月 12 日。现化疗第 7 次后，口干，口苦，腹胀，入睡困难，足底麻木，大便干结，舌质淡暗，苔白厚腻，脉沉滑。

处方：柴胡 9g，黄芩 12g，半夏 9g，厚朴 9g，佩兰 12g，女贞子 10g，地榆 15g，紫苏梗 10g，薏苡仁 15g，土茯苓 15g，鸡血藤 15g，生姜 10g，佛手 12g，首乌藤 15g，当归 10g，刺五加 15g。共 14 剂，每日

1 剂，早晚各一次。

十一诊：2020 年 2 月 25 日。进食油腻后胃脘不适，时有烘热汗出，眠安，二便调，舌质淡暗，苔薄白，脉弦细。

处方：党参 10g，炒白术 10g，茯苓 10g，甘草 6g，陈皮 6g，半夏 9g，炒枳壳 12g，女贞子 10g，旱莲草 15g，焦三仙各 12g，薏苡仁 15g，土茯苓 15g，露蜂房 5g，半枝莲 15g，砂仁 3g，生姜 10g。共 30 剂，每日 1 剂，早晚各一次。

按语：此案患者 2014 年 5 月行肾癌手术，2016 年 6 月复查发现卵巢转移，复行手术，术后化疗 6 周期，后寻中医药治疗。

此案正如明代《医学正传》所云："其与癥独见于脐下，是为下焦之疾，故常得于妇人。大凡腹中有块，不问积聚癥瘕，俱为恶候，均可视为寻常等疾而不求医早治，若待胀满已成，胸膜鼓急，虽仓扁复生，亦莫能救其万一。"随着社会的进步，医学的发展，应用中西医结合治疗，此案患者病情得到有效控制。

患者手术、化疗后出现毒副作用，如消化道反应、肝功能损伤、心脏毒性、肾毒性、骨髓抑制等。中医学认为呕吐乃胃气不降，气逆于上所致。药毒伤胃，胃失和降，故见胃脘胀满，纳后尤甚；热郁胆腑，则口干、口苦、目胀；脾虚生痰，痰瘀阻肺，故见喑哑咳嗽；气虚不能敛汗故自汗；舌质淡暗，苔薄白，脉细涩为气虚夹湿之证。结合病史，四诊合参，本案为虚实夹杂，本虚标实之证。首诊辨证为气虚血瘀，温热毒蕴之癥瘕。治以健脾和胃、化痰祛湿、解毒散瘀为法，方以六君子汤加清热化痰、解毒祛瘀之品，二诊症减，使第七次化疗顺利进行。

卵巢癌的中医治疗特别强调健脾和胃，临床观察发现健脾和胃对卵巢癌有较好疗效。冲任隶属于阳明，卵巢癌患者常有腹胀呃逆，不思饮食的表现。化疗更伤脾胃，使其呕吐不止。实验证明四君子汤对癌细胞有杀伤作用，且既有扶正作用，又有祛邪作用，从健脾和胃、扶正祛邪角度出发用其防治肿瘤，疗效确切。

医案 2 吕某，女，68 岁，2018 年 8 月 6 日初诊。

患者 2013 年 3 月因腹胀、腹水就诊，诊断为卵巢癌，行卵巢癌肿瘤细胞减灭术，术后病理：低分化浆液性腺癌。手术前后化疗 7 周期，用药为紫杉醇＋顺铂；2015 年 3 月复查，发现卵巢癌术后复发，化疗 5 周期，用药方案为紫杉醇＋顺铂。2016 年 6 月复查，发现脾脏转移，化疗 6 周期，用药为奥沙利铂＋表阿霉素＋异环磷酰胺；2017 年 2 月行开腹脾脏切除术＋部分网膜切除术＋右侧结肠侧窝腹膜切除术＋肝总管表面肿物切除术＋肠粘连松解术；2018 年 3 月复查发现肝转移，腹膜后淋巴结转移，化疗 8 周期，用药为紫杉醇＋卡铂。术后出现乏力，消瘦。既往糖尿病 6 年。

现症见乏力，消瘦，恶寒，自汗，小便短少，小腹坠胀，手足麻木，失眠，入睡困难，大便不畅，舌质淡暗，苔薄白，脉细数。体重/身高 45kg/158cm。

中医诊断：癥瘕。阳虚毒瘀。

西医诊断：卵巢癌术后，脾转移手术后，肝转移，化疗后。

治法：温阳益气，养血活血，解毒散瘀。

处方：黄芪桂枝五物汤加味。黄芪 20g，桂枝 10g，炒白芍 12g，炙甘草 6g，炙甘草 6g，生晒参 10g，大枣 15g，当归 10g，杜仲 15g，黄精 12g，浮小麦 30g，煅龙骨、煅牡蛎各 20g，焦三仙各 15g，女贞子 12g，鸡血藤 15g，土茯苓 15g，露蜂房 5g。共 14 剂，每日 1 剂，早晚各一次。

二诊：2018 年 10 月 21 日。现化疗后第 10 天，晨起口苦，手足麻木，眼干，入睡困难，纳可，大便偏干，舌质淡红，苔薄白，脉细小弦。

处方：黄芪 20g，太子参 15g，当归 10g，蜜远志 6g，木香 6g，菊花 10g，生白术 15g，茯苓 12g，醋鳖甲 15g，首乌藤 15g，浙贝母 15g，姜黄 8g，酸枣仁 15g，鸡血藤 15g，地榆 12g，焦三仙各 12g。共 14 剂，每日 1 剂，早晚各一次。

三诊：2018 年 12 月 16 日。晨起口干口苦，无恶心，纳可，感冒后恶寒，动则汗出，乏力，小便短少，大便调，舌质淡暗，苔薄白，脉沉滑尺减。血糖 7.5mmol/L。

处方：黄芪 20g，太子参 15g，当归 10g，蜜远志 6g，菊花 10g，生白术 15g，茯苓 12g，菊花 10g，醋鳖甲 15g，首乌藤 15g，浙贝母 15g，姜黄 8g，酸枣仁 15g，鸡血藤 15g，地榆 12g，焦三仙各 12g。共 14 剂，每日1剂，早晚各一次。

四诊：2019年5月1日。因肺炎高热住院治疗后，胸闷，气短，乏力，心烦易怒，入睡困难，舌质淡暗，苔薄白，脉沉细。空腹血糖8.2mmol/L。

处方：黄芪15g，太子参10g，麦冬10g，当归10g，女贞子10g，炒山药15g，丹参15g，浙贝母12g，连翘12g，黄精12g，八月札10g，代代花10g，酸枣仁15g，醋鳖甲15g，玉米须15g，柏子仁10g。共14剂，每日1剂，早晚各一次。

五诊：2019年11月17日。化疗后1周，周身乏力，下肢酸软，手足麻木，自汗，反酸，入睡困难，大便溏薄，舌质淡暗，苔薄白，脉细小弦。注射长效集落刺激因子后白细胞计数 $36.06 \times 10^9/L$。

处方：黄芪15g，生晒参10g，麦冬10g，五味子6g，浮小麦30g，刺五加15g，瓦楞子15g，乌贼骨10g，女贞子10g，菟丝子12g，当归10g，紫苏梗10g，鸡血藤15g，蜜远志6g，黄精12g。共14剂，每日1剂，早晚各一次。

六诊：2020年1月22日。化疗出院后2天，欲做肝脏射频消融术，现心悸，胆怯不安，口干舌燥，纳差食少，口中乏味，腹部胀硬，大便干结如石，面色淡暗，入睡困难，舌质淡暗，苔白厚腻，脉细小数。

处方：柴胡10g，黄芩12g，半夏10g，炒枳实15g，厚朴12g，竹茹10g，柏子仁10g，郁李仁10g，鸡内金15g，醋鳖甲15g，莪术6g，当归10g，太子参15g，槟榔9g，麦冬10g，甘草6g。共14剂，每日1剂，早晚各一次。

七诊：2020年3月11日。乏力，纳差食少，纳后胀满，气短，晨起口干口苦，大便干结，舌质淡暗，苔白微腻，脉细弦。2月17日行肝脏转移瘤微波消融术。

处方：柴胡10g，黄芩12g，姜半夏10g，鸡内金15g，焦三仙各15g，太子参15g，厚朴10g，首乌藤15g，醋鳖甲15g，莪术6g，女贞子10g，佛手10g，土茯苓15g，生白术15g，半枝莲15g，地榆15g，玉米须15g，当归12g。共14剂，每日1剂，早晚各一次。

按语：

该患者退休前从事财务工作，形体瘦弱，操劳过度，平素性情急躁，情志失调，肝气郁结，气滞血瘀，阻于胞中，加之脏腑虚弱，正气亏虚，气血津液输布失常，瘀血、痰饮内生，积聚胞宫，癥瘕内生。明代张景岳《景岳全书》指出："瘀血留滞作癥，唯妇人有之，其证则或由经期，或由产后，凡内伤生冷，或外受风寒，或恚怒伤肝，气逆则血留；或忧思伤脾，气虚而血滞；或积劳积弱，气弱而不行；总由血动之时，余血未净，而一有所逆，则留滞日积而渐以成癥矣"

此次初诊结合病史，四诊合参诊断为阳虚毒瘀之癥瘕；治以温阳益气、养血活血、解毒散瘀为法，方用黄芪桂枝五物汤加味。患者在不断接受西医治疗，病情病机是不断变化的，我们要结合阴阳转化、三因制宜理论，做到法从证立，方从法出，灵活辨证，选方用药，不可过于拘泥。

第八章
淋巴瘤

一、定义

恶性淋巴瘤是原发于淋巴结或结外淋巴组织的一类恶性肿瘤，根据病理分型不同，可分为霍奇金病及非霍奇金淋巴瘤两大类。以 20~40 岁为多见，约占 50%，霍奇金病有两个发病年龄高峰，分别在 15~34 岁和 50 岁后；但第一个高峰在我国和日本不明显，可能与结节硬化型少发有关。非霍奇金淋巴瘤也有两个发病年龄高峰，分别在 10 岁和 40 岁以后。

二、中医对淋巴瘤的认识

中医认为本病的发生与正气虚损、邪毒入侵关系密切。而脏腑亏损，气血阴阳失调则为总的病机。正虚邪袭，素体正虚，六淫邪毒，乘虚而入，留而不去，邪气客于经络或肌肉，与血气相搏，血涩结而成疽。情志抑郁，肝气不舒，横逆犯脾，或饮食不节，损伤中气，致脾失健运，湿浊不化，痰湿内生，终致气结痰凝，发为本病。忧思恚怒，气郁气结，久而化火，炼液为痰，痰火相搏，发为本病。中医学文献所记载的"石疽""失荣""恶核""阴疽"等病证中有一部分可能相当于现代医学的恶性淋巴瘤。

三、治疗原则

联合放疗和化疗是当今治疗淋巴瘤的主要手段，外科手术主要参与最初淋巴结活检或可能的剖腹探查诊断部分，以及原发于胃肠道、泌尿系、肠系膜及肝脾的恶性淋巴瘤。中医中药可贯穿于恶性淋巴瘤治疗全过程，既可与放、化疗配合应用而起减毒增效作用，又可在放、化疗后或疗程间隙单独应用，在抑制肿瘤发展、改善生存质量方面具有一定疗效。在临床上，对于首次治疗的恶性淋巴瘤患者，应根据其全身状况、病理类型、临床分期、原发部位及肿瘤发展趋势等，制定合理、有效的中西医结合综合治疗方案，对于已经进行治疗的患者，需结合患者对既往治疗的反应等情况制定治疗方案。

四、中医治疗

1. 寒痰凝滞

主症：多见于早期，颈项、腋下或腹股沟等处可触及肿核，逐渐增大，质地坚硬，皮色不变，无发热及盗汗，面色苍白，或见形寒肢冷，小便清，大便或软或溏，舌淡红，苔薄白或白腻，脉沉细。

治法：温阳散寒，化痰散结。

方药：阳和汤。熟地黄、鹿角胶、皂角刺、制南星、法半夏、僵蚕、白芥子、全蝎、肉桂、生甘草、姜炭、麻黄。

2. 气郁痰结

主症：胸闷不舒，两胁作胀，脘腹痞块，颈项、腋下或腹股沟等处肿核累累，皮色不变，或伴有低热、盗汗，舌质红，苔薄白或薄黄，脉弦滑。

治法：疏肝解郁，化痰散结。

方药：柴胡疏肝散合消瘰丸。生牡蛎、玄参、夏枯草、猫爪草、柴胡、川芎、白芍、枳壳、香附、郁金、浙贝母、炙甘草。

3. 痰热蕴结

主症：颈部或腹股沟等处可触及肿核，或见脘腹痞块，发热较甚，常有盗汗，口干口渴，咽喉肿痛，心烦失眠，或见皮肤瘙痒，或身目发黄，舌质红，苔黄燥，脉细数。

治法：清热解毒，化痰散结。

方药：连翘消毒饮。玄参、连翘、葛根、天花粉、夏枯草、猫爪草、蚤休、黄芩、赤芍、栀子、山豆根、甘草。

4. 肝肾阴虚

主症：多见于晚期或多程化、放疗后，颈部或腹股沟等处肿核或大或小，或见脘腹痞块，午后潮热，五心烦热，失眠盗汗，口干舌燥，腰酸耳鸣，舌红，少苔或无苔，脉弦细或沉细数。

治法：滋补肝肾，软坚散结。

方药：知柏地黄丸合二至丸。生地黄、生牡蛎、山萸肉、淮山药、女贞子、墨旱莲、昆布、茯苓、泽泻、牡丹皮、知母、黄柏。

5. 气血两虚

主症：多见于晚期或多程化、放疗后，颈部或腹股沟等处肿核或大或小，或见脘腹痞块，面色苍白或萎黄，头晕目眩，心悸怔忡，气短乏力，食欲不振，舌质淡，苔薄白，脉细弱或虚大无力。

治法：益气养血，软坚散结。

方药：八珍汤。党参、熟地黄、鸡血藤、女贞子、猫爪草、夏枯草、白术、茯苓、当归、白芍、川芎、炙甘草。

五、临床验案

医案1 陈某，男，53岁，2015年1月17日初诊。

患者2011年因发热（体温最高38.5℃），无其他不适而于我院就诊，抗炎治疗无效，后因颈部疼痛，发现左颈部淋巴结肿大，取病理示恶性淋巴瘤，胸CT（2011年7月26日）：左锁骨上下及左腋下多发结节，请结合穿刺活检，右肺上叶小结节样影，考虑炎性肉芽性病变。后转往天津肿瘤医院就诊，取颈部淋巴结，病理（2011年8月15日）：结节性淋巴细胞增多型霍奇金淋巴瘤。免疫组化：CD30（＋），CD15（－），CD20（＋），CD45RO（＋）。浅表性淋巴结彩超（2011年8月5日）：左颈部、左锁骨上、双腋下多发肿大淋巴结，考虑淋巴类肿物（左颈部、左锁骨上1.6cm×1.0cm，左腋下最大1.3cm×0.6cm，右腋下最大 1.7cm×1.5cm），双侧腹股沟未见明显肿大淋巴结。骨髓穿刺涂片（2011 年 8 月 17 日）：考虑三系增生骨髓象。诊为霍奇金氏淋巴瘤（颈左）结节性淋巴细胞增多型（Ann Arbor 分期ⅡB 期，IPS 评分 2 分）。于 2011 年 8 月 27 日行 BEACOP 方案，化疗 2 周期，疗效评价 PR。2011 年 9 月再次予 2 周期 BEACOP，化疗后评价 CR，之后继续原方案化疗 8 周期，末次化疗时间为 2012 年 3 月 7 日至 2012 年 3 月 14 日，其间出现骨髓抑制，行重组人粒细胞集落刺激因子及对症治疗后好转，疗效维持 CR。于 2012 年 4 月 9 日行 PET – CT 示：①全身 PET 代谢显像未见确切恶性肿瘤征象，结合病史，提示淋巴瘤活性完全被抑制；②双侧颌下、颈部、腋窝及纵隔淋巴结，代谢未见明显异常，考虑增生改变，请随访观察；③左上肺舌段片状磨玻璃密度影，代谢未见异常增高，考虑炎性病变；④结肠及直肠节段性代谢增高，必要时肠镜检查；⑤脊柱退行性变。2012 年 5 月下旬在我院行放疗治疗一疗程（具体不详），并于天津肿瘤医院行化疗治疗（具体不详），后定期复查，症状平稳。

患者现症见遇凉鼻塞，反复感冒，失眠，入睡难，思虑较重，大便偏干，双侧腹股沟可触及结节，舌质淡红，苔薄白，脉沉细。近日复查彩超：右侧腹股沟可见 1.6cm×0.5cm 淋巴结，左侧腹股沟可见 1.3cm×0.5cm 淋巴结。血糖 7.2mmol/L。甘油三酯 2.7mmol/L。既往糖尿病 10 余年。

中医诊断：失荣。肺气亏虚，阳虚寒凝。

西医诊断：淋巴瘤，化疗后。

治法：温阳散寒，化痰散结。

处方：玉屏风散合桂枝加龙骨牡蛎汤加减。黄芪 15g，炒白术 10g，防风 10g，桂枝 10g，赤芍 12g，甘草 6g，生龙骨 25g，生牡蛎 25g，蜜远志 6g，浙贝母 15g，皂角刺 10g，半夏 10g，熟地黄 12g，刺五加 15g，柏子仁 10g，炒白芥子 6g。共 14 剂，每日 1 剂，早晚各一次。

二诊：2015 年 5 月 13 日。周身关节酸痛，发僵，腹胀，大便溏薄，眠安，醒后耳鸣，血糖 5.6mmol/L，舌质淡嫩，苔薄白，脉沉细。

处方：附子 6g，干姜 6g，桂枝 10g，炒白芍 15g，细辛 3g，鸡血藤 15g，炙甘草 6g，杜仲 12g，秦艽 12g，益智仁 12g，紫苏梗 7g，当归

10g, 炒山药15g, 玉米须15g, 焦三仙各15g。共14剂, 每日1剂, 早晚各一次。

三诊: 2015年10月28日。近2日咳嗽, 咳痰色白质稀, 咽痒, 鼻流清涕, 舌质淡红, 苔薄白, 脉滑小弦。

处方: 炙麻黄5g, 炒杏仁9g, 桂枝9g, 炒白芍12g, 细辛3g, 半夏10g, 五味子6g, 干姜5g, 紫苏叶10g, 前胡12g, 白前12g, 辛夷10g, 白芷8g, 浙贝母12g, 蜜枇杷叶10g, 炙甘草6g。共7剂, 每日1剂, 早晚各一次。

四诊: 2015年11月9日。药后咳嗽、流涕消, 现入睡困难, 耳鸣如蝉, 口干欲饮, 舌质淡暗, 苔薄白, 脉细数。

处方: 炒山药15g, 丹皮10g, 泽泻10g, 茯苓12g, 山萸肉8g, 石斛15g, 百合10g, 首乌藤15g, 磁石20g, 蜜远志8g, 杜仲12g, 生龙骨、生牡蛎各20g, 酸枣仁15g, 当归10g, 猫爪草15g。共14剂, 每日1剂, 早晚各一次。

五诊: 2016年1月21日。眠不实, 易醒, 醒后难以入睡, 时有腹痛, 大便调, 舌质淡红, 苔薄白, 脉滑小数。复查彩超: 右侧腹股沟上方+髂血管前低回声包块, 2.8cm×1.4cm, 形态不规则。

处方: 酸枣仁15g, 知母6g, 茯神15g, 姜黄8g, 浙贝母15g, 赤芍12g, 猫爪草15g, 白花蛇舌草15g, 合欢皮15g, 龙葵15g, 首乌藤15g, 生龙骨20g, 生牡蛎20g, 蜈蚣1条。共14剂, 每日1剂, 早晚各一次。

六诊: 2016年4月1日。现化疗后第3天, 恶心欲吐, 腹痛, 咽干, 咽痛, 喑哑, 乏力, 大便干结球样, 舌质淡暗, 苔薄白, 脉细数。化验血常规, 白细胞计数2.53×10^9/L。

处方: 玄参10g, 麦冬12g, 生地黄12g, 太子参15g, 生白术20g, 半夏9g, 浙贝母15g, 菊花10g, 女贞子10g, 地榆15g, 红景天10g, 炒枳实10g, 柏子仁10g, 白花蛇舌草15g, 炒麦芽15g, 生姜3片。共14剂, 每日1剂, 早晚各一次。

七诊: 2016年12月7日。放疗后睾丸红肿, 腰痛, 大便偏干, 入睡困难, 多梦, 舌质淡嫩, 苔薄白, 脉细弦小数。

处方: 酸枣仁15g, 知母8g, 川芎6g, 茯神15g, 柏子仁10g, 合欢皮 15g，麦冬 10g，赤芍 12g，姜黄 8g，忍冬藤 15g，浙贝母 15g，地榆 15g，刺五加 15g，阿胶 6g，生龙骨 15g，生牡蛎 15g。共 14 剂，每日 1 剂，早晚各一次。

八诊：2017 年 7 月 26 日。周身关节肿胀，失眠，多梦，早醒，舌质淡红，苔薄白，脉沉滑。复查胸部 CT：考虑双肺胸膜下坠样效应。彩超：双腋下淋巴结肿大，左侧 1.1cm×0.5cm，右侧 1.5cm×0.6cm。尿酸 517μmol/L。

处方：半夏 10g，茯苓 12g，赤芍 12g，甘草 6g，姜黄 8g，当归 10g，露蜂房 6g，玉米须 15g，浙贝母 15g，首乌藤 15g，刺五加 15g，蜜远志 6g，萆薢 15g，桑枝 20g，酸枣仁 15g，猫爪草 15g。共 14 剂，每日 1 剂，早晚各一次。

九诊：2017 年 12 月 17 日。晨起口干口苦，右胁部胀满，双目干涩，多梦，舌质淡红，苔薄黄，脉细弦。

处方：柴胡 9g，黄芩 12g，半夏 9g，菊花 12g，当归 10g，延胡索 15g，川楝子 6g，麦冬 10g，郁金 8g，生地黄 12g，首乌藤 15g，刺五加 15g，八月札 10g，甘草 6g，生龙骨 20g，生牡蛎 20g。共 14 剂，每日 1 剂，早晚各一次。

十诊：2018 年 7 月 9 日。晨起眼睑浮肿，腹胀，纳可，大便调，早醒，双膝以下凉甚，舌质淡暗，苔薄白，脉细数。近日血糖升高至 9.0mmol/L，复查彩超：周身淋巴结无肿大。

处方：太子参 15g，生白术 10g，茯苓 12g，木香 6g，紫苏梗 10g，桂枝 10g，葛根 15g，鸡血藤 15g，蜜远志 8g，玉米须 15g，生山药 15g，厚朴 10g，当归 10g，猫爪草 15g，独活 12g，怀牛膝 15g。共 14 剂，每日 1 剂，早晚各一次。

十一诊：2019 年 1 月 19 日。近日因与其弟有矛盾，思虑重，心烦，入睡难，口干，口苦，夜间腹胀，舌质淡嫩，苔薄白，脉沉滑小数。

处方：柴胡 9g，黄芩 12g，半夏 10g，炒枳壳 10g，首乌藤 15g，酸枣仁 15g，佛手 10g，紫苏梗 10g，玉米须 15g，太子参 15g，生山药 15g，生姜 15g，黄连 3g，浙贝母 15g，煅龙骨、煅牡蛎各 20g。共 14 剂，每日 1 剂，早晚各一次。

十二诊：2019 年 8 月 6 日。头胀，口黏不爽，牙龈肿胀，眠不实易醒，右手湿疹，大便干，舌质淡暗，苔白腻，脉沉弦数。

处方：苍术 10g，生白术 15g，厚朴 10g，佩兰 12g，知母 8g，酸枣仁 15g，薏苡仁 15g，石菖蒲 12g，夏枯草 15g，合欢皮 12g，首乌藤 12g，柏子仁 10g，藿香 10g，黄连 3g，生龙骨 20g，生牡蛎 20g。共 14 剂，每日 1 剂，早晚各一次。

十三诊：2019 年 11 月 24 日。晨起口苦，口角溃烂，大便干结，眠不实易醒，舌质淡暗，苔薄白，脉细小弦。彩超：周身体表淋巴结未见异常。胸部 CT：未见异常。尿酸 434μmol/L，血糖 7.1mmol/L，甘油三酯 2.16mmol/L。

处方：柴胡 9g，黄芩 12g，半夏 9g，竹茹 10g，茯苓 12g，首乌藤 15g，知母 6g，生白术 15g，葛根 15g，酸枣仁 15g，浙贝母 15g，玉米须 15g，土茯苓 15g，柏子仁 12g。共 24 剂，每日 1 剂，早晚各一次。

按语：此案患者因发热不退、颈部结节肿大，经检查确诊为淋巴瘤。从此案患者就诊的主症来看，患者素体正虚，六淫邪毒，乘虚而入，留而不去，邪气客于经络或肌肉，与气血相搏，血涩结而成疽。隋·巢元方《诸病源候论》云："此由寒气客于经络，与气血相搏，血涩结而成疽也……石疽者，亦是寒气客于肌肉，折于血气，结聚而成。"

患者化疗后反复感冒，遇凉鼻塞，腹股沟淋巴结肿大，舌质淡红，苔薄白，脉沉细。辨证为阳虚寒凝。治以温阳散寒、化痰散结为法，方用玉屏风散合桂枝加龙骨牡蛎汤加减化裁。2 年后病情复发，继行放化疗，结合中医药益气养阴、解毒散结为法巩固，病情稳定。

恶性淋巴瘤临床缓解率高，复发率亦高，耐药多有发生，后期无法控制，多束手无策，临床采用中西医并用的方法。早期以化疗、放疗为主，配合中医药扶正祛邪，既可固护正气，又可减毒增效；中期采取中医药治疗，防止化疗、放疗出现耐药，肿瘤细胞逃逸，最大限度杀死肿瘤细胞；后期将中医药治疗作为主要手段，主要针对化疗、放疗副作用及后期并发症，尤其是改善恶病质等整体衰退状况。

医案 2 单某，女，64 岁，2016 年 1 月 31 日初诊。

患者于 2015 年 8 月因右侧肢体麻木无力渐进性加重 5 天，就诊于沧州市中心医院，头部 CT 示：考虑左侧顶枕叶占位。2015 年 9 月 14

日在天津医科大学总医院手术，术中病理回报为胶质瘤（Ⅲ～Ⅳ级）；术后病理示：左顶枕叶弥漫性大 B 细胞性非霍奇金恶性淋巴瘤。2015 年 10 月 8 日行化疗治疗，共化疗 2 周期；2015 年 11 月行放射治疗，放疗后肝功能异常，丙氨酸氨基转移酶 111U/L，天门冬转移酶 82U/L。既往慢性乙肝病史 20 年；4 年前胆囊结石行胆囊摘除术。

现症见头晕耳鸣，视物模糊，咽干，纳少不欲食，大便干结，舌质红，苔少而干，脉细弦数。复查 CT：颅内水肿。

中医诊断：失荣。肺胃阴伤，虚火上炎。

西医诊断：弥漫性大 B 细胞性非霍奇金恶性淋巴瘤。

治法：清养肺胃，生津润燥，佐以滋补肝肾。

处方：沙参麦冬汤加味。北沙参 12g，石斛 12g，百合 12g，麦冬 10g，生地黄 12g，浙贝母 15g，泽泻 12g，菊花 12g，夏枯草 15g，猫爪草 15g，黄精 12g，玉竹 12g，天花粉 12g，生山药 15g，焦三仙各 12g，甘草 6g。共 14 剂，每日 1 剂，早晚各一次。

二诊：2016 年 2 月 15 日。头晕，耳鸣减轻，仍视物模糊，口干，手足心热，舌质红，少苔，脉细小弦。化验乙肝 DNA↑，转氨酶↑，现口服恩替卡韦。

处方：丹皮 10g，泽泻 12g，茯苓 10g，熟地黄 10g，山萸肉 8g，知母 10g，黄柏 10g，石菖蒲 12g，麦冬 10g，石斛 15g，生地黄 12g，浙贝母 15g，虎杖 12g，郁金 10g，菊花 15g，白花蛇舌草 15g。共 14 剂，每日 1 剂，早晚各一次。

三诊：2016 年 7 月 11 日。药后口干消，乏力减轻，现诉右胁部胀满，腰酸痛，烧心，咳痰色白质稀，时有耳鸣，排便无力，舌质淡红，少苔，脉细小数。

处方：炒山药 15g，丹皮 10g，泽泻 12g，茯苓 12g，熟地黄 12g，瓦楞子 15g，浙贝母 15g，怀牛膝 15g，柏子仁 10g，黄精 12g，百合 12g，石菖蒲 15g，地龙 10g，白花蛇舌草 15g，桑寄生 15g，杜仲 15g。共 14 剂，每日 1 剂，早晚各一次。

四诊：2017 年 3 月 7 日。头胀，耳鸣，牙痛，胃脘嘈杂不适，少有口干，下肢酸软，舌质红，少苔，脉沉滑小数。

处方：天麻 12g，钩藤 15g，石菖蒲 12g，菊花 12g，川牛膝 12g，夏枯草 15g，首乌藤 15g，炒枳实 10g，生白术 20g，猫爪草 15g，姜黄 8g，瓦楞子 15g，杜仲 15g，石斛 15g，生地黄 12g，鸡内金 15g。共 14 剂，每日 1 剂，早晚各一次。

五诊：2018 年 2 月 4 日。头昏沉，眼干涩，视物模糊，咽中少痰，耳痒，胃脘不适，下肢无力，舌质淡红，苔薄白，脉沉细小数。

处方：天麻 10g，半夏 9g，生白术 20g，甘草 6g，百合 12g，石斛 15g，石菖蒲 12g，浙贝母 15g，杜仲 12g，厚朴 7g，紫苏梗 10g，瓦楞子 15g，猫爪草 15g，姜黄 10g，木蝴蝶 4g，姜黄 10g。共 14 剂，每日 1 剂，早晚各一次。

六诊：2018 年 11 月 24 日。视物模糊，口干，口苦，耳痒，咽中少痰，右胁部胀痛，善太息，大便不畅，舌质红，少苔，脉细小弦。

处方：柴胡 6g，黄芩 10g，生地黄 12g，栀子 10g，龙胆草 15g，通草 3g，菊花 12g，泽泻 10g，当归 10g，炒白芍 12g，郁金 9g，金钱草 20g，石菖蒲 15g，姜黄 6g，石斛 15g，白花蛇舌草 15g。共 21 剂，每日 1 剂，早晚各一次。

七诊：2019 年 5 月 18 日。鼻干，耳痒，视物模糊，右胁部食后痛，下肢酸软无力，多梦，大便不畅，舌质红，少苔，脉细小数尺减。

处方：石斛 15g，菊花 12g，枸杞 10g，麦冬 10g，生地黄 10g，生山药 15g，山萸肉 8g，柏子仁 10g，丹皮 10g，葛根 15g，生白术 20g，丹参 15g，猫爪草 15g，浙贝母 15g，知母 6g，半枝莲 12g。共 30 剂，每日 1 剂，早晚各一次。

八诊：2020 年 1 月 12 日。眼干，鼻干，头晕，感冒后恶寒，大便不畅，舌质红无苔，脉细数。

处方：枸杞 10g，菊花 12g，生地黄 12g，石斛 15g，生山药 15g，丹皮 10g，泽泻 10g，肉桂 10g，龟甲 10g，生白术 20g，石菖蒲 15g，郁李仁 10g，百合 10g，麦冬 10g，地龙 10g，甘草 6g。共 30 剂，每日 1 剂，早晚各一次。

按语：患者以肢体麻木无力为主症经检查确诊为淋巴瘤。经手术、化疗、放疗后继续中医药治疗。

患者经手术、化疗、放疗，病灶已除，但三种治疗必定损伤正气，加之患有乙肝，胆囊摘除，肺、胃、肝、肾、阴精亏损。乙癸同源，肝肾阴虚，肾精不足，无以生髓，脑髓失养，故头晕；肾开窍于耳，肾精虚少，故时时耳鸣；肝开窍于目，肝血不足，不能上荣于目，则视物模糊；肺胃阴伤，肾精不足，阴不维阳，虚热内生，故咽干，纳少不欲食，大便干结；舌质红，苔少而干，脉细弦数为阴虚内热之征。

初诊辨证为肺胃阴伤，虚火上炎之失荣证，治以清养肺胃，生津润燥，佐以滋补肝肾为法，方以沙参麦冬汤加味。后以滋补肝肾、清热解毒为法，择方处药，至今治疗 4 年余，病情稳定，生活质量较好，未见复发转移。

淋巴瘤发于颅内临床少见，对于手术后已完成辅助治疗的患者，采用中医药巩固治疗，能够防止复发转移，改善症状，提高生活质量，符合中医的"未病先防，已病防变"的理念。

医案 3 万某，男，60 岁，2013 年 10 月 22 日初诊。

患者于 2012 年 3 月因咽痛就诊于沧州中西医结合医院，查喉镜示：左侧扁桃体腺占位；病理活检示非霍奇金淋巴瘤。后行放射治疗，未行手术及化疗。既往高血压病史 11 年，冠心病、阵发性房颤病史 5 年余。

现症见口干，咽部异味感，乏力，心悸气短，时有腹胀，大便不成形，夜尿 2～3 次。舌质淡暗，苔薄白，脉细时结。

中医诊断：失荣。气阴两虚。

西医诊断：非霍奇金淋巴瘤。

治法：益气养阴，健脾益肾。

处方：四君子汤加味。太子参 12g，炒白术 10g，茯苓 10g，石斛 15g，麦冬 6g，百合 12g，炒山药 15g，女贞子 10g，丹参 15g，猫爪草 15g，炒薏苡仁 15g，浙贝母 15g，木蝴蝶 4g，菟丝子 12g，当归 10g，炙甘草 6g。共 7 剂，每日 1 剂，早晚各一次。

二诊：2013 年 11 月 5 日。药后心悸、气短症消，较前有力，仍口干，天冷尿频、夜尿 5～6 次，大便不成形，舌质淡红，苔薄白，脉沉滑时结。

处方：上方去浙贝母、麦冬，加桂枝 7g，益智仁 10g。共 7 剂，每日 1 剂，早晚各一次。

三诊：2014 年 2 月 9 日。口干口苦，时有耳鸣，烧心，大便黏滞不爽，夜尿 2~3 次，舌质红，苔薄白，脉滑略缓，复查胸部，腹部 CT 未见异常。

处方：丹皮 12g，泽泻 12g，炒山药 15g，生地黄 12g，茯苓 10g，麦冬 10g，石斛 15g，玉竹 12g，芦根 15g，龙胆草 5g，益智仁 10g，浙贝母 15g，瓦楞子 15g，黄连 3g，吴茱萸 1g，猫爪草 15g。共 14 剂，每日 1 剂，早晚各一次。

四诊：2014 年 9 月 18 日。患者行生物治疗后出现周身乏力，下肢酸软，气短，咽干，咽痒，鼻干，夜间较著，大便调，舌质淡暗，苔薄白，脉滑。

处方：黄芪 12g，太子参 12g，麦冬 10g，五味子 6g，芦根 15g，石斛 15g，百合 10g，女贞子 10g，旱莲草 15g，猫爪草 15g，生薏苡仁 15g，土茯苓 12g，蝉蜕 5g，露蜂房 5g，菊花 10g，白僵蚕 8g。共 14 剂，每日 1 剂，早晚各一次。

五诊：2015 年 3 月 29 日。近日劳累后出现心悸、气短，鼻塞，鼻干，流涕，纳可，二便调，舌质淡红，苔薄白，脉细弦时结。

处方：桂枝 6g，炒白芍 12g，太子参 12g，熟地黄 12g，饴糖 10g，麦冬 10g，炙甘草 12g，柏子仁 10g，丹参 15g，当归 10g，百合 10g，猫爪草 15g，菊花 10g，蝉蜕 5g，白花蛇舌草 15g，葛根 15g。共 14 剂，每日 1 剂，早晚各一次。

六诊：2016 年 2 月 25 日。口干口苦，耳鸣，易醒，时有心悸，舌质淡红，苔薄黄，脉滑小弦。其子车祸后高位截瘫，需要照顾。

处方：黄连 6g，竹茹 10g，半夏 10g，炒枳实 10g，龙胆草 6g，柏子仁 10g，茯苓 10g，麦冬 10g，生地黄 12g，浙贝母 15g，玄参 12g，首乌藤 15g，半枝莲 15g，露蜂房 5g，白花蛇舌草 15g，甘草 6g。共 14 剂，每日 1 剂，早晚各一次。

七诊：2016 年 6 月 21 日。口干，夜间干甚，痰黏不易咯，胸闷气短，纳可，二便调，舌质淡红，苔薄白，脉滑略缓。现口服倍他乐克、替米沙坦等西药。

处方：北沙参 12g，麦冬 10g，玉竹 12g，天花粉 12g，桑叶 10g，竹茹 10g，生地黄 12g，生薏苡仁 15g，石斛 15g，丹参 15g，木蝴蝶 3g，猫爪草 15g，百合 12g，丹皮 12g，瓜蒌 12g，知母 6g。共 14 剂，每日 1

剂，早晚各一次。

八诊：2017 年 1 月 5 日。口干，咽干，咽痛，腰膝酸软，下肢无力，时有耳鸣，舌质淡暗苔少，脉沉弦细。

处方：玄参 12g，麦冬 10g，生地黄 12g，当归 10g，丹皮 12g，泽泻 12g，生山药 15g，怀牛膝 12g，菊花 10g，姜黄 8g，蝉蜕 5g，石斛 15g，黄精 10g，猫爪草 12g，芦根 15g，龙葵 12g。共 14 剂，每日 1 剂，早晚各一次。

九诊：2017 年 10 月 11 日。口干，咽中隐痛，咽中少痰，胃脘嘈杂不适，泛酸，大便干结，舌质淡暗苔薄白，脉滑。

处方：黄连 6g，吴茱萸 3g，瓦楞子 15g，炒枳实 10g，生白术 15g，麦冬 10g，玄参 12g，生地黄 10g，芦根 15g，石斛 15g，百合 12g，浙贝母 15g，猫爪草 15g，姜黄 8g，白僵蚕 10g，炒麦芽 15g。共 14 剂，每日 1 剂，早晚各一次。

十诊：2018 年 4 月 5 日。近日头重足轻，耳鸣，左胸时痛，入睡困难，二便调，舌质淡暗，苔薄白，脉弦细。现口服替米沙坦、尼群地平。

处方：天麻 12g，钩藤 15g，菊花 12g，夏枯草 15g，怀牛膝 15g，石菖蒲 12g，杜仲 12g，葛根 15g，丹参 15g，麦冬 10g，芦根 15g，首乌藤 15g，生龙骨 25g，生牡蛎 25g，浙贝母 15g，酸枣仁 15g。共 14 剂，每日 1 剂，早晚各一次。

十一诊：2018 年 11 月 17 日。口干口苦，耳鸣，心烦易急，腹胀，大便干结如球样，日行 2 次，舌质淡暗，苔薄黄腻，脉弦滑。血压 160/120mmHg。

处方：柴胡 9g，黄芩 12g，栀子 10g，生地黄 12g，泽泻 12g，龙胆草 6g，生薏苡仁 15g，厚朴 10g，猫爪草 15g，姜黄 8g，百合 12g，夏枯草 15g，郁金 10g，石菖蒲 15g，柏子仁 15g，白花蛇舌草 15g。共 14 剂，每日 1 剂，早晚各一次。

按语：此案患者以咽痛为主症，经喉镜检查、病理活检确诊为左扁桃体非霍奇金淋巴瘤，后经放射治疗。

淋巴瘤侵犯口、鼻、咽部者，最多发生在软腭、扁桃体，其次为鼻腔及鼻窦，鼻咽部和舌根较少。临床体征可见局部肿物及颌下淋巴结肿大。

患者既往高血压、冠心病病史多年，过食膏粱厚味、辛炙醇酒，饮食不节，伤及脾胃，运化失职，湿浊不化，痰湿内生，终致气结痰凝，发为本病。

患者自放疗后出现口干、咽干，乃火毒之邪，伤及津液，加之年老多病，肾气不足，气化不利，津液不能上承所致；气阴不足、心失所养，则乏力、心悸、气短；脾肾虚衰，阳气不足，失于温煦，故见腹胀、大便溏薄，夜尿次频；舌质淡暗，舌苔薄白，脉细时结，为气阴不足兼有毒瘀之象。初诊结合病史，四诊合参，辨证为气阴两虚，毒瘀阻络之失荣病。治以益气养阴，健脾益肾，利咽解毒，方选四君子汤加味。二诊症减。此案患者局部属实，整体为虚，虚、毒、痰、瘀兼见，后以益气养阴，解毒散结，佐以调理心肾为大法治疗5年余。治疗期间，其子车祸，高位截瘫，险些丧命，精神打击较大，每日照顾其子，复诊时常叮嘱患者要心情愉悦，凡事看淡，心神合一，病情稳定，心脏疾患亦未加重。

医案 4 杨某，女，66 岁，2018 年 10 月 24 日。

2017 年 6 月患者发现腋下、颈部结节，穿刺取病理诊断为非霍奇金 T 细胞淋巴瘤，后化疗 8 周期，具体用药不详，2018 年化疗 6 周期，现化疗后 16 天。既往冠心病史 15 年，2 年前植入心脏支架 2 枚。

现症见胃脘胀满，纳后尤甚，畏食生冷，时有腹痛，睑面肿胀，面色淡暗，贫血貌，手欠温，大便调，眠安，舌质淡暗，苔剥，脉细数无力。血红蛋白 89g/L，白细胞计数 3.1×10^9/L。

中医诊断：石疽。气血两虚。

西医诊断：非霍奇金淋巴瘤，化疗后。

治法：益气养血，健脾益肾。

处方：生脉散合四物汤加减化裁。黄芪 15g，生晒参 10g，麦冬 10g，五味子 6g，当归 10g，熟地黄 10g，炒白芍 12g，桂枝 10g，女贞子 12g，黄精 12g，炒枳壳 10g，焦三仙各 12g，鸡血藤 15g，阿胶 6g，地榆 15g，菟丝子 12g。共 14 剂，每日 1 剂，早晚各一次。

二诊：2018 年 11 月 11 日。药后乏力减轻，纳后时有胃胀，手足凉减，大便不成形，舌质淡嫩，苔薄，脉细小数。血红蛋白 105g/L，白细胞计数 4.5×10^9/L。

处方：上方去麦冬、五味子、炒枳壳，加炒山药 15g，炒白术 15g，茯苓 12g。共 14 剂，每日 1 剂，早晚各一次。

三诊：2018 年 12 月 2 日。食欲大增，无脘腹胀满，手足已温，面色红润，大便偏干，1~2 日一行，舌质嫩，苔薄白，脉弦细。

处方：黄芪 15g，党参 10g，生白术 15g，当归 10g，炒枳实 10g，肉苁蓉 15g，麦冬 10g，鸡内金 15g，浙贝母 15g，地榆 15g，黄精 12g，女贞子 12g，姜黄 8g，柏子仁 10g，白花蛇舌草 15g，炒麦芽 15g。共 30 剂，每日 1 剂，早晚各一次。

四诊：2019 年 3 月 9 日。夜间口干，纳可，腋下时痛，无腹胀痛，大便时干，舌质淡红，苔薄白，脉细小弦。

处方：北沙参 12g，石斛 15g，麦冬 10g，玉竹 12g，天花粉 9g，生山药 15g，鸡内金 15g，炒白芍 12g，炒麦芽 15g，姜黄 6g，女贞子 10g，猫爪草 15g，生白术 15g，露蜂房 5g，浙贝母 12g，当归 10g。共 14 剂，每日 1 剂，早晚各一次。

五诊：2019 年 9 月 9 日。下肢酸软无力，面目肿胀已消，纳可，时有腹痛隐隐，大便调，舌质淡红少苔，脉细小数。

处方：丹皮 10g，泽泻 10g，熟地黄 12g，茯苓 10g，山萸肉 10g，炒山药 15g，黄芪 12g，女贞子 12g，石斛 15g，麦冬 10g，鸡内金 12g，刺五加 15g，当归 10g，猫爪草 15g，黄精 12g，浙贝母 15g。共 30 剂，每日 1 剂，早晚各一次。

六诊：2020 年 2 月 20 日。劳累后时有腋下过电感，腰酸乏力，纳可，二便调，舌质淡红苔薄白，脉细小弦。复查血常规、生化全项、胸部 CT、腹部 CT，均正常。

处方：黄芪 15g，当归 10g，赤芍 12g，丹参 15g，葛根 15g，红景天 12g，杜仲 15g，怀牛膝 15g，女贞子 10g，龙葵 12g，猫爪草 15g，浙贝母 12g，麦冬 6g，鸡内金 12g，炒枳壳 10g，姜黄 6g。共 30 剂，每日 1 剂，早晚各一次。

按语：此案患者因腋下、颈部结节就诊，经病理活检确诊为非霍奇金 T 细胞淋巴瘤，先后化疗 14 周期。

患者老年女性，既往患有心梗，正气内虚，元阳不足，寒湿内生，血脉痹阻，瘀血内生，百脉难养，经脉瘀阻而成本病。

患者化疗后 16 天，加之既往胸痹病史，脾肾亏虚，阳气不足，中焦虚寒，运化无力，则胃脘胀满，纳后尤甚，畏食生冷，时有腹痛；肾阳虚弱，心阳亦虚，气血两虚，阳气鼓动无力，不能荣于周身，故见面色少华，贫血貌，少气懒言，睑面肿胀，手足欠温，舌质淡暗，苔剥，脉细数无力。首诊结合病史，四诊合参，诊断为气血两虚之石疽。治以健脾补肾、益气养血为法，方以生脉散合四物汤加减，二诊诸症皆减。后以益气养阴，健脾补肾，软坚散结治疗，诸症改善，病情稳定，防止复发转移。

参考文献

[1] 李其忠. 中医基础理论研究 [M]. 上海：上海中医药大学出版社, 2002.

[2] 张立平. 中医"和法"的概念与范畴研究 [D]. 北京：中国中医科学院, 2012.

[3] 李笑宇. 中医"和法"的理论研究 [D]. 昆明：云南中医学院, 2012.

[4] 谢涛, 徐健众. 从和合思想论脾胃是五脏气机和合的中心 [J]. 北京中医药, 2016, 35 (7)：679 – 680.

[5] 张万仁, 孙三友. 谈"阴平阳秘, 精神乃至" [J]. 河南中医, 1983 (3)：47 – 48.

[6] 严倩, 王雄文, 郑文江. 阴平阳秘与自稳态 [J]. 中医杂志, 2019, 60 (10)：845 – 848.

[7] 王丹, 宋昊. 论"阴平阳秘"与"免疫"的关系 [J]. 辽宁中医药大学学报, 2010, 12 (9)：109 – 110.

[8] 顾李兴, 薛开先. 癌症的遗传学表遗传学行为与中医阴阳平衡学说 [J]. 中医药学刊, 2005, 23 (11)：1963 – 1964.

[9] 颜兵, 魏品康. 中医阴阳动态失衡与肿瘤的关系 [J]. 江苏中医药, 2011, 43 (06)：5 – 8.

[10] 周仲瑛, 程海波, 周学平, 等. 中医药辨治肿瘤若干理念问题的探讨 [J]. 南京中医药大学学报, 2014, 30 (2)：101 – 104.

[11] 杨永, 杨霖, 于明薇, 等. 癌毒阴阳辨 [J]. 中医医志, 2016, 57 (17)：1522 – 1523.

[12] 陈启亮, 唐东昕, 龙奉玺. 浅析瘀血学说与肿瘤防治 [J]. 贵阳中医学院学报, 2016, 38 (5)：1 – 4.

[13] 郭晓峰, 赵延龙, 张瑞卿. 从气血理论浅谈"虚瘀致衰"与"虚瘀致瘤" [J]. 中华中医药杂志, 2014, 29 (1)：221 – 223.

[14] 王慧颖, 李坤寅, 陈博. 益气活血法对妇科恶性肿瘤患者术后凝血纤溶功能及血液流变学的影响 [J]. 广州中医药大学学报, 2011, 28 (2)：128 – 132.

[15] 张代钊, 郝迎旭, 李佩文, 等. 中医药防治研究放化疗毒副反应 40 年

[J]. 中国病毒病杂志, 2000, 12 (2): 114-117.

[16] 李宜放, 王晞星, 刘丽坤. 中医"和法"论治肿瘤的思考 [J]. 光明中医, 2015, 30 (9): 1839-1841.

[17] 查炜, 尚明华, 孙亦农. 不同配穴针灸对荷瘤 CTX 化疗小鼠抗氧化系统的影响 [J]. 南京中医药大学学报 (自然科学版), 2001 (5): 312-314.

[18] 高巍, 黄裕新, 陈洪, 等. 电针"足三里"对大鼠脑肠肽含量的影响及其对免疫系统的调控作用 [J]. 针刺研究, 2002 (1): 50-55.

[19] 张沁园. 浅谈《伤寒论》保护正气的治则 [J]. 吉林中医药, 2006, 26 (2): 3-5.

[20] 刘永军, 杨亚琴. 中医扶正当贯穿恶性肿瘤治疗始终 [J]. 中医临床研究, 2014, 6 (11): 56-57.

[21] 侯莹, 聂春兰. 扶正中药辅助治疗肿瘤的研究进展 [J]. 医学综述, 2014, 20 (15): 2728-2730.

[22] 乔明琦, 张惠云, 韩秀珍, 等. 七情定义新探. 上海中医药大学学报, 2006, 20 (1): 12-15.

[23] 邢玉瑞. 七情内涵及致病特点 [J]. 中国中医基础医学杂志, 2003 (9): 6-7+17.

[24] 董少萍. 论七情之动的个体因素. 中国中医基础医学杂志, 2002, 8 (4): 6-7.

[25] Devlin B, Daniels M, Roeder K. The heritability of IQ [J]. Nature, 1997, 388 (6641): 417.

[26] 庞杰, 冯明辉, 贾建伟. 从脾胃论治恶性肿瘤浅析 [J]. 光明中医, 2007, 22 (9): 23-25.

[27] 叶庆莲. 脾主升清论 [J]. 山东中医杂志, 2001, 20 (11): 643-645.

[28] 王晓玲, 王彩霞. "脾气主升"之释义及机理初探 [J]. 辽宁中医药大学学报, 2016, 18 (5): 95-97.

[29] 叶彤, 谷松.《伤寒论》顾护脾胃思想探析 [J]. 河南中医, 2019, 39 (12): 1783-1785.

[30] 王飞, 黄雅慧. 论《金匮要略》的顾护脾胃观 [J]. 现代中医药, 2016, 36 (3): 58-59.

[31] 王家琪, 王彩霞. "脾不主时"与"脾主长夏"的内涵及发展 [J]. 2017, 58 (9): 724-728.

[32] 郭勇. 中医肿瘤治疗方法学探讨 [J]. 浙江中医药大学学报, 2009, 33 (5): 703-704+708.

[33] 郭勇，孙建红. 3 种常用化疗药对正常大鼠血清胃泌素及 D－木糖醇浓度的影响 [J]. 中华中医药学刊，2007 (5)：874－876.

[34] 周宜强，王黎军. 中医防治肿瘤的现状及肿瘤学科的发展思路 [J]. 世界中医药，2007 (5)：259－262.

[35] 俞俊蕙，常青. 张景岳阴阳并调学术思想与中医带瘤生存思维的临床探析 [J]. 浙江中医杂志，2011，46 (3)：159－161.

[36] 曾益新. 肿瘤学 [M]. 北京：人民卫生出版社，2012.

[37] 沈镇宙，师英强. 肿瘤外科手术学 [M]. 南京：江苏科学技术出版社，2008.

[38] 徐泽. 癌转移治疗新概念与新方法 [M]. 北京：人民军医出版社，2006.

[39] 孙燕，汤钊. UICC 临床肿瘤手册 [M]. 北京：人民卫生出版社，2006.

[40] 李乃卿. 外科学 [M]. 上海：上海科学技术出版社，2006.

[41] 王文萍. 实用肿转移学 [M]. 沈阳：辽宁科学技术出版社，2002.

[42] 朱雄增，蒋国梁. 临床肿瘤学概述 [M]. 上海：复旦大学出版社，2005.

[43] 张本华，冯圣平，李庆水，等. 临床肿瘤学 [M]. 北京：科学技术文献出版社，2007.

[44] 冯笑山，王立东. 肿瘤学概论 [M]. 北京：科学出版社，2008.

[45] 万德. 临床肿痛学 [M]. 北京：科学出版社，2005.

[46] 杨顺城. 临床肿瘤学 [M]. 北京：科学出版社，2009.

[47] 陈振东，秦民展，秦叔逵. 肿瘤学概论 [M]. 北京：人民军医出版社，2006.

[48] 徐焱. 预防性手术在胃肠外科中的应用效果分析 [J]. 中国继续医学教育，2018，10 (5)：102－103.

[49] 潘志欣，程旭锋，沈秀华，等. 乳腺组织非典型增生的预防性手术切除100 例 [J]. 河南医学高等专科学校学报，2015，27 (5)：569－570.

[50] 安家嘉，苏霞，周家萍，等. 穿刺针吸细胞学检查在乳腺实性肿物诊断中的应用研究 [J]. 中国当代医药，2012，19 (17)：23－24.

[51] 林聪明，李春，张新，等. 超声内镜引导下支气管针吸活检在肺癌及纵隔病变中的诊断价值 [J]. 复旦学报（医学版），2018，45 (1)：72－76.

[52] 姜华，国光菊，刘刚. 超声引导下组织切取活检对乳腺癌Ⅱ、Ⅲ级预防的价值 [J]. 现代医学，2011，39 (5)：575－577.

[53] 谭小军. 腹腔镜根治性手术治疗结直肠癌疗效分析 [J]. 深圳中西医结

合杂志，2017，27（24）：97 - 98.

［54］孙爱和．姑息性手术方法治疗晚期胰腺癌患者临床探讨［J］．临床医药文献电子杂志，2017，4（74）：14490 - 14491.

［55］汤钊猷．现代肿瘤学［M］．2 版．上海：复旦大学出版，2008：1507.

［56］孙燕，石远凯，临床肿瘤内科手册［M］．5 版．北京：人民卫生出版社，2007.

［57］杨金坤．现代中医肿瘤学［M］．上海：上海中医药大学出版社，2003.

［58］杨建鲁，侯瑞田，高维宇．放化疗过程中毒副反应的中医药治疗［J］．医学信息，2012（25）：383 - 384.

［59］邓博，贾立群，李佩文．中医药防治肿瘤化疗副反应临床研究概况［J］．北京中医药，2009，（28）：473 - 474.

［60］王永生，丁振宇，魏于全，等．肿瘤生物治疗转化研究进展［J］．转化医学研究，2011，1（2）：56 - 65.

［61］罗荣坡，肿瘤生物与分子靶向治疗的应用及护理［M］．广州：广东科技出版社，2011.

［62］高社干，冯笑山．肿瘤分子靶向治疗新进展［M］．北京：科学技术出版社，2011.

［63］陈健，钟国成，郭坤元．过继免疫细胞治疗进展［J］．中国输血杂志，2008，21（10）：746 - 749.

［64］汪治宇，刘荣凤，李幸，等．肺癌生物治疗的研究现状及进展［J］．药品评价，2012，9（18）：35 - 37.

［65］张品南，冯国飞，陈艳梅．肿瘤分子分型与靶向治疗［J］．医学研究杂志，2009，38（6）：9 - 11.

［66］詹琼．肿瘤分子靶向治疗药物的应用进展［J］．上海医药，2011，32（12）：577 - 581.

［67］Grandis J R, Perez E A, Bryant J, et al. Trastuzumab plus adjuvant chemotherapy for operable her2 - positive breast cancer［J］. N Engl J Med, 2005, 353（16）: 1673 - 1684.

［68］Piccart Gebhart M J, Procter M, leyland - jones B, et al. Trastuzumab after adjuvant chemotherapy in her 2 - positive breast cancer［J］. N Engl J Med, 2005, 353（16）: 1659 - 1672.

［69］Robert N, leyland - jones B, Asmar L, et al. Randomized phase 1 study of trastuzumab, paclitaxe and carboplatin compared with trastuzumab and paclitaxel in women with her2 - overexpressing metastatic breast cancer［J］. J Clin Oncol, 2006, 24（18）:

2786 – 2792.

［70］Joensuu H，kellokumpu – lehtinen P L，Bono P，et al. Adjuvant docetaxel or vinorelbine with or without trastuzumab for breast cancer ［J］. N Engl J Med，2006，354 （8）：809 – 820.

［71］王建华，王小林，颜志平. 腹部介入放射学 ［M］. 上海：上海医科大学出版社，1998.

［72］李天晓，樊青霞，王瑞林. 恶性肿瘤介入治疗学 ［M］. 郑州：河南医科大学出版社，2000.

［73］刘允怡，陈孝平. 肝细胞癌 ［M］. 北京：人民卫生出版社，2009.

［74］Amanatullah D F，Zafonte B T，Pestell R G. The cell cycle in steroid homone regulated proliferation and differentiation ［J］. Minerva Endocrinol，2002，27：7 – 20.

［75］Niwa K，Tagami K，Lian Z，et al. Outcome of fertility – preserving treatment in young women with endometrial carcinomas ［J］. BJOG，2005，112：317 – 320.

［76］Laurelli G，Di Vagno G，Scaffa C，et al. Conservative treatment of early endo-metrial cancer preliminary results of a pilot study ［J］. Gynecol Oncol，2011，120 （1）：43 – 46.

［77］Carey M S，Gawlik C，fung – kee – fung M，et al. Systematic review of system-ic therapy for advanced or recurrent endometrial cancer ［J］. Gynecol Oncol，2006，101 （1）：158 – 167.

［78］Vishnevsky A S，Bokhman Y V，Loutfi G. Favourable infuence of adjuvant homone therapy by oxyprogesterone caproate（OPC）and by its combination with tamoxifen on 5 – year survival rate of surgical and combined treatment of primary endometrial carcino-ma patients ［J］. Eur J Gynaecol Oncol，1993，14：150 – 153.

［79］徐兵河，乳腺癌 ［M］. 北京：北京大学医学出版社，2005.

［80］汤钊猷，蒋国梁，邵志敏，等. 现代肿瘤学 ［M］. 上海：复旦大学出版社，2003.

［81］杨翌，王毅，秦国庆，等. 前列腺癌内分泌治疗现状 ［J］. 现代生物学进展，2011，2（1）：371 – 375.

［82］管睿，崔英. LHRH 类似物物在卵巢癌治疗中的应用 ［J］. 国外医学妇幼保健分册，2003，6（14）：413 – 417.

［83］陈雨信，曾庆东. 甲状腺腺癌的内分泌治疗 ［J］. 临床外科杂志，2006，3（14）：179 – 180.

［84］Bronte V，Mocellin S. Suppressive influences in the immune response to cancer ［J］. J Immunother，2009，32（1）：1 – 11.

［85］房良华，现代肿瘤免疫靶向治疗［M］．南京：东南大学出版社，2010，11：231．

［86］冯燕，全吉钟，王冬旭，等．香菇多糖抗胃癌机制研究［J］．中国实验诊断学，2011，15（11）：1829 - 1831．

［87］宋谦，盛信秀．香菇多糖治疗肺癌的临床与实验研究［J］．中国肿瘤临床与康复，1998，5（1）：27 - 28．

［88］祁静，杨晓红．香菇多糖治疗血液系统恶性肿瘤34例临床报告［J］．白血病，1995，4（1）：36．

［89］王全兴，曹雪涛，王连莉，等．瘤体内脂质体介导的L - 2基因治疗后肿瘤和肿瘤浸润性淋巴细胞的功能变化［J］．中国肿瘤生物治疗杂志，1995，2（4）：343 - 344．

［90］刘嘉湘．实用中医肿瘤手册［M］．上海：上海科技教育出版社，1996．

［91］周岱翰．中医肿瘤学［M］．北京：中国中医药出版社，2016．

［92］邱佳，贾英生，杨金坤，等．健脾法为主治疗晚期胃癌的探讨［J］．中医杂志，1992，33（80）：25 - 29．

［93］邱佳信，杨金坤，唐莱娜，等．健脾理气、消热解毒、软坚化痰方剂治疗晚期肝癌的临床观察和实验研究［J］．中西医结合杂志，1987，7（5）：275 - 277．

［94］邱佳信，唐莱娣．健脾补肾中药对肿瘤成因多阶段学说中起始和启动的影响［J］．中国医药学报，1993（5）：16 - 19．

［95］邱佳信，杨金坤，唐莱娣．健脾中药防治消化道恶性肿瘤的作用原理研究［J］．上海中医药杂志，1987（6）：45 - 47．

［96］邱佳信．中医中药对肿瘤预防作用的探讨［J］．中医杂志，1993，34（9）：560 - 561．

［97］于尔辛，昌丽娜，王球达，等．健理气合剂对荷库虚模型小鼠免疫功能影响的分析．上海中医药杂志，1984（4）：46 - 48．

［98］汤铭新，余桂清，段凤舞．健脾益肾冲剂对化疗药的减毒作用和抗转移作用．中西医结合杂志，1987，7（9）：549．

［99］姚准芳，于庆生．健脾化生汤对胃癌术后化疗期间细胞免疫的影响［J］．中国中西医结合脾胃杂志，1996，4（3）：138 - 140．

［100］卢雯平，孙桂芝，朴炳坤．养胃抑癌冲剂治疗胃癌的疗效观察［J］．中国中西医结合外科杂志，1996，2（6）：450 - 452．

［101］马苓云，唐由君．益肺胶囊治疗原发性支气管肺癌的研究［J］．山东中医药大学学报，1998，22（1）：50．

［102］凌昌全．益气养阴方对68例晚期癌症患者免疫监视功能的影响［J］．

黑龙江中医药，1992（2）：20.

[103] 王维平．扶正养阴方治疗肺癌的临床研究 [J]．江西中药，1997，28（2）：24.

[104] 齐聪，刘爱武．益气养阴合化疗对卵巢癌 T 细胞亚群的影响 [J]．辽宁中医药杂志，1998，25（3）：128.

[105] 罗长义．益气养阴抗肿瘤的动物实验研究 [J]．甘肃中医，1999，12（4）：151.

[106] 王者仁，陈艳秋，李德新．益脾养阴方对荷瘤受照小鼠免疫功能影响的实验研究．中国实验免疫学杂志，1998，10（6）：45.

[107] 李通健，刘嘉湘．益气养阴方对荷瘤小鼠细胞免疫功能的调节作用观察 [J]．中国免疫学杂志，1989（4）：248.

[108] 王维平．扶正养阴方的体外促 NK 活性作用 [J]．山东中医学院学报，1995，19（5）：349.

[109] 李震，余美娟，张彩，等．抗肿瘤中药提高实验性肿瘤小鼠生存质量和对血浆环核苷酸水平影响的研究．山东中医学院学报，1995，19（5）：351.

[110] 邹奎昌，徐凤仙，林水淼．养阴方和清解方防治大鼠肝癌变的超结构研究 [J]．上海中医药杂志，1996（7）：45.

[111] 王晓素，刘成，刘平．中药复方防治二乙基亚硝诱发大鼠肝癌的病理学研究 [J]．江西中医药杂志，1999（3）：34.

[112] 许玲，刘嘉湘．益肺抗瘤饮对抑制肺癌细胞增殖的实验研究 [J]．中国中西医结合杂志，1996，16（8）：486.

[113] 徐德新．中药白山片抗肺癌作用的疗效观察和实验研究 [J]．辽宁中医杂志，1999，26（1）：44 - 46.

[114] 刘振义，刘勇．山龙露蜂丸治疗肺癌 120 例临床疗效观察 [J]．新中医，1995（8）：38 - 39.

[115] 刘宇龙，孟祥涛，贺慧江，等．肺瘤平消煎对移植性肿瘤的实验研究 [J]．山东中医学院学报，1996，20（1）：40 - 42.

[116] 张家钰，黄骑龙，关树荣，等．仙龙冲剂抗癌作用及其对巨噬细胞吞噬功能影响的实验研究 [J]．中国中医药科技，1997，4（5）：273 - 275.

[117] 田志芳，杨清华，李兰顺．自拟活血化瘀软坚散结汤加减治疗中晚期上消化道癌 [J]．河北医科大学学报，1996，17（5）：290 - 291.

[118] 齐元富，钱伯文．41 例胃癌患者血证研究及活血化瘀治疗作用的观察 [J]．陕西中医，1996，17（1）：12.

[119] 陈健民，邱佳信．芎龙汤、地黄汤的反突变作用研究 [J]．中成药，

1997, 19 (1): 32 – 33.

[120] 崔巍, 徐世杰. 活血化瘀中药抑制肿瘤细胞——血小板聚集的实验研究 [J]. 中国中医基础医学杂志, 1997, 3 (1): 27 – 28.

[121] 张健, 韩克起, 张卓立. CM1 – 3 对大鼠移植性肝癌细胞免疫功能的影响 及抑瘤作用的实验研究 [J]. 中国实验临床免疫学杂志, 1997, 9 (5): 57 – 59.

[122] 徐德成, 张培宇. 活血化瘀强度与气血双亏型胃癌转移率相关性机理探 讨 [J]. 中医杂志, 1998, 39 (3): 156 – 157.

[123] 薛雨芳, 李振波, 陈群, 等. 活血化瘀方药对恶性肿瘤血行转移的作用 [J]. 中国中医基础医学杂志, 1998, 4 (6): 42 – 45.

[124] 张孟仁. 中西医结合治疗乳腺癌的优势 [J]. 环球中医药, 2012, 5 (12): 937 – 939.

[125] 赵越洋. 浅谈中西医结合诊疗肿瘤的优势 [J]. 中国民间疗法, 2015, 23 (8): 73 – 74.

[126] 李思聪, 李玉明. 从生态自然观探讨中西医结合治疗肿瘤的可行性 [J]. 中医药导报, 2016, 22 (3): 26 – 30.

[127] 乔元勋. 中西医结合治疗胃肠道肿瘤的临床研究 [J]. 中国医药科学, 2013, 3 (6): 172 – 174.

[128] 王春晖, 裴晓华, 孙艳丽. 乳腺癌的古今中医认识及治疗研究概况 [J]. 世界中西医结合杂志, 2016, 11 (9): 1323 – 1325.

[129] 杨秀兰. 基层医院中西医结合诊疗思维的探讨 [J]. 中医药管理杂志, 2016, 24 (18): 158 – 160.

[130] 向生霞, 汤利萍, 谢刚. 从《内经》论肿瘤发病机理和防治 [J]. 四川 中医, 2019, 37 (6): 20 – 23.

[131] 周仲瑛, 程海波, 周学平, 等. 中医药辨治肿瘤若干理念问题的探讨 [J]. 南京中医药大学学报, 2014, 30 (2): 101 – 104.

[132] 凌昌全. "癌毒" 是恶性肿瘤之根本 [J]. 中西医结合学报, 2008 (2): 111 – 114.

[133] 陈尧, 黄学武. "癌毒" 理论新思考 [J]. 新中医, 2013, 45 (2): 8 – 10.

[134] 程海波. 癌毒病机理论探讨 [J]. 中医杂志, 2014, 55 (20): 1711 – 1715.

[135] 程海波, 沈卫星, 吴勉华, 等. 基于肿瘤微环境的癌毒病机理论研究 [J]. 南京中医药大学学报, 2014, 30 (2): 105 – 107.

[136] 张静远, 赵娟, 周春祥. 肿瘤中医认识探赜 [J]. 中华中医药杂志, 2010, 25 (9): 1434 – 1436.

［137］何任. 何任临床经验辑要：全国著名老中医临床经验丛书［M］. 北京：中国医药科技出版社，1998.

［138］夏宁俊，田永立，章永红，等. 浅析《金匮要略》方药在胃癌治疗中的应用价值［J］. 南京中医药大学学报，2014，28（4）：312－314.